WORÜBER WIR SCHWEIGEN

Dieses Buch ist ein Roman. Handlungen und Personen sind frei erfunden. Ähnlichkeiten mit lebenden oder toten Personen sind nicht gewollt und rein zufällig.

MICHAELA KASTEL

WORÜBER WIR SCHWEIGEN

THRILLER

emons:

LChoice
Hier bestellen

Lust auf mehr? Laden Sie sich die »LChoice«-App runter, scannen Sie den QR-Code und bestellen Sie weitere Bücher direkt in Ihrer Buchhandlung.

Bibliografische Information der Deutschen Nationalbibliothek
Die Deutsche Nationalbibliothek verzeichnet diese Publikation in der Deutschen Nationalbibliografie; detaillierte bibliografische Daten sind im Internet über http://dnb.d-nb.de abrufbar.

MIX
Papier aus verantwortungsvollen Quellen
FSC
www.fsc.org
FSC® C083411

Umschlagmotiv: Judy Davidson/Arcangel Images, shutterstock.com/Artem Avetisyan
Umschlaggestaltung: Nina Schäfer
Gestaltung Innenteil: César Satz & Grafik GmbH, Köln
Lektorat: Dr. Marion Heister
Druck und Bindung: CPI – Clausen & Bosse, Leck
Printed in Germany 2019
ISBN 978-3-7408-0643-9
Thriller
Originalausgabe

Unser Newsletter informiert Sie regelmäßig über Neues von emons:
Kostenlos bestellen unter
www.emons-verlag.de

Dieser Roman wurde vermittelt durch die Literaturagentur Lesen & Hören, Berlin.

Für meine Mutter

NINA

Ich habe nicht immer an Schlaflosigkeit gelitten. Früher konnte ich schlummern wie ein Baby. Das war vor dem Unfall, als irgendwie alles einfacher war. Dann kam dieser Zug, und zack – nichts war mehr, wie es war. Seit ich weniger schlafe, habe ich ungemein viel Zeit. Vor ein paar Monaten habe ich wieder angefangen zu trainieren. Anfangs, um die Stunden totzuschlagen, mittlerweile aus purem Ehrgeiz. Aus dem Schlafzimmer habe ich einen Gymnastikraum gemacht, und wo vorher das Bett stand, hängt nun ein Sandsack von der Decke. An der Wand befindet sich eine Sprossenwand, in den Ecken ein Laufband und diverse Hanteln in den verschiedensten Ausführungen. Selbst meinen Kleiderschrank habe ich aus dem Zimmer geschafft und stattdessen im Wohnzimmer untergebracht, um Platz zu sparen. Falls ich schlafe, dann auf der Couch.

Ich bin stärker geworden. Und geschickter. Ich glaube, ich könnte jemanden mit meinen bloßen Händen töten.

Manchmal stelle ich mir vor, wie es wohl wäre. Jemanden umzubringen, meine ich.

Ich weiß, wen ich umbringen würde. Ich weiß es ganz genau.

Oktober 2019

Der Frühnebel hängt zwischen den Bäumen, macht die Luft kalt und schwer. Ich sehe Mels Gesicht hinter den dünnen Vorhängen. Sie beobachtet mich, wie ich aus dem Wagen steige und auf das Gartentor mit dem

Wetterhahn zugehe. Das hat sie immer gern gemacht. Als wir Kinder waren und auch später, im Gymnasium. Immer sah sie aus dem Fenster und wartete auf mich.

Eigentlich wollte ich nicht so früh hier sein. Die Fahrt ging schneller als gedacht. Ich hätte die Bundesstraße nehmen oder unterwegs eine Pause einlegen können, doch herumzutrödeln ist nicht meine Art. Unterwegs habe ich darüber nachgedacht, was ich alles zu ihr sagen könnte. Wir hätten das hier früher machen können, klar. Haben wir aber nicht. Es ist auch nicht so, als hätte ich nichts zu tun gehabt. Das Leben lebt sich nicht von allein. Vor allem, wenn man kaum noch schläft.

Vielleicht sollte ich damit beginnen – ihr meine dreitausend Probleme berichten. Angefangen mit der Blechbox hinten im Kofferraum. Wenn sie wüsste, was da drin ist, würde sie der Schlag treffen. Schon okay. Ich habe mich selbst noch nicht ganz an den Gedanken gewöhnt. So eine Blechbox hat auch nicht jeder. War verdammt schwer, das Ding aufzutreiben. Aber wenn man genauer darüber nachdenkt, war es das überhaupt nicht. Alles lässt sich von irgendwoher besorgen. Man braucht nur die richtigen Kontakte. Manchmal habe ich Lust, auf etwas zu schießen. Ich träume regelmäßig davon, in den wenigen Stunden, die ich schlafe, ich halte eine Waffe in der Hand und knalle irgendwelche Leute ab. Leider läuft immer irgendetwas schief. Das Ding ist nicht geladen, oder die Leute wollen einfach nicht sterben. Für mich ist dieser Aspekt der wahre Alptraum: dass ich sie töten will und es nicht und nicht funktioniert.

Ich betrete den Garten und folge dem schmalen Weg aus Pflastersteinen, der mir um einiges länger erscheint, als ich ihn in Erinnerung habe. Der Pool ist mit einer Plane abgedeckt, und ein paar leere Tulpenbeete verlaufen am Zaun. Das kahle Rosengestrüpp an der Hausmauer erinnert an Äderchen unter einer fahlen, kränklichen Haut. Dieses Haus kam mir schon früher ein bisschen krank vor. So klein und alt zwischen all den schönen Neubauten, irgendwie abgestorben.

Mel mochte es. Sie sagte oft, sie fühle sich wie im Märchen in diesem Haus. Das war immer ihr größtes Problem: sich Luftschlösser zu bauen, während die anderen ihr Leben voranbrachten. Aber sie liebte ihre Luftschlösser, dort oben, auf Wolke Nummer soundso. Sie hatte stets einen Platz für mich reserviert. Auf verrückte Weise war Mels Phantasiewelt das größte Fleckchen Heimat, das ich hatte.

Ich umrunde die Pfützen zwischen den Pflastersteinen, damit meine Schuhe nicht schmutzig werden. Das Laub auf dem Rasen ist feucht. Letzte Nacht hat es die ganze Zeit geregnet. Es tropft vom Dachfirst und von den Ästen des Nussbaumes, der unter Mels Zimmerfenster steht. Wie oft sind wir daran hinuntergeklettert, um uns heimlich auf eine Party zu schleichen. Mels Mutter war sehr streng. Mich konnte sie nie leiden. Ich frage mich, ob sie immer noch diesen gewöhnlichen Kurzhaarschnitt trägt, der sie schon vor zwanzig Jahren wie eine Großmutter aussehen ließ.

Unter dem Vordach nehme ich einen tiefen Atemzug. Mels Gesicht im Fenster ist verschwunden. Die Tür wird geöffnet, und Gerda steht lächelnd vor mir. Keine Kurzhaarfrisur mehr. Sie trägt nun Pferdeschwanz, streng und ländlich sieht sie aber immer noch aus. Sie mustert mich eingehend, während ich artig die Schuhe vor der Haustür ausziehe und die Jacke an den Haken neben dem Spiegel im Vorzimmer hänge. Wir reichen uns die Hand.

»Du siehst gut aus«, sagt sie und schließt die Tür. »Hattest du eine gute Fahrt?«

»Ja, danke.«

»Du bist ein bisschen zu früh.«

»Es gab fast keinen Verkehr.«

»Aha.«

Verstohlen schaue ich mich um; blicke in dieses vertraute Stückchen Vergangenheit, das sich wie eine lichtscheue Blüte vor mir entfaltet. Derselbe alte Schuhschrank unter dem Spiegel. Derselbe dunkelblaue Teppich, auf dem ich vor zwanzig Jahren Eistee verschüttet habe. Gerda war so sauer. Bis heute denkt sie wahrscheinlich, ich hätte es mit Absicht gemacht. Ob sie mittlerweile von dem Hamster im Garten weiß? Armer kleiner Sigi. Mel wollte ihn nicht so nahe am Haus begraben, aber was hätten wir tun sollen? Neben dem Wellensittich hat er es bestimmt sehr gemütlich. Ein richtiger kleiner Friedhof ist das dahinten. Ich wette, Gerda hat keine Ahnung.

»Melanie, kommst du bitte? Nina ist da!«

Ich verkrampfe mich, als sich Schritte aus dem Wohnzimmer nähern. Gerda berührt meinen Arm, während sie mir warnend zumurmelt: »Sie ist heute etwas durcheinander. Dass du kommst, ist sehr aufregend für sie.«

Die Schritte hören auf. Mels Kopf lugt um die Ecke. Ich erinnere mich an ihr Gesicht, wie es früher ausgesehen hat, und muss erstaunt feststellen, dass die letzten zwölf Jahre sie kaum verändert haben. Sie sieht immer noch aus wie ein kleines Mädchen, Stupsnase, hüftlanges Haar und diese großen braunen Puppenaugen, die mich anstarren, als wäre ich ein Geist. Irgendwie bin ich das wohl auch. Ein Geist aus der Vergangenheit.

Vorsichtig kommt sie auf mich zu. Sie trägt Jeans und einen dicken, viel zu großen Pullover, in dem ihr Oberkörper fast verschwindet. Mir fällt ein, dass ihr als Kind immer kalt war. Deswegen haben wir meistens im selben Bett geschlafen, wenn sie bei mir übernachtet hat. Ihr war immer, immer kalt.

»Hey, Mel«, sage ich. »Komm her, lass dich drücken.«

Ich lege meine Arme um sie, und sie drückt sich kurz und zögernd an mich. Sie fühlt sich schwach und zerbrechlich an, und sie kommt mir kleiner vor als früher. Geschrumpft wie eine Pflanze, der man zu wenig Zuwendung gegeben hat.

»Du bist wirklich da«, sagt sie.

»Natürlich bin ich da. Oder dachtest du, ich lass dich noch mal zwölf Jahre warten?«

»Wollen wir ins Wohnzimmer gehen?«

»Gern.«

Ich folge ihr zur Couch und nehme mit etwas Abstand neben ihr Platz. Gerda ist mir dicht auf den Fersen. Sie hat ein Tablett mit drei Teetassen dabei, das sie mit äußerster Vorsicht auf dem Wohnzimmertisch abstellt. Ein Untersetzer landet vor meiner Nase, bevor ich nach einer der Tassen greifen kann.

»Und wie geht es dir?«, frage ich und komme mir saublöd dabei vor. Zwölf Jahre ohne Kontakt, und mir fällt nichts Besseres ein als das?

»Gut.« Mel stülpt die Ärmel des Pullovers über ihre Hände und umklammert die Tasse auf ihrem Schoß. »Ich freue mich, dass du da bist.«

»Ich mich auch. Ich habe dir was mitgebracht.« Ich hole die Packung belgische Schokolade aus meiner Tasche und lege sie zwischen uns auf den Tisch. »Ich hoffe, du stehst immer noch auf dieses Zeug. Früher haben wir uns fast ausschließlich davon ernährt, weißt du noch?«

Sie nickt lächelnd, schenkt der Packung aber keine Beachtung. Jetzt, bei besserem Licht, fällt mir nun doch eine Veränderung auf: Ihre Haut ist nicht mehr so rein wie früher. Lauter kleine Pickel und Rötungen, selbst am Hals. Sie bemerkt, dass ich sie mustere, und fährt sich mit den umgestülpten Ärmeln über die Wangen.

»Das machen die Medikamente«, erklärt sie. »Meine Haut ist eine Katastrophe.«

»Du siehst gut aus.«

»Ja, klar. Verglichen mit dir sehe ich aus wie ein Zombie.«

Sie lacht, ich nicht. Ihr Selbstmitleid ging mir schon immer auf die Nerven.

»Hast du Tobi schon besucht?«, fragt sie.

»Nein. Bin ja gerade erst angekommen.«

»Wenn du willst, können wir ihn anrufen. Vielleicht mag er schnell rüberkommen ...«

»Nein, schon gut. Ich werde ihn später besuchen. Jetzt sind erst mal wir dran, meinst du nicht?«

»Stimmt.«

Und plötzlich strahlt sie. Sie strahlt so sehr, dass dieser trübe, kalte Morgen auf Anhieb einen Deut heller wirkt. Sie mag nie gertenschlank gewesen sein, perfekte Zähne oder Schlagfertigkeit gehabt haben, aber dieses Strahlen hatte sie uns allen voraus. Mit diesem Strahlen hat sie Dominik verzaubert. Bis zum Schluss konnte ich nicht begreifen, was er an ihr fand, dabei ist es so sonnenklar, wenn man sie lachen sieht.

Mel stellt die Tasse auf den Tisch und steht auf. »Kannst du dich noch an meine Polly-Pocket-Sammlung erinnern?«

»Sag bloß, du hast sie noch?«

»Mama, wo sind meine ganzen Polly Pockets?«

»Ich glaube, die habe ich auf den Dachboden geräumt.«

»Ach Mama, warum?«

»Tut mir leid. Ich wusste nicht, dass die Damen zuallererst mit Kinderspielzeug spielen wollen.«

»Komm, gehen wir sie suchen!«, ruft Mel und zerrt mich von der Couch hoch. Ihre Hände sind kalt, wie früher, und ihr Griff ist wie ein Schraubstock. Sie lässt mich nicht los.

Gemeinsam laufen wir die Treppe hoch, durch den

Flur und hoch auf den Dachboden, wo wir im Sommer oft Übernachtungspartys und später heimliche Saufgelage gefeiert haben. Nichts hat sich hier oben verändert. Selbst die Luft scheint noch dieselbe zu sein, dieselbe staubige, abgestandene Luft seit gefühlt hundert Jahren. Vollgesogen mit Zigarettenrauch, Gras-Mief und geflüsterten Geheimnissen. Mel räumt überdreht Kisten aus dem großen, alten IKEA-Regal, während ich ans Fenster gehe und einen Blick nach draußen werfe.

Der Himmel ist eine graue, schwere Platte, die die Luft zunehmend gegen den Erdboden drückt. So entsteht das Gefühl, als würde alles ein Stück versinken. Schrumpfen, wie Mel über die Jahre geschrumpft ist. Im leichten Wind bewegen sich die Äste des Nussbaumes, doch was dahinter liegt, kann man im nassen Dunst nicht erkennen.

»Wohnt Tobi noch bei seinen Eltern?«, frage ich.

»Ja sicher. Ich glaube, das will er auch so beibehalten, solange er studiert.«

»Wann hast du ihn das letzte Mal gesehen?«

»Weiß nicht … wir haben nicht so viel Kontakt.« Sie findet eine BIPA-Plastiktasche und leert sie stolz vor sich auf dem Boden aus. »Da staunst du, was? Sie sind alle noch da. Da, sogar das fette Märchenschloss! Das war das coolste von allen.«

»Vielleicht gehe ich ihn morgen oder übermorgen besuchen. Hast du seine Nummer?«

Mel ist damit beschäftigt, all die bunten Polly Pockets zu sortieren und der Reihe nach aufzumachen. Als ich sie so anschaue, fühle ich mich wie in der Zeit zurückgeschleudert, zurück in dieses entfernte, kaum noch vorstellbare *Davor*. Wie alt waren wir, als wir mit diesen Dingern gespielt haben? Acht, neun? Wir kannten Dominik noch nicht. Er war einfach noch nicht da. Auch jetzt ist er nicht da, und all dieses *Davor* fühlt sich auf einmal sinnlos an.

»Wow!« Mel hat eine weitere Kiste gefunden. »Da drin sind meine Diddl-Mäuse!«

»Tatsächlich? Zeig her.«

»Warte, sind das ... wirklich alle fünfzehn?«

»Wo ist die Braut?«

»Ich hatte nie die Braut. Du hattest die Braut.«

»Quatsch. Ich hatte die Ballerina.«

»War das nicht meine? Du hast sie dir mal ausgeborgt und nie wieder zurückgegeben.«

»Quatsch«, wiederhole ich, obwohl das durchaus plausibel klingt.

»Nix da Quatsch. Du hast immer noch Barbie-Klamotten von mir.«

Ich pruste los. »Das ist nicht dein Ernst.«

»Und ob! Das eine schöne Kleid mit den Puffärmeln?«

»Ach so, das.«

»Und den Muff?«

»Ich weiß beim besten Willen nicht, was du meinst.«

»Gib's doch wenigstens zu! Du hast dir ständig irgendwelche Sachen von mir geborgt und dann nie zurückgegeben.«

»Nenn mir *ein einziges* Beispiel, Mel.«

»Dominik.«

Das Strahlen verschwindet aus ihrem Gesicht, ganz langsam, als würde man eine Folie abziehen. Wünscht sie sich, sie hätte das nicht gesagt?

»Ich wollte dir schon immer erklären, wie –«, beginne ich, doch sie unterbricht mich.

»Ist schon gut. Das ist so lange her.«

»Aber wir haben nie wirklich darüber geredet.«

»Bist du deswegen hier? Um *darüber* zu reden?« Als ich nichts sage, wendet sie sich ab und zuckt mit den Schultern. »Schwamm drüber, Nina. Ganz ehrlich.«

Sie gibt die Diddl-Mäuse in die Kiste zurück.

Ich helfe ihr beim Verstauen der Fundsachen, dann gehen wir zurück nach unten, wo Gerda mit einem Schokokuchen auf uns wartet.

»Oh, vielen Dank, aber bitte nichts für mich«, sage ich, als sie mir ein besonders großes Stück geben will. »Ich versuche, mich gesund zu ernähren.«

»Immer noch die Sportskanone?« Mel lacht mit schokoladeverklebten Zähnen.

Ich bleibe den ganzen Tag, wir lachen, reden, schwelgen in Erinnerungen. Wir passen nach wie vor gut zusammen. Zwölf Jahre. Und immer dieser Zug. Der rattert und rattert und rattert. Ich frage mich, ob sie ihn ebenfalls hört, in den wenigen Momenten, wenn sie es wagt, still zu sein. Wenn ihr Blick in die Leere schweift und sie ganz kurz wirkt wie in Trance. Vielleicht denkt sie dann ebenfalls daran. An all die Jahre, die seitdem vergangen sind. Die wir verloren haben.

All die Jahre ohne einander.

TOBIAS

September 2006

Als ich so auf dieser Matte sitze, erledigt und der Reinfall des Tages, kommt mir der Gedanke, dass ich vielleicht nur deshalb so schlecht im Sport bin, weil ich es nicht gewohnt bin, mich zu bewegen. In Wien bin ich mit dem Bus zur Schule gefahren. Mein Klassenzimmer befand sich im Erdgeschoss, sodass ich nicht einmal Treppen steigen musste. Die Turnstunden waren ein Witz. Hier ist allein schon der Schulweg ein kleines Abenteuer.

Am Ende der Straße, in der wir seit knapp drei Wochen wohnen, befindet sich ein Tunnel, der unter der Bahnstrecke durchführt. Da muss man erst mal durch, danach plagt man sich einen kleinen, aber steilen Hang hinauf, von dem man anschließend in einen total verwilderten Kieselsteinpfad abbiegt, der etwa fünfzehn Minuten lang an der etwas höher gelegenen Bahnstrecke entlangführt. Irgendwann verbreitert sich der Weg und wird zu einer Schotterstraße, die zu einem alten, ehrwürdig aussehenden Haus hinter einem hohen Gartenzaun gehört. Bei der vermoderten Holzbank, die kurz darauf kommt, stehen meistens ältere Schüler und rauchen.

Zweimal haben mich ein paar Jungs bereits angepöbelt, als ich mich in aller Unscheinbarkeit an ihnen vorbeischleichen wollte. Ich glaube, die mögen es nicht, wenn man an ihnen vorbeischleicht. Papa sagt, ich soll mich wehren, falls sie es noch einmal machen. Mama sagt, ich soll es meinem Klassenvorstand sagen. Beides ist kompletter Blödsinn. Petzen würde es bloß schlimmer machen, und wehren, zum Teufel, wie soll ich mich denn wehren, wenn diese Typen drei Meter größer sind als ich? Domi wäre die beste Verteidigung. Er ist auch groß und hat eigentlich vor nichts so richtig Angst. Außerdem ist er mindestens eine Stufe über diesen Vollidioten. Blöd nur, dass er sich einen Dreck darum kümmert, wer mich wo anpöbelt und warum. Er würde eher danebenstehen und die Show genießen. So viel zum Thema »Zusammenhalt unter Brüdern«.

Nach der Bank geht es um die Kurve und wieder ein Stück bergauf. Man kommt dann an dem Haus vorbei, in dem früher die Nonnen gewohnt haben. Ich weiß das nicht aus erster Hand, ich habe es nur irgendwo gelesen. In der Schulbroschüre womöglich. Die wird uns Neueinsteigern zu jeder sich bietenden Gelegenheit in die Hand gedrückt. Ich könnte einen Christbaum mit diesen dämlichen Broschüren schmücken. Gegenüber steht ein Häuschen mit Garten und Hühnerstall. Die Hühner fressen aber nicht aus der Hand. Wirklich nicht, ich habe es ausprobiert.

Von hier aus kann man dann schon das Schulgebäude hinter den Bäumen erkennen. Ein riesiges Ding. Der Kirchturm glänzt silbrig in der Sonne, und die alte Backsteinfassade ist voller Efeuranken, die jetzt, im Herbst, so rot sind wie bald mein Hintern, wenn ich noch länger hier herumhocke und Däumchen drehe.

Der Sportlehrer kommt mit strengem Gesicht über den Platz marschiert. Ich habe mir seinen Namen noch nicht gemerkt. Irgendwas mit T. Er sieht ganz wie ein Mann aus, dessen Name mit T beginnt. Terminator. Oder Troll. Richtig. Wie ein Troll, groß, wuchtig, ungnädig, seelenlos, hässlich, stinkend.

»Also«, beginnt er. Sein roter Trainingsoverall hat Schweißflecken an der Brust und unter den Achseln, seine ausgelatschten Turnschuhe riecht man auf drei Meter Entfernung. Er hat kein einziges Haar auf dem

Kopf, dafür umso mehr auf der Brust und auf den Armen. Und auch in der Arschritze, wie man jedes Mal sehen kann, wenn er sich bückt. »Ich glaube, du kannst wieder spielen. Hast wahrscheinlich nur einen blöden Schritt gemacht.«

»Aber der Knöchel tut wirklich weh.«

»Kannst du den Fuß bewegen?«

»Ja, schon.«

»Dann Abmarsch zurück aufs Spielfeld!«

Es geht um Handball. Ich hasse Handball, weil ich nicht werfen kann, und noch weniger kann ich verteidigen. Eigentlich bin ich in keiner Sportart so richtig gut. Das mit dem Knöchel habe ich bloß vorgetäuscht, um mich bei meiner ersten Turnstunde an der neuen Schule nicht zu blamieren. Der Troll dürfte meine Taktik durchschaut haben. Bin wahrscheinlich nicht der Erste, der es auf die Art versucht.

Ich stehe von der Hochsprungmatte auf, auf der ich mich die letzten fünf Minuten ausgeruht habe, und humple im Schneckentempo auf das Spielfeld zurück.

Der Sportplatz dieser Schule ist riesig. Es gibt zwei Tennisfelder, eine Laufbahn mit Weitsprungfeld, einen Beachvolleyballplatz, drei Hallen, einen Reiterhof und einen verdammten *Wald* gleich daneben, der fleißig für Ausdauerläufe – bei nahezu jedem Wetter – genutzt wird. Da die Schule auf einer Anhöhe liegt, überblickt man von hier aus das gesamte Tal, die Ortschaft und die Autobahnbrücke auf der anderen Seite. Ich kannte so etwas früher nicht. In Wien gibt es in Schulen keine Grünflächen, gelaufen wird in Hallen, gespielt wird in Fußballkäfigen mitten in der betonverseuchten Einöde. Als wir hierhergezogen sind, sagte Mama: »Du wirst dich sicher schnell an die neue Schule gewöhnen.« Ich frage mich, wie das gehen soll. Alle paar Minuten sehe ich etwas, das mich verblüfft.

Die Mädchen aus meiner Klasse sind beim Weitsprung, etwas weiter drüben machen die Mädchen einer der Abschlussklassen gerade Sechzig-Meter-Lauf. Man kann sehen, wie ihre Brüste unter den T-Shirts hüpfen. Eine prescht mit einem Wahnsinnstempo soeben über die Ziellinie. Ihre Sportlehrerin gibt voller Stolz die Zeit bekannt – acht Komma zwei Sekunden. Heilige Scheiße.

Ein Ball trifft mich hart am Oberschenkel.

»He, du da, Neuer! Spielst du jetzt wieder mit oder nicht?« Simon Irgendwas. Ich bin so schlecht im Namenmerken.

»Ich weiß nicht«, gebe ich zur Antwort, während ich vorsichtig meinen Fuß bewege. »Fest auftreten kann ich nicht.«

»Dann stell dich eben ins Tor! Kannst du gut fangen?«

Ich zucke mit den Schultern. Ich weiche dem Ball eher aus, als ihn zu fangen. Ist doch viel natürlicher so. Wenn etwas auf dich zugeflogen kommt, weichst du aus.

»Passt, dann bist du jetzt im Tor. Sag Rudi, dass er mit dir tauschen soll.«

Ich tausche mit dem Blondschopf, der bisher im Tor stand, die Plätze. Das Spiel geht weiter. Zum Glück haben wir einige sehr gute Spieler in unserem Team, sodass sich der Großteil der Geschehnisse vor dem gegnerischen Tor abspielt. Ich habe Zeit, um weiter den Sechzig-Meter-Lauf zu beobachten. Das Mädchen mit der Hammerzeit steht am Zaun und trinkt aus einer Wasserflasche. Ich habe sie schon öfters auf dem Gang gesehen. Ich glaube, sie geht in die 8A. Sie ist groß. Sicher so eins achtzig. Und sie hat richtig schönes blondes Haar. Wirklich wahnsinnig schön. Wie aus einem Film. Oder einem Märchen …

»Sag mal, geht's noch? Wach auf, du Vollpfosten!«

Und Tor. Nicht mal ausweichen musste ich. Der Ball fliegt rein und federt in hohem Bogen wieder aus dem Netz zurück, direkt in Simons Hände. Er sieht aus, als wolle er mich mit nur einem Fußtritt in den Boden stampfen. Aber das macht er nicht. Stattdessen holt er aus und donnert mir den Ball mit voller Wucht ins Gesicht.

Ich stöhne auf, und aus meiner Nase schießt das Blut. Schmerz explodiert in meinem Kopf und breitet sich rasend schnell in meinem ganzen Körper aus.

Jetzt kann ich wirklich nicht mehr spielen. Aus meiner Sicht ist das absolut unmöglich.

»Oh shit!«, ruft Simon.

»Hier, drück dir das fest auf den Nacken. So ist's gut. Und jetzt den Kopf nach unten halten. Genau so.«

Also eines ist klar: Der Troll stinkt aus unmittelbarer Nähe sogar noch widerlicher. Es ist ein Wunder, dass er sich mit seiner fetten Bierwampe überhaupt so weit zu mir nach unten beugen kann, ohne von seinem eigenen Körpergewicht nach vorn gezogen zu werden. Nachdem er mir ein Taschentuch für meine blutende Nase gegeben hat, richtet er sich auf und betrachtet mich wie die Scherben seiner Zukunft.

»Ich ruf deine Eltern an, damit sie dich abholen.«

»Muss das sein?«, frage ich. Wenn ich jetzt auch noch von meiner Mami abgeholt werde, bin ich bei den anderen endgültig unten durch. »So schlimm ist es nicht, wirklich.«

»Ich lass dich so aber nicht mehr weiterspielen. Deine Eltern sollen dich abholen.«

»Die sind aber beide arbeiten. Mein Bruder kann mich abholen!«

Die mit Schweißperlen benetzte Stirn runzelt sich. »Wie alt ist der denn?«

»Achtzehn. Er geht in die 8B. Er kann mich mitnehmen, ist sicher kein Problem! Ich glaube, er hat nach dieser Stunde aus.«

»Na schön, ich werde einem seiner Lehrer Bescheid geben, dass er herkommen soll.«

Ich atme erleichtert durch.

Der Troll schleppt seinen zentnerschweren Körper vom Spielfeld, während Simon mit seinen Kumpels beim Tor steht und in meine Richtung starrt. Er hat sich zwar entschuldigt, aber ehrliche Reue sieht anders aus. Für diesen Vorfall wird er noch mächtig Anschiss kassieren. Ich will mir keine Gedanken darüber machen, auf wie viele Dezimalstellen er sich gerade ausrechnet, wie er mir das Leben hier in Zukunft zur Hölle machen kann. Ich lasse bloß den Kopf hängen und bete, dass er bald aufhört zu dröhnen. Da breitet sich ein graziler Schatten über mir aus. Als ich gequält hochblinzle, steht die blonde Achtklässlerin vor mir und hält mir ihre Wasserflasche hin.

»Das sieht übel aus«, kommentiert sie meinen Anblick. »Kannst froh sein, dass deine Nase nicht gebrochen ist.«

Sie wartet. Ich weiß nicht, worauf. Wahrscheinlich auf eine Antwort. Ich habe vergessen, wie man redet. Ganz plötzlich habe ich keine verdammte Ahnung mehr.

»Sind die Burlis dort deine Freunde?« Sie schaut rüber zu Simon und Co. Ich schüttle den Kopf. »Kleine Pisser. Soll ich rübergehen und sie verprügeln?«

Meint sie das ernst? Ich überlege, was ich tun soll – sie nicht so anzustarren wäre bestimmt ein Anfang. Gerade als ich glaube, mich gefangen zu haben, geht sie vor mir in die Hocke und hebt mein Kinn ein Stück an.

»Lass mal sehen. Nö, ist sicher nichts gebrochen. Aber geblutet hast du ganz schön stark. Vielleicht solltest du nachher zum Arzt gehen.«

Ich kann ihr direkt in den Ausschnitt glotzen. Sie trägt eines dieser engen Sporttops, die die ganze Masse unnatürlich nach oben pressen. Ich kann nicht wegschauen. Es ist einfach zu viel da. Ich schlucke, und sie beginnt zu grinsen. Sie hat blaue Augen. Auf meiner Brust parkt ein Panzer.

»Du bist neu an der Schule, stimmt's?«

»Ja.«

»Du wirst es überleben.« Sie zwinkert, und ich frage mich, ob sie die Schule oder meine Verletzung meint.

»Nina?« Eines der anderen Mädchen ruft nach ihr. »Du bist wieder dran!«

»Komme schon!« Sie steht auf und wirft sich ihren langen blonden Pferdeschwanz über die Schulter, der ihr beim Hinknien nach vorn gerutscht ist.

Ich will ihr die Flasche zurückgeben, die ich bisher wie der reinste Volltrottel unbewegt in der Hand gehalten habe. Sie winkt ab und geht zurück zu den anderen.

Nina.

Sie heißt also Nina.

NINA

Oktober 2019

Ich stehe am Herd und koche Reisnudeln in einem Topf, während meine Mutter ihre Teesorten auf dem Küchentisch sortiert. Kräutertee, Grüntee, Holunder, English Breakfast, Earl Grey, Melisse, Zitrone, Zitrone, Zitrone. Für jede Stimmung ein Tee. Sie macht mich wahnsinnig damit.

Mein Vater ist arbeiten, nur sie und ich sind da. Es war die einfachste Lösung, für die Dauer meines Aufenthaltes in mein altes Zimmer zu ziehen. Dass ich seit Jahren auf meine Ernährung achte, kümmert sie nicht. Sie würde mit einem frischen Stück Pizza vor meiner Nase herumfuchteln, um mich zu provozieren. Keine fünf Minuten gehen vorbei, ohne dass wir uns streiten. Es ist das älteste Spiel der Welt. Auf absurde Weise freut es mich, dass ich es nicht verlernt habe. Alte Gewohnheiten rosten nicht. Oder so ähnlich.

»Du solltest mal wieder ein Peeling machen. Deine Haut sieht aus wie ein Minenfeld.«

Ich rühre gelassen im Topf. »Wann kommt Papa heute nach Hause?«

»Am Abend. Ich mache Schnitzel, isst du auch eins?«

»Ich koche hier gerade mein eigenes Essen, wie du nur unschwer erkennen kannst.«

»Das kann man doch nicht Essen nennen. Was soll das sein? Spaghetti? Sieht ungesund aus.«

»A: Es ist sogar sehr gesund. Und B: Ich mag es, also lass mich.«

»Lass danach nicht wieder das ganze schmutzige Geschirr stehen. Gestern herrschte in der Küche das reinste

Chaos. Überall Töpfe und angebrauchte Messer! Wenn es in deiner Wohnung genauso aussieht, dann wundert es mich nicht, dass du keinen Mann hast.«

»Was für schmutziges Geschirr?«

»Na gestern! Überall, die ganze Küche war verdreckt. Fast einunddreißig Jahre alt, und man muss dir immer noch hinterherputzen.«

Die Blechbox fällt mir ein. Die ist jetzt nicht mehr im Kofferraum, sondern unter meinem Bett. Dort, wo Mama nie hinsieht. Selbst früher nicht, als sie noch allen Grund dazu gehabt hätte. Offenbar denkt sie, die Geheimnisse ihrer Tochter seien nicht die Kniebeuge wert, die sie sich für einen Blick unters Bett antun müsste.

Nein, die Box bleibt noch verschlossen. Deswegen habe ich sie nicht mitgenommen.

»Nina, ich spreche mit dir. Lass hinterher nicht wieder das schmutzige Geschirr stehen.«

»Ich lasse nie irgendwas stehen.«

»Erzähl hier keine Lügen. Schon als du klein warst, musste ich hinter dir herräumen.«

Ich hole ein Glas aus der Kredenz und fülle es bis zum Rand mit dem Rotwein, der auf dem Tisch steht.

»Seit wann trinkst du?«, fragt sie.

»Seit genau diesem Gespräch.«

»Gib gefälligst nicht so blöde Antworten!«

Ich nehme einen großen Schluck und rühre weiter in meinem Topf.

Mama schaut zurück auf die Teebeutel. »Dein Handy hat vorhin vibriert.«

»Das war Mel. Sie möchte sich heute mit mir treffen.«

»Sie ist so komisch geworden. Nimmt die nicht irgendwelche Drogen?«

»Sie muss Medikamente nehmen wegen ihrer Psyche.«

»Immer noch? Hat sie deswegen keinen Job und hockt wie ein Kleinkind bei ihrer Mutter herum?«

»Du kannst sie ja fragen, wenn du sie das nächste Mal siehst.«

»Die war schon immer so empfindlich. Sie sollte diese Sache endlich vergessen. Bringt doch nichts, sich wegen etwas fertigzumachen, das vor so langer Zeit passiert ist.«

»Ich glaube nicht, dass sie es absichtlich macht, Mama.«

»Leute wie sie, die wollen doch nur Aufmerksamkeit.« Alle Teebeutel sind in die Schächtelchen gepackt. Mama steht auf und gibt die Schächtelchen zurück ins Regal. »Werd hier mal langsam fertig, ich muss dann kochen.«

»Aber für mich nichts, nicht vergessen.«

»Typisch. Da will man dir eine Freude machen, und du lässt es einfach nicht zu. Wenn ich nur daran denke, wie viele Stunden ich früher in der Küche gestanden bin, nur damit du etwas Warmes im Bauch hast, wenn du von der Schule nach Hause kommst! Und wehe, man hat versucht, dir Gemüse vorzusetzen. Da gab es stundenlang Gezeter. Und jetzt verschmähst du meine Schnitzel wegen … wegen diesem glitschigen Zeug da drin.«

Sie beugt sich abschätzig über den Kochtopf. Ein Handgriff, und die Sache wäre erledigt. Nach einem Schwall kochendem Wasser über den Kopf erzählt niemand mehr doofe Geschichten. Ich schiebe den Gedanken beiseite. Sie hat wahrscheinlich bloß wieder ihre Pillen überdosiert. Das kommt leider vor.

Fünfzehn Minuten später ziehe ich mich mit meinen dampfenden Reisnudeln, einer Portion Quinoa mit Avocado und drei selbst gerollten Makis in mein Zimmer zurück und versperre die Tür, als wäre ich immer noch der Teenie, der vor zwölf Jahren aus diesem Kaff abgehauen ist. Es war mir hier einfach zu voll. Die

Bäckerin an der Ecke kannte mich beim Namen. Eltern von Klassenkollegen grüßten mich auf der Straße. Man traf die Deutschprofessorin beim hiesigen Supermarkt, oder der Mann aus der Bankfiliale fragte, wie der Urlaub in Kärnten gewesen sei. Eine furchtbar beengte Welt, in der ich am Schluss einfach keine Luft mehr bekam.

Mein Zimmer war mein Zufluchtsort. Der eine weiße Fleck auf der Landkarte, den niemand außer mir und Mel erreichen konnte. Hier drin tuschelten wir über den ersten Schwarm, den wir hatten. Wir probierten heimlich Alkohol und Joints aus und übten an meinem Dildo, wie man ein Kondom überzieht. Gerda hätte solche Eskapaden niemals erlaubt. Wir mussten das alles bei mir machen, im Schutz einer gleichgültigen Mutter und eines viel beschäftigten Vaters.

Mama pflegt das Zimmer seit meinem Auszug, doch einige Dinge hat sie wohl weggeworfen. Meine Johnny-Depp-Poster an den Wänden und die Sammlung kleiner Figuren aus Überraschungseiern. Aber die Bong im Kasten ist noch da. Gut verpackt in einem Schuhkarton, auf dem »Physik 7. Klasse« steht. Manchmal glaube ich, meine Mutter ist dumm. Die Medikamente haben ein paar ihrer Gehirnzellen abgetötet. Das wäre die plausibelste Erklärung für dieses absolute Desinteresse an meinem Leben.

Mit einer angebissenen Maki-Rolle gehe ich ans Fenster und mache es ein Stück auf. Kühle Regenluft strömt ins Zimmer. Gleich auf der anderen Straßenseite wohnt Tobi mit seiner Mutter. Sie haben das Haus neu gestrichen und die Hecke vor dem Zaun gestutzt. Früher war sie so hoch, dass man bloß die obere Fensterreihe sehen konnte. Dominiks Zimmer ist dunkel. Natürlich ist es das.

Ich schaue die schmale Gasse hinauf, die zu den Bahngleisen führt. Irgendjemand sagte mir einmal, der Zug sei schuld gewesen. Weil diese modernen Loks so verflucht leise sind. Man hört sie nicht kommen. Aber man sieht sie. Verdammt noch mal, man muss sie doch kommen sehen.

Ich schließe das Fenster und ziehe die Vorhänge zu. Auf dem Bett, das Mama mit meiner uralten Lady-Lockenlicht-Bettwäsche überzogen hat, liegt mein Handy. Ich habe Mel bisher nicht geantwortet, was unser Treffen heute betrifft. Ich war mir nicht sicher, ob ich so kurz nach unserem Wiedersehen ein weiteres Gespräch aushalte. Die Eindrücke müssen doch erst verarbeitet werden, die Gefühle müssen sich setzen. Eigentlich wollte ich heute überhaupt nicht mehr außer Haus gehen, weil es schon wieder regnet und in diesem Kaff bei Schlechtwetter ohnehin nichts los ist. Aber eine Sache möchte ich von Mel nun wissen.

Ich antworte ihr per WhatsApp:

Tut mir leid, meine Eltern möchten heute Abend mit mir essen. Wir können uns morgen sehen. Aber könntest du mir Tobis Nummer geben?

Kurz darauf kommen eine verständnisvolle Antwort und die gewünschte Nummer.

Ich setze mich aufs Bett, wähle die Nummer und lausche gespannt dem Piepen auf der anderen Leitung. Er wird nicht mit mir rechnen. Wahrscheinlich weiß er überhaupt nicht, dass ich hier bin. Das Piepen geht weiter. Er hebt nicht ab.

»Verflucht.« Ich lege auf, beiße auf meine Lippe, die sich irgendwie taub anfühlt. Auf einmal wirkt alles ein wenig diffus. Mein Herz klopft, dabei war es nur ein Anruf. Vielleicht ruft er ja zurück.

Während ich warte, kommt mein Vater nach Hause. Ich höre den Motor seines alten Toyotas, als er in die Einfahrt einbiegt. Als ich aus dem Fenster schaue, holt er gerade ein paar Einkäufe aus dem Kofferraum und winkt mir auf dem Weg zum Hauseingang lächelnd zu.

Armer Papa. Schon immer dachte er, alles sei perfekt; dass die Freundlichkeit und die Ruhe einfach so weitergehen, wenn er aus der Tür heraus ist und ich mit Mama allein bin.

Der Witz ist: Er und Mama sind immer noch zusammen. Trotz der ganzen Scheiße. Sie sind nicht geschieden wie Mels Eltern. Oder wie Tobis Eltern. Einige wenige Male hat Dominik über die Krise seiner Eltern gesprochen. Das war kein Thema, das er allzu sehr vertiefen wollte. Ich weiß nicht, vielleicht hat er mit Mel ja mehr darüber geredet. Das mit uns, das war nicht so auf Gesprächen aufgebaut. Wir hatten was anderes. Keine Ahnung, was wir hatten. Aber es war nicht gut. Für keinen von uns.

Ich hocke mich auf den Boden und hole die Box unter dem Bett hervor. Ein hässliches, unscheinbares Ding. Grün wie Kotze. Aber es ist schwer. Wer es hochhebt, ahnt womöglich sofort, was drin ist. Obwohl der Gedanke schon sehr absurd ist. Mit den Fingerspitzen streiche ich über die Kanten, öffne den Deckel ein Stück und lasse ihn wieder fallen, ehe das Innere zum Vorschein kommt.

Ich werde mich an den Plan halten. Ohne Plan wird alles sehr schnell vorbei sein. Und vielleicht wird sich der Plan ja auch ändern. Ich schiebe die Box zurück in ihr sicheres Versteck. Dahin, wo sie keinen Schaden anrichtet.

April 2019

Es ist zwei Uhr morgens. Alle schlafen.

Nein, nicht alle. Es gibt welche, die so sind wie ich. Schlaflose, Nachteulen oder schlicht und ergreifend

Verrückte. Man glaubt gar nicht, wie viele wir sind. Meistens treffen wir uns dort, wo es sonst niemanden hinzieht, heruntergekommene Fabrikgebäude, Friedhöfe, Hinterhöfe. Ich weiß. Wie klischeehaft. Es ist auch nicht immer so. Hin und wieder tut es auch eine Bar. Wenn die Nacht still ist und die Straßen leer. Wenn alle denken, es passiert nichts mehr. Dann passiert in der Regel am meisten. Blitz und Donner, Mord und Totschlag. Man wird schnell ein bisschen wahnsinnig bei dieser Dunkelheit. Das hat die Nacht leider so an sich. Sie ist ein riesiges, träges Tier, in dessen Speckfalten wir uns verkriechen. Man muss aufpassen, nicht zermalmt zu werden, wenn sie sich wälzt und streckt, sich ausdehnt und wieder in sich zusammensinkt. Die Nacht interessiert es nicht, wen sie unter sich begräbt. Doch hat man erst ein lauschiges Plätzchen gefunden, möchte man nirgendwo anders mehr sein.

In einer dieser Bars arbeite ich. Ich bin Kellnerin und manchmal auch für die Musik zuständig. Seit gestern haben wir einen neuen Barkeeper. Sein Name ist Manuel. Ich glaube, er macht sich nicht viel aus der Nacht. Ich sehe es in seinen Augen. So blau wie der Himmel bei Tag. Als hätte er ihn schon tausendmal gesehen, diesen klaren blauen Himmel voller Luft und nichts sonst. Mein Haar ist heute genauso blau. Ich wechsle die Perücken je nach Tagesverfassung, genau wie meinen Namen. Das ist die sicherste Methode, um in diesem Job keine Probleme zu bekommen. Du spielst eine Rolle.

»Und wie heißt du?«, fragt Manuel zum zweiten Mal.

»Nina. Manchmal auch Tina. Oder Sina. Aber nenn mich Nina.«

»Zu dir muss ich also kommen, wenn sich ein Gast schlecht benimmt.«

»Das ist korrekt. Zeig einfach auf ihn, und ich erledige das.«

»Ist ja nicht so viel los heute. Ist das normal?«

»Donnerstags tut sich selten was.«

»Wo ich früher gearbeitet habe, war um zwei meistens schon Feierabend.«

»Warum bist du von dort weg?«

»Hab mich mit den Kollegen nicht verstanden.«

»Auf wie alt schätzt du den dort drüben?«

»Wen?«

Ich zeige auf den Jungen auf der Treppe. Er ist mir bereits vor einer Weile aufgefallen. Er hält eine Bierflasche in der Hand und schaut mich quer durch den Raum hinweg an. Er kommt mir verloren vor. Und viel zu jung.

Manuel stutzt. »Sieht mir fast nach einem Minderjährigen aus.«

»Und was machen wir hier mit Minderjährigen?«

»Wenn ich dich so anschaue, würde ich sagen, wir essen sie.« Er wartet auf ein Lachen und muss sich mit einem allzu müden Blick zufriedengeben. »Wie ist der überhaupt hier reingekommen?«, fragt er.

»Das frag ich mich auch. Halt hier mal kurz die Stellung.« Ich lasse Manuel hinter der Bar allein und gehe auf den Jungen auf der Treppe zu.

Unterwegs halte ich Ausschau, ob er Freunde dabeihat. Irgendwelche Gleichaltrigen, die sich in den finsteren, nach Bier und Kotze stinkenden Ecken tummeln und im Schutz der Menge bisher unentdeckt geblieben sind. Nichts zu sehen. Ich muss den Kleinen von hier wegbekommen. Das ist kein gesundes Pflaster für Welpen. Ich meine, ich mag diese Bar. Sie ist quasi mein Herz. Mein dunkles, versifftes, immerzu vollgeräumtes Baby, das ich selbst dann noch lieb habe, wenn es mir den letzten Nerv raubt. Aber um diese Uhrzeit muss man aufpassen.

Ich deute Richtung Ausgang und dann auf meine

Armbanduhr. Als der Junge merkt, dass ich ihn meine, erwacht er aus seiner Starre und startet einen ungeschickten Versuch, sich auf die Beine zu stellen.

»Okay, langsam, langsam.« Ich bekomme seinen Arm zu fassen, kurz bevor er umkippt. »Wie viel hattest du schon? Kannst du mir sagen, wie du heißt?«

Er blinzelt, wirft einen ratlosen Blick durch den Raum. Ich bringe ihn dazu, sich wieder hinzusetzen.

»Schau mich bitte mal an«, sage ich.

Ein großes blaues Augenpaar glotzt mir stumpfsinnig ins Gesicht. Die Pupillen sind ein Stück erweitert, doch ich glaube nicht, dass er was genommen hat. Er ist einfach nur sturzbesoffen.

»Kann ich mal deinen Ausweis sehen?«

Er grinst nur, nuckelt an seiner Bierflasche und seufzt enttäuscht, als er merkt, dass sie längst leer ist.

»Minderjährige dürfen hier nicht rein. Ich muss dich bitten, den Club zu verlassen.«

»Ich bin nicht minderjährig, und das weißt du genau.«

»Geburtsjahr?«

»Was?«

»Dein Geburtsjahr!«

»Ach komm.«

»Wenn du mich fragst, hattest du genug Spaß für heute. Zeit zum Schlafengehen.«

Ich möchte ihn auf die Beine zerren, aber er wehrt sich immens. Ich will keine Szene, also lasse ich wieder von ihm ab. Zur Not wird unser Security Max die Sache erledigen. Ich habe mich eben nach dem großen Kerl umgesehen, da tippt mir der Junge auf die Schulter.

»Ich mag deine Haarfarbe. Seit wann hast du die?«

»Schon immer. Bin so auf die Welt gekommen.«

Er überdenkt das überaus gründlich und scheint zu dem Schluss zu kommen, dass ich nicht ganz ehrlich war. »Wieso steht da Tina auf deinem Namensschild?«, will er wissen.

»Weil ich so heiße.«

»Ach so?«

»Na los, mach's mir nicht so schwer. Ich bring dich zum Ausgang.«

»Blaue Haare und *Tina*.« Er stößt verächtlich die Luft aus und schüttelt den Kopf.

Es gelingt mir, ihn von der Treppe wegzuziehen. Er schwankt ein wenig, seine Augen suchen nach einem Fixpunkt und finden schließlich mein Gesicht. Er lächelt, und für einen winzigen Moment kommt er mir bekannt vor.

»Tina also«, lallt er. »Tina mit den blauen Haaren. Na schön. Ich … ich muss dir was sagen.«

»Spar dir deine Kräfte für die Heimfahrt, Kleiner.«

»Nein, es … es ist wichtig. Ich muss es dir jetzt sagen. Ich muss …«

Weiter kommt er nicht mehr. Er beugt sich vornüber und kotzt mir mit voller Wucht aufs Dekolleté. Aber zumindest bleibt er dabei aufrecht.

GREGOR

September 1992

Nina sitzt auf dem Teppichboden und arbeitet an einem Puzzle. Ganz still und brav sitzt sie da. Als würde sie ihre Umgebung gar nicht wahrnehmen. Ich beobachte sie durch die verglaste Eingangstür, nutze den flüchtigen Augenblick, der es mir erlaubt, sie unbemerkt zu betrachten, sie zu studieren, wie man ein seltenes Tier in einem Käfig studiert.

Sie hat mir den Rücken zugewendet, sodass ich ihr Gesicht nicht sehe. Ihr blondes Haar ist zu zwei kleinen Zöpfen geflochten, und sie trägt wieder ihre gestreifte Lieblingsleggings, in der sie aussieht wie Pippi Langstrumpf. Die übrigen Kinder wurden vor langer Zeit abgeholt. Der Großteil der Lichter im Raum wurde bereits abgedreht. Sie ist ganz allein, nur sie und das Puzzle.

Ich fühle mich gedemütigt von ihrer Ruhe. Sie sollte traurig sein, verwirrt, ängstlich. Sie sollte sich umdrehen und mir in die Arme laufen. Wie lange müsste ich hier stehen und sie beobachten, bis sie mich hinter der Glastür bemerkt? Wie viele Puzzles könnte sie in dieser Zeit lösen?

Das vorwurfsvolle Gesicht der Kindergartentante taucht als Spiegelung in der Glastür auf. »Die Betreuungszeit ist seit einer Stunde zu Ende, Herr Graf.«

»Ich weiß. Tut mir wirklich leid.«

»Ich habe dreimal versucht, Ihre Frau zu erreichen. Wenn es eine andere Nummer gibt, dann müssen Sie die uns bitte mitteilen.«

»Es gibt keine andere Nummer. Meiner Frau ist leider etwas dazwischengekommen. Wird nicht noch mal passieren.«

Ich öffne die Tür und gehe zu Nina auf den Teppich. Ich muss ihre Hand nehmen, damit sie endlich bemerkt, dass ich da bin. Sie lässt das Puzzleteil los und steht auf. Sie meckert nicht oder weint, sie sagt aber auch kein Wort. Gemeinsam gehen wir zu den Kleiderhaken, wo ihr kleiner Rucksack hängt. Artig schnallt sie ihn um und verabschiedet sich von ihrer Betreuerin.

Wir gehen zum Auto, das vor dem Gebäude parkt. Sie möchte vorn sitzen, aber ich schnalle sie in den Kindersitz auf der Rückbank.

Es ist kurz nach siebzehn Uhr. Ich bin müde und schlecht gelaunt. Als der Anruf aus dem Kindergarten kam, hätte ich am liebsten laut losgebrüllt. Es ist nicht nur unangenehm, es kostet auch Geld. Susanne ist bisher nicht ans Telefon gegangen. Entweder ist sie tot, oder sie wird sich bald wünschen, sie wäre es.

»Und, Mäuschen, wie war es heute im Kindergarten?«

»Ganz gut«, antwortet sie.

»Hast du nett gespielt?«

Sie nickt und gähnt kurz darauf.

Die Heimfahrt dauert nicht lange. Ich parke den Wagen in der Einfahrt vor der Garage. Ich wollte heute Abend eigentlich Squash spielen gehen. Wenn Susanne wieder im Koma liegt, kann ich das vergessen. Wahrscheinlich wartet Arbeit auf mich. Essen kochen, Küche aufräumen, Nina in die Wanne stecken. Das kann anstrengend werden.

Ich hole Nina aus dem Wagen und schaue zu, wie sie mit ihrem kleinen Rucksack auf die Haustür zumarschiert. Sie spricht nicht viel. Im Kindergarten hat sie kaum Freunde. Ich würde ihr das Leben gern etwas leichter machen. Aber wie soll ich das anstellen, wenn sie mir niemals sagt, wie es ihr geht oder was ihr fehlt? Diese ganze Vatersache ergibt irgendwie keinen Sinn. Du denkst, du wüsstest, wie es funktioniert, es würde dir unterwegs schon irgendjemand beibringen, aber die Wahrheit ist, du weißt gar nichts. Du machst Fehler und bügelst sie aus. Und das in Endlosschleife. Susanne ist diejenige, die Tag für Tag mit Nina zusammen ist. Sie sollte mir helfen, wenn ich nicht mehr weiterweiß. Stattdessen vergisst sie, unsere Tochter vom Kindergarten abzuholen.

Im Haus sind die Vorhänge zugezogen, und es riecht nach abgestandener Luft. Nina schlüpft aus ihren Schühchen und bringt den Rucksack in die Küche, um die Papierreste ihrer Jause auszuräumen.

»Hast du Hunger?«, frage ich, als sie sich an den Tisch setzt. Sie schüttelt den Kopf.

»Was stinkt hier so?«, will sie wissen.

»Das ist, weil die Fenster alle zu sind. Ich würde sagen, das ändern wir gleich.«

Ich gehe von Fenster zu Fenster und reiße sie auf. Licht durchflutet das Haus, und Susanne schreckt mit verquollenen Augen von der Wohnzimmercouch auf.

»Wie spät ist es?«, fragt sie heiser.

»Kurz nach siebzehn Uhr.«

»Hast du Nina vom Kindergarten abgeholt?«

»Ja, sie sitzt in der Küche.«

Sie sinkt zurück auf die Couch und umklammert gähnend ein Kissen.

»Man hat mich im Büro angerufen«, sage ich. »Die haben sich schon Sorgen gemacht, weil du Nina nicht abgeholt hast und nicht ans Telefon gegangen bist.«

»Ja, ja. Ich habe das Telefon ausgesteckt. Ich hab meine Ruhe gebraucht.«

»Das war das dritte Mal in diesem Monat. Ist dir klar, wie viel Mahngebühren uns das kostet?«

Als Antwort bekomme ich ein weiteres Gähnen, kurz darauf drückt sie sich das Kissen aufs Gesicht und bedeutet mir träge, dass ich verschwinden solle.

Manchmal frage ich mich, ob das alles nicht nur ein böser Traum ist. Ich frage mich, wie es so weit kommen konnte und ob ich es hätte verhindern können, wenn ich in gewissen Situationen die Warnzeichen nicht ignoriert hätte. Doch nun ist es, wie es ist. Eine Depression ist für niemanden leicht zu ertragen. Das Wichtigste ist, dass Nina nichts davon mitbekommt. Sie ist ohnehin so still und zurückgezogen. Die Zustände ihrer Mutter würden sie bloß verwirren.

Ich lasse Susanne auf der Couch zurück und probiere es noch mal mit dem Essen.

»Hab im Kindergarten gegessen«, antwortet Nina.

»Magst du nicht mal was Kleines? Ich koche dir alles, was du willst.«

»Ich will, dass Mama kocht.«

»Mama geht es aber nicht so gut. Lassen wir sie eine Weile in Ruhe, in Ordnung?«

Sie malt mit den Fingern Kreise auf die Tischplatte. Sie schaut mich nicht an, nicht einmal, als ich eine Tafel Schokolade aus dem Schrank hole.

»Teilen wir uns die?«

Sie zuckt mit den Schultern.

»Ich will rausgehen«, sagt sie dann.

Also gehen wir raus. Im Garten steht eine Schaukel, die noch von den Vorbesitzern des Hauses stammt. Nina benutzt sie nicht. Auch der kleine Sandkasten, den ich extra für sie gekauft und eigenhändig aufgebaut habe, interessiert sie nicht. Als wir aus der Tür kommen, lasse ich ihre kleine Hand los und warte gespannt, was sie tut. Sie betritt den Rasen und geht eine Weile durch das Gras. Wie ein scheues Tier erkundet sie Fleckchen für Fleckchen. Sie findet einen Platz im Sonnenlicht, der ihr gefällt, und dort setzt sie sich hin und beginnt, Grashalme zu pflücken.

Ich traue mich nicht, mich zu ihr zu setzen. Ich weiß nicht, ob das normal ist. Diese Vorsicht, diese Befremdung. Für mich ist sie etwas unsagbar Zerbrechliches. So dünn und klein. Sie ist ein Rätsel, das ich erst verstehen lernen muss. Ich hatte gehofft, der Umzug in eine neue Umgebung würde helfen. Dass die Natur und die frische Luft sie wortwörtlich aufblühen lassen würden. Aber vielleicht ist Susannes Krankheit ja ansteckend. Vielleicht hat sie mir ein depressives Kind geschenkt.

Eine Mutter kommt mit einem kleinen Mädchen an unserem Gartenzaun vorbei. Das Mädchen dürfte in Ninas Alter sein. Es hat langes braunes Haar und lugt neugierig durch die Eisenstäbe des Gartentors.

»Hallo«, ruft sie Nina zu.

Nina dreht verwundert den Kopf, sagt aber nichts.

»Ich glaube, das Mädchen will nicht mit dir spielen, Mel«, sagt die Frau und möchte ihre Tochter weiterziehen.

»Nina, schau doch!« Ich deute auf das Mädchen und lächle aufmunternd. »Da will jemand mit dir plaudern! Magst du nicht rübergehen und Hallo sagen?«

Nina steht auf und geht gehorsam an den Gartenzaun. Sie und das andere Mädchen schauen sich in die Augen.

»So ein hübsches Ding«, sagt die Frau zu mir. Sie lächelt ein wenig, und ich durchquere den Garten und komme zu ihr an den Zaun.

»Gerda«, stellt sie sich vor.

»Gregor, freut mich.«

»Sie sind eben erst eingezogen, nicht wahr?«

»Vor etwa drei Wochen.«

»Oh, verstehe. Wir wohnen schon seit über fünf Jahren hier.«

»Und wer ist die kleine Dame?«, frage ich.

»Melanie«, antwortet das Mädchen und reicht mir die Hand.

»Freut mich, Melanie. Das hier ist meine Tochter Nina.«

»Hallo, Nina«, sagt Melanie kichernd.

Nina legt den Kopf schief, als frage sie sich, ob man diesem fremden Mädchen trauen kann. Sie streckt den Arm durch die Eisenstäbe und tippt Melanie auf die Brust. Das Mädchen lacht und macht dasselbe bei Nina.

»Mama, das blonde Mädchen ist lustig«, sagt sie.

Verwirrt schaut Nina mich an. Ich wünschte, ich könnte ihre Gedanken lesen, könnte spüren, wie sie sich fühlt. Ob dieses Zusammentreffen bereits zu viel für sie ist oder ob sie sich wohlfühlt und bloß nicht weiß, wie sie es zeigen soll.

»Mama, da drin gibt's eine Schaukel!«, ruft Melanie begeistert.

»Ja, aber die darfst du nicht benutzen. Das ist nicht deine Schaukel.«

»Also wenn Nina nichts dagegen hat«, meine ich, »dann darfst du sicher eine Runde schaukeln.«

Melanie reißt vor Begeisterung den Mund ganz weit auf und springt ungestüm auf und ab. Ich beobachte gespannt Ninas Gesicht. Sie scheint gar nicht zu wissen, worum es hier geht. Ich öffne das Gartentor, um Melanie hereinzulassen. Die Kleine stürmt an mir vorbei wie ein wilder Hund, schnappt Nina bei der Hand und zerrt sie in Richtung Schaukel. Gerda, der das Verhalten ihrer Tochter nicht ganz recht zu sein scheint, bleibt mit etwas Abstand neben mir stehen.

»Na, da haben sich wohl zwei gefunden«, sagt sie.

Ich bin abgelenkt von den Geschehnissen bei der Schaukel. Melanie klettert unbekümmert auf den Reifen, während Nina am Rand des Schaukelgerüsts stehen bleibt und zusieht. Melanie beginnt zu schaukeln, immer höher und höher. Sie lacht, ihr langes Haar flattert im Wind. Gerda ruft ihr zu, dass sie es nicht übertreiben solle. Sie bremst ein Stück ab, und plötzlich fasst Nina nach einer der Ketten und zieht unvermittelt an.

Melanie wird von der Schaukel geschleudert und landet mit dem Popo im Gras. Für eine Schrecksekunde ist sie wie erstarrt, genau wie ich. Dann beginnt sie zu weinen, und Gerda und ich kommen sofort zu Hilfe geeilt. Zum Glück scheint die Kleine nicht verletzt zu sein. Während Gerda ihr mit einem Taschentuch die Tränen wegwischt, schaue ich entsetzt zu Nina, die beim Reifen steht und lacht.

»Das war lustig!«, ruft sie. »Sie ist ganz arg hingefallen! Und jetzt heult sie wie ein Baby! Sie weiß nicht mal, wie man schaukelt!«

Sie lacht so laut, dass man Melanies Weinen fast nicht mehr hören kann.

Ich glaube, ich habe soeben etwas Grundlegendes über meine Tochter gelernt.

TOBIAS

Oktober 2019

Ich nehme den Regionalzug um achtzehn Uhr sechsunddreißig und komme pünktlich um kurz nach neunzehn Uhr an. Jeden Tag der gleiche Zug. Zur selben Uhrzeit. Jeden Tag. Die Kontinuität meines Alltags beruhigt mich. Ich könnte es natürlich etwas spannender machen, indem ich den Weg von der Uni zur U-Bahn renne, anstatt zu gehen, um herauszufinden, ob ich auf diese Weise einen früheren Zug erwische. Doch wenn ich ehrlich bin, sind mir diese zehn Minuten Zeitersparnis die Anstrengung nicht wert. Ich renne lieber jetzt, den Weg vom Bahnhof bis zu mir nach Hause. Trotz Müdigkeit und meines vollen Rucksacks renne ich über die Brücke auf die andere Bahnhofsseite, dann den Gehsteig entlang, um die Kurve und durch den kleinen Park, was eine Abkürzung ist, obwohl ich Abkürzungen eigentlich vermeiden möchte. Ich mag den Park einfach. Es duftet nach Kiefern und frischem Gras. Der Regen hat die Pflastersteine etwas rutschig gemacht. Man muss aufpassen, wohin man tritt.

Nach dem Park kommt wieder die Straße. Diesen Teil der Strecke mag ich besonders, weil es bergab geht und ich an Tempo gewinne. Für einen Moment fühlt sich alles ganz leicht an. Die Muskeln entspannen sich. Der Blick wird klar. Die kühle Luft strömt gleichmäßig in meine Lungen und wieder heraus, zirkuliert in meinem Körper, sodass ich das Gefühl habe, an Gewicht zu verlieren, schwerelos zu sein, während das Gefälle der Straße mich zunehmend an den Punkt treibt, an dem man nicht mehr rechtzeitig abbremsen kann.

Als ich noch zur Schule ging, fiel mir das Laufen nicht so leicht. Ich habe Sport gehasst. Domi war der Sprinter. Mich haben sie bestenfalls gejagt. Schon damals mit schwerem Rucksack voller Skripte und Hefte. Ich war ein ziemlicher Loser. Vielleicht bin ich auch jetzt noch einer. Ich rede mir ein, dass ich keiner bin, solange ich laufe. Denn im Laufen schlägt mich mittlerweile niemand mehr.

Meine Mutter kocht gerade, als ich schnaufend, aber mit einem breiten Grinsen zur Tür hereinstürme. Dem herrlichen Duft nach zu urteilen gibt es Schweinekotelett. Fleisch ist immer gut. Besonders nach einem Tag wie diesem. Ich habe es wieder nicht rechtzeitig zur großen Einführungsvorlesung geschafft und musste die kompletten neunzig Minuten irgendwo am Rand stehen und mich von schwitzenden Studienkollegen halb tot atmen lassen. Ich hasse Jus. Aber es ist besser als in Germanistik, wo ich zum Großteil mit Mädels zusammen war. Mit Mädels kann ich nicht umgehen. Und sie nicht mit mir.

Mama klatscht ein Kotelett auf den Teller und gibt mir eine besonders große Portion Kartoffeln dazu.

»Wie war die Uni?«, fragt sie lächelnd.

»War okay.«

»Hast du was Tolles gelernt?«

»Haufenweise.«

»Magst du Eistee oder Cola?«

»Cola bitte.«

»Wie schmeckt dir das Fleisch?«

»Gut.«

»Wie schön.«

Auch das beruhigt mich. Diese Eintönigkeit, die immer gleichen Fragen, Abend für Abend. Ein vertrautes, perfekt einstudiertes Prozedere.

Während wir essen, unterhalten wir uns nicht. Das

stört mich nicht. Wir haben beide nicht viel zu erzählen. Mama steht vom Tisch auf, um das Geschirr abzuräumen, während ich noch die letzten Kartoffeln in mich reinschaufle. Im Hintergrund läuft der Fernseher, an den Scheiben prasselt der Regen. Es ist still, trotz der vielen Geräusche. Nichts kann darüber hinwegtäuschen, dass wir nur mehr zu zweit sind. Dass Papa nicht mehr da ist. Dass Domi nicht mehr da ist. Papa hätte bleiben können. Aber er wollte nicht. Ohne Domi wollte er gar nichts mehr.

»Soll ich dir bei irgendwas helfen?«, frage ich Mama.

Sie schüttelt den Kopf, und immer lächelt sie. Es ist ihr ganz besonderer Trick, dieses Lächeln. Es hilft ihr, durch den Tag zu kommen, also stelle ich es nicht in Frage.

»Dein Handy hat ein paarmal geläutet«, ruft sie mir nach, als ich auf dem Weg nach oben bin.

»Ja, ich habe es in meinem Zimmer liegen lassen. Bist du rangegangen?«

»Nein, nein, ich wollte dir nur Bescheid sagen.«

»Falls du mich suchst, ich bin oben.«

»Ist gut, Schätzchen.«

Schätzchen. Ich lasse es ihr durchgehen, weil sie außer mir niemanden mehr hat. Wahrscheinlich bin ich wirklich ihr größter Schatz.

In meinem Zimmer herrscht die gleiche penible Ordnung, die ich auch für meinen Tagesablauf bevorzuge. Gemachtes Bett, geordneter Schreibtisch, geschlichtete Bücher, sauberer Boden. Ich fühle mich so am wohlsten – ein strikter Gegensatz zum Chaos in meinem Kopf. Nur durch Disziplin und Planung halte ich mein Leben zusammen. Es ist der mit Abstand unkomplizierteste Teil an mir, denn er funktioniert tadellos.

Mein Handy liegt auf meinem Nachttisch. Ich muss es dort liegen gelassen haben, als um fünf Uhr dreißig der Wecker klingelte. Um diese Uhrzeit bin ich selten ansprechbar. Ich habe ein paar Nachrichten auf WhatsApp bekommen, alle von Jakob, einem Studienkollegen, mit dem ich mich ganz gut verstehe. Dann scheint noch ein versäumter Anruf einer unbekannten Nummer auf. So etwas ist mir niemals geheuer. Nicht, seit ich mit neun »Scream« gesehen habe und Domi mir eingeredet hat, so etwas wäre auch schon in unserer Nachbarschaft passiert. Er hat mich so gern geärgert. Noch heute schaffe ich es nicht, mir »Event Horizon« anzuschauen, ohne mir in die Hosen zu scheißen. »Der ist wie ›Armageddon‹«, hat er behauptet, als er mit dem Film nach Hause gekommen ist. »Voll harmlos.«

An seinem dreckigen Grinsen hätte ich eigentlich merken müssen, dass da was faul ist.

Was würde er sich amüsieren, wenn er mich jetzt so sehen könnte. Das Handy in der Hand, den Kopf voller Hirngespinste. Wieso stelle ich mich so an? Ich drücke auf Wählen und warte.

Eine Frauenstimme meldet sich. »Hallo, Tobi. Wie schön, dass du zurückrufst.«

»Äh … wer spricht da?«, entgegne ich verwirrt.

»Ich bin's. Nina.«

Etwas zieht sich in mir zusammen. Meine Stimmbänder, meine Lungen oder gleich alles auf einmal. Ich möchte mich hinsetzen, doch meine Beine tragen mich ans Fenster. Wie von selbst findet mein Blick das Haus auf der anderen Straßenseite. Im Zimmer unter dem Dachfirst brennt Licht. Wie oft stand ich abends heimlich da und starrte nach drüben. Schaute nach, ob sie zu Hause war. Wartete, bis sie endlich nach Hause kam. Ich war erbärmlich, aber ich habe es hinter mir gelassen – nur um mit einem Schlag zu begreifen, dass das nicht stimmt.

Eine schlanke Silhouette taucht hinter den Vorhängen

auf. Das Fenster wird geöffnet, und ein blonder Kopf streckt sich hinaus in den Regen. Sie sieht mich. Sie winkt mir zu.

»Hat Mel dir nicht gesagt, dass ich wieder da bin?«

Nein. Kein Sterbenswort hat sie gesagt.

NINA

Mai 1999

Die Irrenanstalt auf der Wilhelmshöhe gibt es schon ganz lange. Ich weiß gar nicht, ob es wirklich eine Irrenanstalt ist. Ich nenne sie einfach so, weil Papa sie so nennt. In Wirklichkeit ist es, glaube ich, ein Gefängnis.

Das Gebäude sieht aus wie ein Hotel. So richtig schön, mit weiß gestrichener Fassade und einem lustigen braunen Zwiebeltürmchen auf dem Dach. Da passen die Gitterstäbe und der Stacheldrahtzaun irgendwie überhaupt nicht dazu. Papa sagt, dass die Leute, die da drin eingesperrt sind, krank sind. Ich glaube, er meint das wörtlich. Die haben alle irgendwelche Krankheiten, deswegen wurden sie aus ihrem alten Gefängnis rausgeholt und hier ins Grüne gebracht, weil die da ganz besondere Ärzte haben. Verbrecherärzte sozusagen. Die kennen sich aus mit Verbrechern. Und die Natur soll ja bekanntlich Wunder wirken, zumindest sagt das Mama. Aber ich verstehe nicht, was dir Wunder noch nützen sollen, wenn du eingesperrt bist.

Wenn Mel und ich bei Agnes zu Besuch sind, kommen wir mit dem Auto immer an der Irrenanstalt vorbei. Agnes' Haus liegt nämlich gleich daneben. Also nicht gleich daneben, aber schon ziemlich in der Nähe. Agnes' Eltern haben hier oben einen Bauernhof mit ganz vielen Tieren, Pferde, Hühner, Katzen, Hasen und auch einen Hund, Hector. Auf der gegenüberliegenden Straßenseite gibt es einen Reiterhof, aber der gehört nicht Agnes' Eltern, sondern irgendjemand anderem. Mama war dort früher oft reiten, bevor sie ganz plötzlich keine Lust mehr darauf hatte und seitdem nicht mehr hingeht.

Wenn ihr etwas nicht gefällt, hört sie einfach damit auf, aber mich schnauzt sie an, wenn ich die Hausaufgaben nicht machen will. Das ist unfair.

Neben der Pferdekoppel ist eine riesige Wiese. Wir liegen dort oft im Gras und schauen rüber zu dieser Irrenanstalt. Meistens ist es in den Fenstern stockdunkel. Man sieht auch nie Wärter oder so. Vielleicht ist das ja alles bloß eine Geschichte, um Kindern Angst zu machen. Heute habe ich eine Idee.

»Lasst uns mal am Gefängniszaun entlangklettern«, sage ich zu Mel und Agnes. »Spielen wir ›Der Boden ist Lava‹ und schauen, wie weit wir kommen!«

Agnes verzieht den Mund wie sonst nur, wenn ihr das Essen ihrer Mutter nicht schmeckt, was ziemlich oft vorkommt. »Wir sollen aber nicht zu dem Haus dort gehen.«

»Wir gehen ja auch nicht zu dem Haus. Das Tor ist sowieso abgesperrt. Ich will es mir nur mal aus der Nähe ansehen.«

»Ob es da drin Wärter gibt?«, fragt Mel.

»Sicher, wer passt sonst auf die Gefangenen auf?«

»Ich will aber keine Probleme kriegen«, sagt Agnes mit verschränkten Armen.

»Dann bleib eben da.«

»Ja, ich bleibe da!«

»Schön!« Ich schaue zu Mel. »Kommst du wenigstens mit?«

»Ich weiß nicht …« Mel fummelt an ihrem langen geflochtenen Zopf herum.

Ich stehe auf. »Du hast doch nur Angst.«

»Hab ich gar nicht!«

»Dann beweise es!«

Mel macht wieder dieses Gesicht mit der zitternden Unterlippe, das ich so gar nicht ausstehen kann. »Aber wenn sie uns erwischen?«

»Wir klettern nur am Zaun entlang. Ist das verboten?«

Sie schüttelt den Kopf, schaut zu Agnes. Die hat noch immer die Arme vor der Brust verschränkt, reckt das Kinn und sagt: »Ich bleibe hier.«

»Dann nur du und ich, Mel. Komm!« Ich nehme sie bei der Hand und zerre so lange an ihrem Arm, bis sie aufsteht und mitkommt. Wir laufen über die Wiese zur Schotterstraße und auf die andere Seite, wo der Zaun verläuft. Stacheldraht befindet sich nur ganz oben, darunter ist es Maschendrahtzaun, der auf einen Betonsockel draufgesetzt wurde. Der Sockel ist breit genug, um mit den Füßen darauf zu balancieren.

»Los, mach's mir einfach nach.« Ich steige auf den Sockel und halte mich am Maschendraht fest. »Wer zuerst runterfällt, hat verloren.«

Schritt für Schritt hangle ich mich am Zaun entlang, Mel macht es mir wortlos nach. Aus dem Irrenhaus dringt kein Mucks. Vielleicht war das wirklich alles gelogen mit den Gefangenen, und da drin wohnt gar niemand. Ich werde etwas schneller. Ich höre Mel hinter mir keuchen. Sie hat Mühe, mit mir mitzuhalten. Plötzlich merke ich, dass sie stehen bleibt, und drehe mich wütend zu ihr um.

»Wir sollten zurückgehen«, murmelt sie.

»Ich will es aber bis zum Schluss schaffen.«

»Dieses Haus ist irgendwie gruslig.«

»Sei nicht so blöd! Es kann überhaupt nichts passieren.«

Ich klettere weiter, Mel folgt mir zögernd.

Ein Pfeifen aus der Höhe. Als ich den Kopf hebe, schaut ein Mann aus einem der vergitterten Fenster. »Na, ihr zwei Süßen?«, ruft er uns zu.

Er macht mir keine Angst. Ich winke ihm zu, und er lacht.

»Ist aber gefährlich, da am Zaun entlangzuklettern. Wollt ihr nicht raufkommen zu mir?«

Mel steht vor Schreck ganz still. Sie klammert sich an den Maschendraht, starrt mir mit riesengroßen Augen ins Gesicht. »Drehen wir um!«, flüstert sie.

»Glaubst du, ich hab Angst vor dem?«

»Bitte, Nina! Ich will zurück! Gehen wir zurück!«

»Wo wohnt ihr zwei denn?«, fragt der Mann. »Dort drüben in dem Haus?«

Ich schüttle fest den Kopf, da lacht er wieder.

»Keine Angst«, ruft er. »Bei mir ist es ganz, ganz schön. Hab auch Spielzeug da.«

»Spielzeug ist im Gefängnis doch gar nicht erlaubt!«, rufe ich zurück.

Mel beginnt zu schluchzen. Sie rüttelt an meinem Arm, fällt schon fast vom Sockel. »Bitte, Nina«, sagt sie noch einmal. »Gehen wir zurück. Der Mann da macht mir Angst!«

»Lass das!«, zische ich.

Sie beginnt zu weinen.

»Aber nicht doch. Nicht weinen. Kommt rauf zu mir, ich geb euch ein Taschentuch!«

Ich steige vom Sockel, Mel stürzt mir in die Arme. So schnell wir können, laufen wir die Schotterstraße zurück Richtung Bauernhof. Mel will meine Hand nehmen, aber ich lasse sie nicht.

»Du bist so blöd«, sage ich. »Glaubst du wirklich, der hätte uns was tun können? Der war doch eingesperrt!«

Den ganzen Weg zurück schluchzt sie. Heult Rotz und Wasser. In ihrer zitternden Mäuschenstimme, die ich noch weniger mag als ihre zitternde Unterlippe. Als wir die Einfahrt hochkommen, sitzt Agnes auf der Holzbank vor dem Haus und wartet auf uns. Schnell wischt Mel sich die Tränen weg, als ich sie warnend am Arm packe.

»Und?«, fragt Agnes. »Was war?«

»Nichts«, antworte ich und schaue Mel ganz böse an.
Sie nickt, denn sie hat kapiert. Nichts ist passiert.

Wir liegen in meinem Bett, die Lichter sind schon abgedreht. Wir haben eben den letzten Schokopudding vernichtet, den Papa uns gebracht hat, und erzählen uns bei Dunkelheit gruslige Geschichten. Meine Geschichte handelt von einem Mann, der kleine Kinder frisst.

Auf einmal fragt Mel: »Was glaubst du, was der Mann am Fenster von uns wollte?«

»Was wird er schon gewollt haben?«, antworte ich. »Der wollte uns sicher vergewaltigen. Und hinterher verscharren.«

Sie schnappt ängstlich nach Luft, sodass sie aussieht wie ein dummer Fisch. »Glaubst du?«

»Warum sonst sitzt er da drin?«

»Vielleicht ... hat er nur was gestohlen. Oder jemanden betrogen. Mama sagt, dafür kann man auch ins Gefängnis kommen.«

»Aber nicht in so ein Gefängnis. Da sitzen nur die ganz schlimmen Leute drin. Die kranken Leute. Du hast doch gehört, wie er gelacht hat! Der war sicher geisteskrank.«

Mel zuckt unter der Bettdecke zusammen. Ihr ist schon wieder kalt, obwohl es draußen warm ist. Zitternd kuschelt sie sich fest an mich dran. »Versprich mir, dass wir dort nie wieder hingehen.«

»Du bist so ein Angsthase.«

»Mir doch egal«, murmelt sie in mein Haar. »Ich will nicht vergewaltigt werden.«

»So etwas passiert doch auch nicht im echten Leben. Und wenn, dann nur mit erwachsenen Frauen. Der wollte uns nur Angst einjagen.«

Sie antwortet nicht mehr, und für eine Weile bin auch ich still.

»Lass uns einen Pakt schließen«, sage ich dann.
»Einen was?«
»Einen Pakt. Das ist so was wie ein Versprechen, nur viel fester. Wir müssen uns beide bis an unser Lebensende daran halten. Ein Schwur unter Freundinnen.«
»Unter besten Freundinnen.«
»Genau.«
Wir setzen uns auf, Mel schaut mich abwartend und auch ein bisschen blöde an.
»Wir schwören hiermit«, beginne ich, »dass wir uns immer, immer beschützen werden. Wenn einer von uns wehgetan wird, wird die andere sie rächen.«
Schon wieder das Fischgesicht, diesmal mit Glupschaugen. »Was meinst du mit rächen?«
»Na, eben rächen! Dafür sorgen, dass der Schmerz doppelt und dreifach heimgezahlt wird.«
Das versteht sie noch viel weniger, aber sie nickt.
»Du musst es schwören«, fordere ich sie auf. »So richtig mit erhobener Hand.«
Sie hebt die Hand und sagt: »Ich schwöre es.«
»Und ich schwöre es auch.«
Nachdenklich rümpft sie die Nase. »Und jetzt?«
»Jetzt brauchst du keine Angst mehr zu haben, Mel. Denn egal, was passiert, ich bin immer für dich da. Wir beide halten zusammen.«
Wir kuscheln uns aneinander und fühlen uns stark wie nie.

Oktober 2019

Ich eile die Treppe hinunter und schlüpfe in meine Jacke. Mama kommt aus der Küche und schaut mich verwundert an.

»Gehst du aus?«
»Ich treffe mich mit Tobi.«
»Tobi? Du meinst, der von da drüben?«
»Ist das so abwegig?«

Ein merkwürdiger Ausdruck huscht über ihr Gesicht, fast so etwas wie Sorge. Sie sieht mir wortlos dabei zu, wie ich mir die Schuhe anziehe und den Wohnungsschlüssel in meiner Jeanstasche verstaue. »Richte ihm schöne Grüße von mir aus«, sagt sie schließlich.

Zwölf Jahre, und sie ahnt noch immer nicht, was in meinem Kopf vorgeht. Ist wahrscheinlich auch besser so. Unsere strikt getrennten Leben sind der einzige dünne Faden, der uns beieinanderhält.

Ich verabschiede mich und verlasse das Haus. Tobi und ich haben vereinbart, uns draußen auf dem Gehsteig zu treffen. Ganz unkompliziert. Tobi ist noch nicht da. Das beruhigt mich. Ich brauche Zeit zum Nachdenken. Die Box unter meinem Bett geht mir nicht aus dem Kopf. Was, wenn Mama sie findet? Ich wüsste nicht, wie ich es ihr erklären sollte. Ich habe selbst keine Ahnung, was ich damit vorhabe, verflucht. Neulich, zu Hause in meinem Wohnzimmer, da war es noch glasklar. So entschlossen bin ich selten gewesen. Manches muss man spüren, um es zu begreifen. Ich spürte alles bis ins kleinste Detail: das fremde Gewicht in meiner Hand, das kalte Metall, das sich so perfekt in meinen Griff schmiegte, die Angst, die Wut und die ungeahnte Freude, wenn es erst vorbei sein würde. Es war alles so echt. Als hätte ich es bereits getan. Der Gedanke daran machte mich glücklich. Da mich lange nichts mehr glücklich gemacht hat, fiel mir die Entscheidung nicht sehr schwer.

Jetzt ist alles weg. Einfach weg. Ich will es zurück, die Entschlossenheit, das Ziel vor Augen, den Mut, die Hoffnung auf ein Ende. Momentan denke ich bloß daran, was passiert, wenn Mama die Box findet und mich damit konfrontiert. Ich gebe zu, vieles habe ich nicht bedacht. Das Danach zum Beispiel. Dass ich im Zweifelsfall dazu imstande wäre, bezweifle ich mittlerweile nicht mehr. Aber der Plan muss noch weiter ausgefeilt werden. Schließlich habe ich nichts davon, wenn hinterher auch für mich alles endet. Zum Glück habe ich Zeit. Ich habe alle Zeit der Welt.

Die Tür des gegenüberliegenden Hauses öffnet sich. Tobi kommt nach draußen und durchquert mit hochgezogenen Schultern den Garten. Unterwegs zieht er den Zipp seiner Jacke hoch, weil es schweinekalt ist. Er hat sich stark verändert seit damals, ist jetzt nicht mehr so schmächtig, obwohl er immer noch sehr jung aussieht, und er scheint gefühlt zwei Meter in die Höhe geschossen zu sein. Der starke Kontrast zu früher ist gewöhnungsbedürftig, Veränderungen sind in diesem Kaff nicht üblich. Die Zeit ist hier mehr eine Jahreszeit, wiederholt sich Jahr für Jahr, mit immer denselben Abläufen. Familie zieht her. Familie lebt sich ein. Familie zerbricht. Neue Familie zieht her. Und so weiter. Der Kreislauf des Lebens in ermüdend eintöniger Gleichmäßigkeit. Solange ich hier lebte, wollte ich diesen Kreislauf durchbrechen, aber Menschen wie Tobi haben das stets verhindert. Mel ist auch so ein Mensch.

Ein leises Quietschen, als Tobi das Gartentor aufstößt und auf den Gehsteig kommt. Kurz hält er Blickkontakt, dann schaut er auf seine Füße, bis er vor mir steht. Er sieht Dominik nicht sehr ähnlich. Das tat er nie, nur am Lächeln erkannte man, dass die beiden verwandt sind. Eine winzige Gemeinsamkeit, die die Unterschiede auf verrückte Weise noch deutlicher macht. Er konnte nie ganz so lächeln wie Dominik. Niemand konnte das.

»Hey«, begrüßt er mich.

»Na du«, sage ich und umarme ihn flüchtig. »Lange nicht mehr gesehen. Geht's dir gut?«

Er nickt, und ich atme erleichtert auf. Er weiß es nicht mehr. Er kann sich an nichts erinnern.

»Wollen wir losgehen?«, frage ich.

»Klar.«

Wir wechseln die Straßenseite und gehen den Fluss entlang in Richtung Tunnel. Wir haben ausgemacht, einen kleinen Spaziergang zu unternehmen, die Anhöhe rauf und weiter zu unserer alten Schule. Der fünfzehnminütige Fußmarsch ist eine Zeitmaschine. Wie oft bin ich früher diese Strecke gegangen? Ich kannte jeden Kieselstein, jedes Blatt, jede einzelne Nacktschnecke auf dem Pfad. Nach dem Tunnel geht es ein Stück bergauf, danach eine Zeit lang den schmalen Schotterweg, der neben den Bahngleisen verläuft, entlang. An der rechten Seite wuchern immer noch die Sträucher, die im Sommer alles versperren und im Herbst bloß braune Skelette sind. Im Winter war es eine Qual. Ich kann mich an Zeiten erinnern, als der Schnee sich bis zu meinen Knien türmte. Ich brauchte eine Dreiviertelstunde in die Schule und war trotzdem die Erste in der Klasse. Selbst die Lehrer kamen an solchen Tagen zu spät, weil die Straße nicht geräumt war.

Zu dieser Jahreszeit ist der Weg natürlich ganz ungefährlich. Lediglich auf die vielen Schnecken, die ihre glitschigen Bahnen über den Schotter ziehen, muss man aufpassen.

Die Stelle, wo es passiert ist, beachte ich nicht, obwohl wir geradewegs daran vorbeilaufen. Ein ausgetretener Trampelpfad führt von den Gleisen durchs Gestrüpp und weiter zum Schotterweg. Schon zu meiner Schulzeit sind die Kinder da manchmal unerlaubt rübergegangen. Nachdem das mit Dominik passiert ist, hätte das eigentlich ein Ende haben sollen. Wahrscheinlich weiß niemand mehr davon. Was vor zwölf Jahren so viele Leben zerstört hat, ist mittlerweile längst vergessen.

Unser Gespräch bleibt während des gesamten Weges oberflächlich. Er erkundigt sich, was ich die letzten Jahre so gemacht habe, und ich sage ihm das Nötigste, ohne allzu sehr in die Tiefe zu gehen. Job, Sport, die eine oder andere Beziehung, die nirgendwohin geführt hat. Im Gegenzug heuchle ich ein wenig Interesse, als er von seinem Jus-Studium erzählt. Ist angeblich schon sein zweiter Versuch, nachdem er es die letzten fünf Semester mit Germanistik, Anglistik und Kunst versucht hat. Seine Planlosigkeit im Leben überrascht mich nicht. Er war nie wie sein Bruder. Er wollte zwar immer so sein, aber dass er es nicht draufhatte, wusste ich schon bei unserer ersten Begegnung. Früher tat er mir leid. Ich mochte ihn immer. Er war ein süßer, harmloser Junge.

Das Schulgebäude sieht man bereits von Weitem. Der Efeu an der Fassade hat ein leuchtendes Rot angenommen, das dem grauen Tag ein wenig Farbe verleiht. Der Anblick erstaunt mich. Als ich hier zur Schule ging, wusste ich diese Schönheit nicht zu schätzen. Dabei ist es so idyllisch hier, wie aus einem Märchenbuch. Auf der Wiese zwischen dem Gebäude und der Straße liegt ein Spielplatz. Sonntags ist hier niemand, schon gar nicht bei diesem trüben Herbstwetter. Wir gehen zu den Schaukeln und setzen uns auf die Bretter. Es ist ein bisschen enger als beim letzten Mal. Das Holzgerüst knarrt verdächtig, als ich zu schaukeln beginne. Tobi sitzt da und schaut mir zu.

»Wie geht es Melanie?«, fragt er.

»Den Umständen entsprechend. Aber eigentlich solltest du das viel besser wissen als ich. Bist doch ihr Nachbar.«

»Ich sehe sie nicht so oft. Sie lebt sehr zurückgezogen.«

»Bei den Problemen, die sie hat, ist das kein Wunder.«

»Hast du, äh … hast du sie darauf angesprochen?«

»Auf was? Die Sache mit den Pulsadern?«

Er nickt angespannt. »Ich hab mich nie zu fragen getraut … also warum sie es gemacht hat.«

»Ist das nicht offensichtlich?«

Er hat sich von mir abgewandt, starrt auf den Kirchturm, der vor uns in den tiefgrauen Himmel ragt. »Sie nimmt sich das alles viel zu sehr zu Herzen. Es ist ja nicht ihre Schuld gewesen.«

»Niemand war schuld«, erwidere ich.

»Ich meine, was bringt das alles denn? Es ist so lange her. Sie sollte sich endlich damit abfinden.«

»Du meinst, so wie du?«

»Genau, so wie ich! Wir haben ihn ja alle verloren. Und für mich war das wohl am schlimmsten. Aber versuche ich mich deswegen umzubringen?«

Vielleicht solltest du. Vielleicht solltest du es einfach tun. Ich helfe dir.

»Mel ist irre«, ruft er wütend. »Sie macht sich das Leben unnötig schwer.«

»Sie macht sich Vorwürfe. Du etwa nicht?«

»Wieso sollte ich? Bin ich den Zug gefahren?«

»Du brauchst nicht gleich sauer zu werden.«

»Ich bin nicht sauer! Mich regt das mit Mel einfach nur auf, das ist alles. Sie macht sich alles kaputt.«

Ich versuche, in seine Augen zu sehen, will herausfinden, was er denkt, was hinter diesem zornigen Gerede steckt, aber er springt von der Schaukel und landet in der feuchten Wiese.

»Können wir uns wieder ein bisschen bewegen?«, drängt er. »Ist recht kalt hier.«

»Klar. Wollen wir in den Wald gehen?«

Plötzlich grinst er, und der Anblick versetzt mir einen

Stoß. Er hat doch das Lächeln seines Bruders. Ein bisschen zumindest.

»Gehen wir zum Friedhof? Da war ich seit Jahren nicht mehr.«

»Gute Idee.«

Über die Einfahrt, die bergauf zum ehemaligen Internatsgebäude, wo jetzt der Hort untergebracht ist, führt, kommen wir zum Fußballkäfig. Von dort geht es weiter zu den Sportplätzen. Hinter den Turnhallen, den Tennisplätzen und dem Reiterhof liegt der Wald. Feuchte, dunkle Endlosigkeit. Ein Horrorszenario schießt mir durch den Kopf, so real wie damals: Mel und ich völlig durchnässt im Dreck, weil es bei gewissen Turnlehrern gang und gäbe war, die Schüler auch bei Schlechtwetter in den Wald laufen zu schicken. An und für sich hatte ich nichts gegen Ausdauertraining, aber der hiesige Waldlauf war hart. Einmal habe ich Papa gebeten, das Thema beim Elternsprechtag anzusprechen, aber er ging natürlich lieber zu den Lehrern, deren Fächer von Bedeutung waren und die lauter schlechte Dinge über mich zu berichten hatten.

Es gibt einen Pfad, der sich irgendwann mit einer Forststraße kreuzt. Auf halbem Weg liegt der Friedhof. Hier sind die Nonnen begraben, die früher hier gelebt haben, als die Schule noch ein Kloster war. Er ist nicht groß, aber von einer hohen Mauer umgeben, sodass man nur durch das Gittertor ins Innere blicken kann. Die bestenfalls zwanzig oder dreißig Gräber werfen in der Dämmerung lange Schatten. In der Unterstufe waren wir einmal mit unserer damaligen Religionsprofessorin da drin. Wir durften uns die Gräber anschauen, aber nichts anfassen. Mel fand diesen Ort immer gruselig. Er ist es ja auch, mitten im Wald, im Dunkel der Bäume. Doch ich fand ihn auf verrückte Weise aufregend. In unserem letzten Jahr war ich mit Dominik mal hier.

Wir mussten eine Räuberleiter machen, um über das Tor zu klettern, weil es seit einigen Jahren mit einem Vorhängeschloss versperrt war. Enttäuscht stelle ich fest, dass sich daran nichts geändert hat.

»Da kommen wir wohl nicht rein«, seufze ich.

»Macht nichts. Mir reicht es aus der Entfernung.«

»Angst?«

Tobi hebt erst abwehrend die Hände und wiegt dann nachdenklich den Kopf. »Domi hat mir da immer so Schauergeschichten erzählt.«

»Was für Geschichten?«

»Na, du weißt schon. Dass da lauter Killer-Nonnen begraben liegen und dass sie kommen und dich holen, wenn du ihre Ruhe störst.«

»Und du hast ihm geglaubt?«

»Ich hab ihm alles geglaubt«, antwortet er, als wäre das selbstverständlich.

Da ist sie wieder – die leise Stimme, die mir zuflüstert, dass ich mich täusche. Dass er seinen Bruder geliebt hat. Wie wir alle.

Wir gehen weiter den Pfad entlang, bis wir zu der Forststraße kommen, die zurück zur Schule führt.

»Erinnerst du dich?«, frage ich. »Das war die Waldlaufstrecke. *Die* Waldlaufstrecke!«

»Zum Kotzen.«

»Besser als der Zwölf-Minuten-Lauf auf dem Sportplatz. Das war Volksverdummung.«

»Trotzdem. So gut die Schule war, die Turnstunden habe ich gehasst.«

»Ich fand sie cool.«

»Du warst ja auch die Beste im Sport.«

»Blödsinn«, winke ich ab, obwohl es stimmt, was er sagt.

»Jetzt tu nicht so. Sechzig Meter in acht Komma zwei Sekunden.«

»Und fünf Meter zehn im Weitsprung.«

»Eben.«

»Ich fasse es nicht, dass du das noch weißt. Wie konntest du dir das merken?«

Da wird er plötzlich ein bisschen rot auf den Wangen. »Keine Ahnung«, murmelt er.

Wir sind zurück beim Fußballkäfig. Seit zwei Stunden sind wir zusammen. Erneut mustere ich sein Gesicht, will, dass er mir endlich einen Grund gibt. Einen gottverdammten Grund, diese Box unter dem Bett hervorzuholen und die Sache zu erledigen. Mir egal, was danach aus mir wird. Dann sperren sie mich eben ein. Ich bin seit zwölf Jahren eingesperrt.

Tobi lächelt, auf diese nervöse, unschuldige Weise, die ich früher so an ihm mochte.

»Wollen wir noch eine Runde um die Schule gehen?«, schlägt er vor.

Er wird mir den Grund nicht geben. Nicht heute. Zur Hölle mit ihm.

»Ich bin eigentlich schon etwas müde«, antworte ich.

»Oh. Okay, dann lass uns heimgehen.«

Wir nehmen den Weg zurück, den wir gekommen sind, an den Bahngleisen entlang. An der einen Stelle bleibt er auf einmal stehen. Er starrt auf die Schienen, als wolle er sie mit bloßen Händen aus der Erde reißen.

»Einmal«, beginnt er, »sind wir gemeinsam zur Schule gegangen. Wir haben die Abkürzung über die Gleise genommen, und auf einmal bleibt Domi stehen. Er tut so, als wäre er mit dem Fuß irgendwo hängen geblieben. Ein Zug kommt um die Kurve, und ich bekomme so richtig Panik. Fange zu heulen und zu schreien an, weil er immer noch so tut, als hänge er fest. Ich wusste nicht, was ich tun soll! Ich dachte, er stirbt jetzt, mitten vor meinen Augen. Im letzten Moment springt er von den Gleisen, wirklich im allerletzten Moment, bevor der

Zug vorbeifährt. Und er lacht mich aus. Ich habe ihn so gehasst.«

Und das, denke ich, ist ein Grund. Denn es ist wahr, was er sagt. Er hat ihn gehasst. Man sieht es in seinen Augen.

TOBIAS

September 2006

»Du bist so ein Arsch!«, brülle ich. Mit buchstäblich letzter Kraft. Mein Hals tut weh, und meine Stimme bebt. Ich möchte weiterbrüllen, will brüllen, bis seine Ohren explodieren, aber wenn ich noch eine Sekunde länger hier stehe, pisse ich mir vor Wut und Verzweiflung in die Hosen.

Domi lacht. Er kann kaum noch aufrecht stehen, so genial findet er die Tatsache, dass ihn beinahe ein beschissener Zug überrollt hätte. Meine Hände zittern vor Aufregung und dieser fürchterlichen Panik, die mir bis eben in den Knochen steckte. Ich dachte, es wäre sein Ernst. Ich dachte, ich sehe meinen Bruder jetzt sterben. Im Moment wünsche ich, der Zug hätte ihn tatsächlich überrollt.

»Ehrlich, du solltest jetzt dein saublödes Gesicht sehen«, sagt er. »Das merke ich mir, bis ich sterbe.«

»Sag mal, bist du völlig irre geworden? Ich hab mir fast in die Hosen geschissen, du Drecksack!«

»Man hat's gemerkt.«

»Lass mich!«, knurre ich, als er mir im Vorbeigehen durchs Haar wuschelt. Ich will ihm einen Tritt verpassen, doch mein Fuß kickt ins Leere, und weil mein Rucksack mal wieder so voll und schwer ist, verliere ich das Gleichgewicht und lande auf meinen vier Buchstaben im Dreck.

»Ist das dein Ernst?«, fragt Domi, anstatt mir aufzuhelfen. »Steh auf und hör auf zu flennen.«

Erst da merke ich, dass Tränen meine Wangen hinunterkullern. Das war so klar.

Mit zusammengepressten Zähnen rapple ich mich auf und wische mir über die Augen und die Nase. Domi ist schon ein Stück vorausgegangen.

»Das sag ich Papa«, sage ich, als ich zu ihm aufgeholt habe. »Er wird dich killen.«

»Das sag ich Papa!«, äfft er mich nach. Im nächsten Augenblick kassiere ich einen Schlag gegen den Oberarm. »Reiß dich zusammen. War doch nur Spaß.«

»Du hättest draufgehen können!«

»Reg dich ab, das war voll harmlos.«

»Da war ein Zug!«

»Ich hatte alles unter Kontrolle.«

Das bringt doch nichts. Domi war schon immer so. Draufgängerisch, unvorsichtig, aber ihm passiert nie was. Was bei anderen in die Hose geht, sieht bei ihm ganz leicht aus. Ich fasse es nicht, dass ich tatsächlich zu heulen begonnen habe. Er ist so ein Idiot. Er soll verrecken, zur Hölle! Aber bitte erst, wenn wir an der Rowdy-Bank dort vorn vorbei sind.

Es ist Punkt acht Uhr morgens. Der Unterricht beginnt erst in zwanzig Minuten, aber ich bin gern etwas früher in der Klasse, um einen kleinen Zeitpolster zu haben. Domi ist da ganz anders. Er spaziert am liebsten in allerletzter Sekunde zur Tür herein. Vor dem Schuleingang stehen ein paar seiner Klassenkameraden und rauchen. Kurz hoffe ich, dass er mit mir ins Gebäude kommen wird, um diesen total bescheuerten Scherz wiedergutzumachen, aber er stellt sich natürlich dazu und beachtet mich nicht länger.

Da stehe ich nun. Überflüssig und umringt von meterhohen Achtklässlern, die mich allesamt anstarren, als wäre ich ein Fleck auf ihrer Hose. Bevor Domi ihnen von seinem grenzgenialen Streich und meiner peinlichen Reaktion erzählt, mache ich mich mit eingezogenem

Kopf aus dem Staub. Vor dem Eingang tummeln sich ein paar Erstklässler, die der Reihe nach kleine Milchflaschen aus einem Pappkarton holen. In meiner alten Schule konnte man sich ebenfalls eine Ration Milch liefern lassen, aber meine Eltern haben es mir nie erlaubt. War angeblich zu teuer. Ich überlege, mir einfach eine der Flaschen zu nehmen, obwohl sie mir nicht gehört.

Zu spät. Domi kommt mit seiner neuen Clique herein und nimmt sich schamlos eine der Flaschen. Zwei Mädels aus seiner Klasse machen dasselbe, und schon ist der Karton leer.

»Ist das dein Bruder?«, fragt eines der Mädchen.

»Und er kommt zu spät«, sagt Domi an mich gerichtet.

»Ist ein bisschen schüchtern, der Kleine, was?« Das Mädchen schaut mich an und grinst schief, als fände sie alles an mir zum Schreien komisch.

Ich könnte ihnen allen den Mittelfinger zeigen. Oder noch besser, Domi die Milch wegnehmen und schwungvoll ins Gesicht schütten. Er würde mich vor allen Anwesenden vermöbeln. Aber so richtig. Das ist es nicht wert.

Wortlos schiebe ich mich an ihnen vorbei, schultere meinen Rucksack und nehme die Treppe in den ersten Stock, wo meine Klasse liegt. Im Hintergrund lacht jemand. Ich versuche, das alles auszublenden, will mich für die nächsten sechs Stunden einfach nur verkriechen, da zerrt plötzlich jemand an meinem Rucksack. Nicht fest, aber ich stolpere trotzdem.

»Ups, Vorsicht!« Ein Mädchen fängt mich auf, ich taumle in ihre Arme. »Sorry, ich wollte dich nicht erschrecken. Ich wollte nur wissen, wie es deiner Nase geht.«

Erschrocken mache ich mich von ihr los, weiche zurück und kapiere kein Wort. »Meiner Nase?«

»Du hast doch letzte Woche den Ball voll draufgekriegt. Geht's dir schon besser?«

Verwirrt starre ich in ihr Gesicht. Sie kommt mir nicht bekannt vor. Sie ist schon älter, wahrscheinlich ebenfalls eine Achtklässlerin, und sie hört nicht auf zu lächeln. Es verwirrt mich ein bisschen. So lächeln Mädchen mich normalerweise nicht an.

»Und?«, fragt sie, als ich nicht antworte. »Geht es deiner Nase schon besser?«

»Ähm ... ja, schon. Woher ...«

Ich verliere den Faden. Nina kommt hinter dem fremden Mädchen die Treppe hoch. Sie bleibt neben uns stehen und schaut mich zuerst nachdenklich, dann erleichtert an.

»Sieh mal an, da ist ja unser Unfallopfer. Wie geht's dir denn?«

»Ähm ...«

»Er redet nicht viel«, ergänzt das andere Mädchen.

»Wahrscheinlich findet er dich hübsch, Mel.«

»Hör auf, er wird ja schon ganz rot.«

»Nimm mich nicht ernst, Kleiner«, sagt Nina lachend und berührt mich am Arm. Es ist dieselbe Stelle, auf die Domi zuvor mit der Faust geschlagen hat. Auf einmal hört es auf wehzutun. Es hört einfach auf.

»Mein Vorschlag gilt übrigens immer noch«, sagt sie mit einem Zwinkern. »Wenn du willst, dann verprügle ich diesen Kerl für dich.«

»Welchen, ähm ... welchen Kerl?«

»Der das gemacht hat. In welche Klasse gehst du? Soll ich ihm auf dem Nachhauseweg auflauern? Sag nur ein Wort, und ich tu's.«

»Nina, die Rächerin der Wehrlosen«, sagt ihre Freundin.

In diesem Moment passiert etwas Merkwürdiges: Es scheint, als wären wir plötzlich in einer Blase, Nina und ich. Die vielen Schüler, die auf dem Weg in ihre Klassenräume sind, der Lärm und die Enge, das alles hört auf zu existieren. Ich sehe nur sie und sonst niemanden. Es ist Magie. Wunderschön.

»Bist du immer noch nicht in deiner Klasse, du kleiner Streber? Das gibt sicher einen fetten Klassenbucheintrag.« Ein grober Hieb auf meine Schulter, und die Blase zerplatzt. Ich blinzle wie nach einem Traum. Habe plötzlich Angst, dass Nina nicht mehr da ist. Aber sie ist noch da. Sie hat sich von mir abgewandt und lächelt sogar noch ein Stückchen hinreißender als zuvor. Natürlich. Neben ihr steht mein Bruder.

»Ich finde, du solltest den Typen, der ihm den Ball auf die Nase gehauen hat, verprügeln«, sagt Mel zu ihm. »Brave große Brüder machen das so.«

»Ach so?«, fragt Domi grinsend.

»Auf jeden Fall.«

»Da bin ich dagegen«, mischt Nina sich ein. »Ich glaube, ich verprügle den Spasti besser als er.«

Domi mustert abschätzend ihren schlanken, durchtrainierten Körper. »Du willst kleine Kinder verprügeln?«

»Sicher. Ich mache das regelmäßig. Ich weiß, wie man hart zupackt.«

Domi sagt gar nichts, er grinst nur immer breiter.

Die drei kennen sich bereits.

Ich muss mich zusammenreißen, die letzten Meter bis zu meinem Klassenzimmer nicht zu rennen.

Während des Unterrichts bin ich anders. Da fühle ich mich gut. Ich bin stets vorbereitet und beherrsche den Stoff. Neues kapiere ich sehr schnell. Bei Stundenwiederholungen schneide ich meistens gut ab, es sei denn, man erwischt mich an gerade jenem Tag, an dem mein Scheißbruder um ein Haar von einem Zug überrollt worden wäre! Da versage ich natürlich in ganz großem Stil. Aber das zähle ich nicht.

Mit den meisten meiner neuen Mitschüler komme ich gut aus. Auch gegen Simon habe ich grundsätzlich nichts, obwohl er sich seit der Sache mit dem Ball nicht unbedingt besser verhält. Ich bin so etwas gewohnt. Ich war nie beliebt oder hatte viele Freunde. Ich integriere mich schwer in neue Gruppen. Ich existiere lieber am Rand der Gemeinschaft und sehe zu, dass ich mit niemandem aneinandergerate. Das ist einsam, aber ungefährlich. Mit Gefahr stehe ich seit jeher auf Kriegsfuß.

Domi ist das genaue Gegenteil. Er findet schnell neue Freunde. Das dürfte auch der Grund sein, warum er sich nach einer Woche an der neuen Schule bereits aufführt, als gehöre ihm der Laden. Manchmal glaube ich, er hat einfach keine Angst, vor nichts. Nicht vor Zurückweisung, nicht vor Spott, nicht vor dem Alleinsein, ja nicht einmal vor Zügen. Ich bewundere ihn und wünsche ihm gleichzeitig Pickel im Arsch. Es ist nicht fair. Als hätte das Schicksal mal schnell den kompletten »Coole Eigenschaften«-Sack über seinem Kopf ausgeschüttet, während ich lediglich eine Mini-mini-mini-Prise davon abbekommen habe. Wobei ich nicht sicher bin, ob jene Dinge, die ich an mir mag, für die Allgemeinheit überhaupt als cool gelten. Ich bin klug, das ist mir klar. Ich begreife schnell und kann Menschen rasch durchschauen. Aber ist das etwas, worauf andere Wert legen? Oft habe ich das Gefühl, als stünden mir meine Stärken im Weg. Als wäre *ich* in Wahrheit gefährlich, obwohl ich alles, was gefährlich ist, aus Prinzip meide. Sollte ich dann anfangen, mich selbst zu meiden? Und der Knoten in meinem Hirn wird größer und größer …

Der heutige Stundenplan ist ein Fest für Streber wie mich. Gleich die volle Dröhnung gibt es in der Früh, denn da haben wir Mathe, gefolgt vom nicht minder verabscheuten Latein. Danach Deutsch, auch nicht besser. Drei Hauptfächer hintereinander. Die Klasse ist erschöpft, für mich fängt der Spaß erst an. Vierte Stunde Bio. Kleine Atempause. Stundenwiederholung so lala. Fünfte Stunde Musik, gähn. Letzte Stunde Turnen. Ich überlege, zu schwänzen. Ich will nicht wieder den Ball draufkriegen. Zum Glück regnet es, was bedeutet, dass wir in der Halle bleiben. Der Troll lässt uns Fußball spielen. Auch nicht gerade mein Lieblingssport, aber zumindest kein völliger Kamikaze-Flug. Ich stelle mir einfach vor, der Ball wäre Domis Hintern, und schon schieße ich plötzlich ein Tor.

Um dreizehn Uhr fünfundfünfzig ist Schluss. Manchmal warte ich auf Domi, wenn wir zur selben Zeit aushaben, aber heute hat er bis sechzehn Uhr Nachmittagsunterricht. Ich gehe allein nach Hause. Der Großteil der Schüler kommt aus den umliegenden Ortschaften und fährt mit dem Bus. Es gibt niemanden, der meinen Schulweg teilt.

Ich bin als Erster zu Hause. Ich knalle meinen Rucksack ins Eck und werfe mich auf die Couch. Am Kühlschrank hängt bestimmt wieder ein Zettel, dass Mama für mich vorgekocht hat. Eigentlich bin ich gar nicht hungrig. Solche Nachmittage sind selten. Wenn endlich Ruhe herrscht und ich nur für mich bin. Sonst ist es hier immer so voll. Selbst wenn ich mit Domi allein bin, fühlt es sich an, als wären zwanzig Leute im Haus. Weil er alles in Beschlag nimmt. Weil seine Musik durch alle Zimmer hämmert. Weil er das zweifelhafte Talent besitzt, binnen weniger Sekunden den Kühlschrank auszuräumen, eine Spur aus Mist von A nach B zu legen und überall sein benutztes Geschirr zu platzieren, sodass es aussieht wie nach einer Party. Zum Glück erlauben Mama und Papa ihm keine Partys.

Zum Hausaufgabenmachen breite ich mich auf dem

Esstisch aus. Latein geht easy, Mathe ist ein Witz, nur Deutsch ist etwas knifflig. Wir sollen einen Aufsatz schreiben. Auf Schriftstellerei habe ich im Moment absolut keinen Bock. Das Ergebnis wäre mit ziemlicher Sicherheit eine seitenlange Aneinanderreihung des Satzes »Wieso war der Zug nicht schneller«, und wenn das jemand liest, schickt man mich höchstens zum Schulpsychologen.

Als ich mit Latein und Mathe fertig bin, lasse ich das Deutschheft für später auf dem Tisch liegen und verziehe mich hoch in mein Zimmer.

Noch haben wir nicht alles ausgepackt. Ein paar Umzugskartons stehen nach wie vor in der Garage, weil Mama für den Inhalt einen geeigneten Platz finden will. Ich bin längst mit allem fertig. Ich liebe die Ordnung, sie gibt mir ein Gefühl von Sicherheit. Andere Jungs in meinem Alter leben in ihrem eigenen Dreck. Ein bisschen schäme ich mich für meine Reinlichkeit. Domi sagt, so etwas sei weibisch. Keine Ahnung, ist mir egal. Mich kommt ohnehin niemand besuchen.

Ich reiße das Fenster auf, da die Luft im Zimmer etwas stickig ist. Ich mag die Straße und die Gegend. Zum ersten Mal hat Papa beim Umziehen den richtigen Riecher gehabt. Die Schule ist voller Arschlöcher, aber die Ortschaft ist schön. Ich denke, hier werde ich es aushalten.

Um halb vier kommt Mama nach Hause. Sie arbeitet Teilzeit als Büroangestellte und ist außerhalb ihrer Dienstzeiten selten außer Haus. Noch bevor sie sich die Schuhe ausgezogen hat, ruft sie die Treppe hoch, dass sie zu Hause sei und ob ich mir etwas zu essen gemacht habe.

»Hatte keinen Hunger«, rufe ich zurück.

»Soll ich schnell was kochen?«

»Schon gut, ich warte bis zum Abendessen.«

»Weißt du, wann Domi nach Hause kommt?«
»Irgendwann später!«
»Glaubst du, dass er was essen will?«
»Keine Ahnung! Teilen wir uns ein Gehirn?«
»Ich koche einfach was!«
Schon witzig, dieses Geschrei. Gäste haben bei unserer Art der Kommunikation immer etwas zu lachen.

Domi ist pünktlich. Man hört ihn stets zur Tür hereinkommen, weil er der Einzige ist, der sie zuknallen lässt. Auf dem Weg in sein Zimmer am anderen Ende des Flurs kommt er an meiner Tür vorbei.

»Na, du kleiner Pisser?«, begrüßt er mich fröhlich.

»Hau ab«, gebe ich zur Antwort. Dabei wäre er ohnehin nicht reingekommen.

Als ich sicher bin, dass er in dem Schweinestall, den er Zimmer nennt, verschwunden ist, gehe ich ins Bad und stelle mich vor den Spiegel.

Ich kapiere es nicht. Wir sollten die gleichen Chancen haben. Klar, Domi ist fünf Jahre älter als ich und hat bei allem irgendwie die bessere Variante abbekommen: dunkleres Haar, blauere Augen, breitere Schultern, schmalere Nase. Aber man sieht, dass wir Geschwister sind. Er kommt gut an, weil er gut aussieht. Ich schaue genauso aus und komme beschissen an. Das soll noch einer verstehen.

Für den restlichen Nachmittag verbarrikadiere ich mich in meinem Zimmer. Zwischendurch geht das Geschrei wieder los:

Mama: »Wer hat hier seine Hefte liegen gelassen?«
Ich: »Ich räume das später weg!«
Mama: »Wieso nicht gleich? Es gibt bald Essen!«
Domi: »Was gibt's denn?«
Mama: »Spaghetti!«
Domi: »Schon wieder?«

Mama: »Was ist jetzt mit den Heften?«

Ich: »Ich räume sie später weg!«

Domi: »Ich mag keine Spaghetti! Die gab's neulich schon.«

Mama: »Sonderwünsche sind nicht drin, werter Herr!«

Papa: »Was ist das für ein Gebrüll? Ich versteh den Fernseher nicht!«

Mit einem erschöpften Stöhnen stecke ich den Kopf aus dem Fenster.

Es dämmert, und die letzten Sonnenstrahlen ziehen nach den Regenschauern über die Dächer hinweg. Im Haus gleich gegenüber geht Licht an. Ich setze mich aufs Fensterbrett und schaue von Fenster zu Fenster. Ich mache das gern. Leute beobachten. In der Regel gibt es gar nicht so viel zu sehen. Ich finde es einfach interessant, ihnen zuzusehen, einen winzigen Einblick in ihr Leben zu erhaschen, vielleicht auch Unterschiede festzustellen. Wie sie wohnen, wie sie streiten oder wie sie aneinander vorbeileben. Das Fenster unter dem Dach wird geöffnet, und ein blondes Mädchen beugt sich ein Stück nach draußen. Sie scheint einen tiefen Atemzug zu nehmen.

Ich schaue genauer hin. Und noch genauer. In meiner Brust flattert es wild los. Unmöglich. Das wäre zu schön, um wahr zu sein. Aber sie ist es. Sie wohnt in meiner Straße. Genau gegenüber.

Verfluchter Mist, hoffentlich weiß Domi nichts davon.

GREGOR

März 1997

»Heute wurde Georg mit dem Rettungswagen abgeholt!«, erzählt Nina beim Essen.

Es gibt gebackenen Fisch, der nach absolut gar nichts schmeckt. Wenn Susanne zu viele Pillen genommen hat, vergisst sie oft, dass man Essen auch würzen sollte. Ich bin froh, dass Nina heute so redselig ist. So muss ich keinen Kommentar zu diesem kulinarischen Misserfolg abgeben, wenn Susanne mich mit fragenden Blicken taxiert.

»So?«, fragt Susanne. »Was ist denn passiert?«

»Er hat aus Versehen die Tabletten seines Vaters geschluckt. Ganz viele! Jetzt muss sein Magen ausgepumpt werden, damit das ganze Gift wieder aus seinem Körper kommt.«

»Oh mein Gott, wie schlimm. Woher weißt du das denn?«

»Das hat uns die Frau Lehrerin erzählt. Sie hat gesagt, dass man da wirklich aufpassen muss!« Nina kaut an ihrem Stück Fisch herum, legt das Besteck weg und hebt den Zeigefinger. »Solche Tabletten können nämlich richtig gefährlich sein. Wenn man zu viel erwischt, kann man sogar sterben! Wusstest du das, Mama?«

Susanne lächelt milde. »Solange man es unter Kontrolle hat, ist es halb so wild.«

»Aber das ist wirklich gefährlich! Die Frau Lehrerin hat gesagt, dass solche Tabletten Gift sind. Du solltest das nicht mehr nehmen, Mama! Du stirbst sonst vielleicht!«

»Ich bin erwachsen und weiß, wie viele man nehmen darf. Und jetzt iss, bevor dein Fisch kalt wird.«

»Ich mag den aber nicht essen. Der schmeckt nicht gut.«

»Hört, hört, der Dame schmeckt ihr Essen nicht. Ganz was Neues.«

»Wirklich nicht. Der Fisch schmeckt komisch.«

Susannes Blick fällt auf mich. »Könntest du deiner Tochter bitte sagen, dass sie keinen Blödsinn reden soll?«

»Sie ist wahrscheinlich schon satt. Bist du schon satt, Mäuschen?«

Nina nickt energisch, da sie meinen Plan offenbar begriffen hat. Am besten täusche ich auch einen vollen Magen vor. Im Kühlschrank sind noch die Hühnerflügel von gestern. Wenn Susanne früher schlafen geht, könnten Nina und ich die heimlich vernichten.

Susanne sieht mehrmals zwischen mir und Nina hin und her. »Ach, komm schon, Maus, sei brav und iss auf.«

Nina schüttelt den Kopf.

Susanne lässt das Besteck auf den Teller knallen und brüllt: »Iss deinen Teller leer, oder du gehst rauf in dein Zimmer!«

Nina öffnet den Mund, um noch mehr zu sagen. Dann sieht sie mich an und stochert lustlos in ihrem Fisch. Für das restliche Abendessen schweigt sie.

Vor dem Schlafengehen nimmt Susanne ihre Schlaftabletten. Sie wurden ihr vom Arzt verordnet, weil die neuen Antidepressiva sie so stark aufputschen. Trotzdem wäre es mir lieber, sie würde es lassen. Die Nebenwirkungen sind, gelinde gesagt, nervenaufreibend.

»Nina hat heute wirklich besorgt geklungen«, sage ich, als sie im Nachthemd zu mir ins Bett kommt. »Meinst du nicht, dass du ihr das alles ein bisschen besser erklären solltest?«

»Wieso denn besser erklären? Je weniger sie weiß, umso weniger macht sie sich Sorgen.«

»Aber wenn sie nun denkt, die Pillen seien harmlos, und es zum Spaß selbst mal probiert? Dann endet sie wie dieser Georg im Krankenhaus, aber auch nur, wenn es glimpflich ausgeht.«

»Mach dich nicht lächerlich. Ich bewahre meine Medikamente im obersten Regal auf, dort kommt sie doch gar nicht ran. Außerdem«, fügt sie hinzu, während sie sich ihre Schlafmaske aufsetzt, »ist sie doch viel klüger als dieser Bauernlümmel.«

Ich antworte nicht mehr, und sie dreht sich um und schaltet das Licht aus.

Ich betrachte sie in der Dunkelheit. Schaue zu, wie sich ihr Oberkörper sanft zu ihren gleichmäßigen Atemzügen bewegt. Ich hätte Lust auf Sex. Nina ist jetzt in einem Alter, wo das wieder möglich wäre. Sie kommt längst nicht mehr nachts ins Schlafzimmer gelaufen und möchte sich zwischen uns kuscheln. Sie versteht die Bedeutung einer verschlossenen Tür. Vorsichtig beuge ich mich über Susannes Körper, berühre ihre Schulter und ihr langes blondes Haar. Das Gesicht unter der Maske regt sich nicht. Die Tabletten haben ihren Verstand längst in den Schlaf fortgerissen. Ich ziehe die Hand zurück und lege mich wieder hin.

Am nächsten Tag bringe ich Nina und Melanie mit dem Auto zur Schule. Trotz der frühen Stunde sind die beiden hervorragend aufgelegt, kreischen und lachen auf dem Rücksitz und treten zur Feier des Tages gegen meine Rückenlehne. Mit Melanie ist Nina anders. Sie hat gelernt, aus sich herauszukommen und die Welt für sich zu entdecken. Die beiden können kaum noch ohne einander sein, und es freut mich und macht mich gleichzeitig auch ein wenig eifersüchtig. Ich habe noch nie wirklich mit meiner Tochter gespielt. Immer wenn ich es versucht habe, hat sie mich nicht in ihr Spielen miteinbezogen. Ich konnte mit Barbies fuchteln und Plüschtiere quetschen. Sie verhielt sich, als wäre ich nicht da. Als stünde ich wieder hinter dieser Glastür, ein stiller Beobachter, der keinen Zutritt zu ihrer seltsamen, tauben Welt hat.

Mel hat das geändert. Dass sie damals von der Schaukel gefallen ist, war das Beste, was den beiden passieren konnte.

Vor dem Schulgebäude lasse ich die Mädchen aussteigen. Melanie geht ein Stück voraus. Ich frage Nina, ob sie alles dabeihat. Sie nickt und wird dann auf einmal sehr ernst.

»Wird Mama auch im Krankenhaus landen?«

»Nein, nein. Sie muss diese Tabletten nehmen, eben damit sie nicht im Krankenhaus landet. Wir haben doch schon darüber gesprochen.«

»Aber ich verstehe es nicht. Ich muss doch auch keine Tabletten nehmen, damit es mir besser geht.«

»Du bist ja auch gesund.«

»Und Mama ist nicht gesund?«

»Nicht ganz. Aber wenn sie die Tabletten nimmt, geht es ihr gut.«

Sie kaut auf ihrer Lippe, denkt angestrengt nach. »Ich finde, das ist peinlich«, sagt sie plötzlich. »Die Mütter der anderen Kinder müssen keine Tabletten schlucken.«

Ich weiß nicht, was ich antworten soll. Im Grunde hat sie recht. Es ist peinlich. Tragisch. Es macht unsere Familie kaputt. Aber das kann ich ihr doch nicht sagen. Irgendwann wird sie es verstehen.

»Geh jetzt rein, bevor du zu spät kommst«, dränge ich.

Sie schultert ihre schwere Schultasche und folgt Melanie ins Schulgebäude. Kurz darauf läutet die Glocke zur ersten Stunde. Es beginnt leicht zu schneien. Ich könnte wegfahren. Irgendwohin. Weit, weit weg. Wo es keine Sorgen gibt. Keine Tabletten. Keine Kinder, keine Pflicht, keine lahmen Erklärungen. Und nie wieder zurückkommen.

Während der Schnee sich auf der Frontscheibe sammelt und es im Inneren des Wagens kalt wird, überdenke ich diese Möglichkeit gefühlte eintausend Mal. Das wäre dann unser letztes Gespräch gewesen. Ein letztes Mal zur Schule bringen und sich verabschieden. Wahrscheinlich wäre es sogar leichter so. Wenn sie nicht wüsste, dass es ein Abschied ist.

Ich starte den Wagen und fahre zurück auf die Straße, die mich dorthin bringen wird, wo ich hingehöre.

NINA

Juli 2004

Der Türsteher hat uns reingelassen. Einfach so. Ich war nicht sicher, ob der Minirock, das hautenge Top und der mega Push-up-BH ihr Geld wert sein würden, aber der Plan hat funktioniert. Jetzt erst mal Shots. Haufenweise.

Mel und ich drängen uns durch die Menge und finden auf Anhieb einen freien Platz an der Bar.

»Ziemlich laut hier!«, ruft Mel mir zu, während ich zwei Tequila bestelle.

»Was hältst du von denen da?«, rufe ich zurück und zeige auf zwei Jungs, die auf der anderen Seite der Tanzfläche stehen.

»Sind die nicht zu alt?«

»Willst du heute deine Jungfräulichkeit verlieren oder nicht?«

Selbst die bunten Spotlights können nicht verbergen, dass sie blass um die Nase wird. Ich schiebe ihr das Gläschen hin und schubse sie grinsend an.

»Entspann dich, Mel. Wir wollen doch nur ein bisschen Spaß haben.«

»Du hast leicht reden. Du hattest ja schon Freunde.«

»Sieh das als Bonus. Ich weiß, wie man mit Typen redet. Wenn dir einer gefällt, dann zeig einfach auf ihn, und ich hole ihn dir.«

Unsicher nippt Mel an ihrem Drink. Sie hat noch nie einen Rausch gehabt, noch nie einen Jungen geküsst, ist noch nie im Morgengrauen nach Hause gekommen und hat Anschiss kassiert, weil sie Knutschflecken am Hals hat und blöde Antworten gibt. Natürlich, Gerda würde das nicht zulassen. Doch heute ist ihr fünfzehnter

Geburtstag, und es ist Zeit, dass sie ein bisschen auf den Putz haut.

Wir wechseln den Floor. Die Musik ist hier besser – weniger Charts und mehr Dance. Ich zerre Mel auf die Tanzfläche, wo sie zunächst unschlüssig herumsteht und dann ein paar lahme Moves vollführt, die ihre Erfolgschancen bei den Jungs sicher nicht erhöhen werden. Dabei habe ich mir solche Mühe gegeben, aus ihr etwas herauszuholen. Die Schuhe hat sie sich von mir geborgt, genauso wie das Kleid und die kiloschweren, glitzernden Ohrringe. Wäre sie blond, könnte man uns im schlechten Licht für Schwestern halten. Sie sieht verteufelt gut aus, das Make-up lässt ihre Augen riesig erscheinen, und wir alle wissen, dass Typen auf so etwas stehen.

Ich frage mich, wieso. Wirken große Augen nicht kindlich? Vielleicht sind alle Männer in ihrem Inneren ein bisschen pädophil. Mel hat die perfekten Voraussetzungen, aber sie ist so verdammt unsicher. Viele Jungs aus unserer Klasse würden mit ihr gehen. Vielleicht sogar ein paar aus der Oberstufe. Sie ist hübsch, sie hat was im Kopf und kann super Witze erzählen. Leider steht sie auch immer noch auf Ponys, beginnt zu stottern, wenn sie mit Jungs redet, und hat keine Ahnung, wie man es sich selbst besorgt. Ich habe mal versucht, es ihr zu zeigen, aber sie hat zu kichern begonnen und ist mit tiefrotem Gesicht aus dem Zimmer gelaufen.

Ich hatte schon mit einigen Jungs was am Laufen. Und bin immer noch am Leben. Erneut entdecke ich zwei Kandidaten, die in Frage kämen. Als ich unverhohlen mit dem Finger in ihre Richtung zeige, schüttelt Mel den Kopf und dreht sich panisch weg.

»Aber die schauen doch gut aus«, protestiere ich.

»Die sind mindestens zwanzig!«

»Umso besser! Die haben Ahnung!«

»Ich will aber nicht. Ich will überhaupt keinen hier.«

»Du hast doch nur Angst«, sage ich.

Sie reckt das Kinn und funkelt mich herausfordernd an. »Ich habe keine Angst.«

»Dann lass uns hingehen und mit ihnen reden.«

»Worüber denn?«

»Ist doch egal! Wenn du ihm gefällst, wird er sowieso nicht lange mit dir *reden* wollen.«

Sie schaut rüber zu den Jungs, denen unser permanentes Starren mittlerweile aufgefallen ist. Sie grinsen zu uns rüber. Mel dreht sich zur Bar, die Hände nervös in die Tischkanten gekrallt.

»Das ist doch dämlich«, stoße ich aus.

Ich schnappe sie bei der Hand und setze mich in Bewegung. Sie wehrt sich, hat aber keine Chance. Wir stehen den Jungs bereits gegenüber. Sie sind locker über zwanzig. Wahrscheinlich müssen wir ein bisschen schwindeln, was unser Alter angeht. Aber das geht schon in Ordnung. Im Schwindeln bin ich Weltklasse.

»Hallo«, sage ich. »Ich bin Nina, das hier ist Mel. Und wie heißt ihr?«

Wir liegen Schulter an Schulter im Gras. Die Sommerhitze flirrt in der Luft. Über uns tanzen die Schmetterlinge. Es war eine lange Nacht. Mel dreht sich zu mir und schaut mir forschend ins Gesicht.

»Mit wie vielen Jungs hast du schon geschlafen?«

Ich pruste los. »Hast du das gerade wirklich gefragt?«

»Ich will es wissen. Du sagst es nie.«

»Ist doch egal«, weiche ich aus.

»Diese Typen gestern im Club –«

»Bitte, Mel«, unterbreche ich sie seufzend. Das Thema geht mir auf die Nerven.

»Ich will es aber wissen!«, beharrt sie und setzt sich auf. »Du warst dann plötzlich weg. Du hast mich einfach dort allein gelassen. Wo warst du? Wo bist du mit den beiden hingegangen?«

»Nur kurz raus, eine rauchen.«

»Wirklich? Nur das?«

Ich blinzle unter meinem Arm hervor, den ich eben über meine Stirn gelegt habe, weil mich die Sonne zu sehr blendet. Mels Gesicht ist zu einer zornigen Grimasse verzerrt. Sie hört nicht auf, mich mit diesen großen, vorwurfsvollen Puppenaugen anzusehen.

»Na schön«, gebe ich nach, »vielleicht habe ich den beiden ja einen geblasen.«

Ihr klappt der Mund auf, und ihre Augen werden *riesengroß*. Ehrlich, was hat sie erwartet? Sie kennt mich doch. Oder kennt sie mich in Wahrheit gar nicht?

»Jetzt schau mich nicht so an. Du könntest so etwas auch haben, wenn du nicht immer in letzter Sekunde den Schwanz einziehen würdest.«

»Aber … also gleich beiden? Hintereinander?«

»Gleichzeitig geht ja wohl schwer.«

Mel legt sich zurück ins Gras. Ich spüre förmlich, wie ihre Gedanken rotieren, sich unaufhörlich um dieses eine Bild drehen, das ich selbst kaum noch vor Augen habe. Ich war so betrunken. Aber so ist das nun einmal: Man sammelt. Eindrücke, Gefühle, Fehler, einfach alles, was das Leben hergibt. Je bunter die Zusammenstellung, umso besser.

Es fühlt sich gut an, zu wissen, dass der Sack voller wird. So bleibt man am Boden, wenn der Alltag plötzlich ganz stürmisch wird. Man ist für alles gewappnet. Mels Sack ist leer. Wenn der Sturm losbricht, wird er sie hinwegfegen.

»Und wie … wie ist das so? Also ich meine … schmeckt das nicht ekelig?«

»Darum geht's nicht«, erkläre ich. »Jungs mögen es einfach.«

»Jetzt sag endlich, mit wie vielen hast du schon geschlafen?«

»Weiß nicht. Mit ein paar.«

»Auch mit Stevie aus der 6B?«

Meine Mundwinkel zucken. »Ja, auch mit dem.«

»Wow.« Mel schaut in den Himmel, ist kurz still und meint dann ganz verträumt: »Also, ich könnte das nicht.«

»Glaub mir, Stevie war nicht so eine Herausforderung. Er wusste eigentlich gar nicht, was er machen soll.«

»So meine ich das nicht. Ich meine eher … dieses ganze Zeug, was du machst. Immer mit anderen. So will ich das gar nicht. Ich will einen Jungen, der mich mag und den ich mag, und mit dem will ich dann glücklich werden.«

»Äh, würg«, sage ich und kassiere dafür einen empörten Hieb mit dem Ellenbogen.

»Ernsthaft, du blöde Kuh. Ich bräuchte das alles nicht. Wenn ich einen finde, der toll ist, dann reicht mir dieser eine voll und ganz. Würde dir das nicht auch reichen?«

»Ich versteh deine Logik nicht. Ein toller Typ – super. Mehrere tolle Typen – Jackpot!«

»Du raffst es nicht! Ich rede von einer richtigen Verbindung. Wenn da zwischen euch einfach etwas Besonderes ist.«

»Sag es ruhig, du Romantikerin. Du meinst Liebe!«

Mel rollt mit den Augen. »Jetzt mach dich nicht lustig. Liebe ist sicher was Schönes.«

»Schon. Aber du findest sie nicht, wenn du nur in deinem Zimmer hockst oder mit mir auf einer Wiese herumliegst. Du musst rausgehen, Mel! Erfahrungen sammeln. Oder willst du deinem Traumprinzen begegnen und nicht wissen, wie man seine Nudel anfasst?«

»Du bist so blöd«, sagt sie lachend.

»Ich meine es ernst! Traumprinz, Traumnudel. So eine Nudel ist harte Arbeit. Und du wirst es nicht draufhaben, wenn du vorher nicht übst. Und schon ist dein Traumprinz zu einer Tussi gelaufen, die es besser kann.«

Ihr Grinsen lässt nach und ist schließlich ganz verschwunden. »Glaubst du, Jungs sind so?«

»Absolut. Das ist ein Wettstreit, Mel. Wer nicht trainiert, der verliert.«

Sie schaut hoch zu den Wolken, als würde er einfach vom Himmel fallen, ihr Traumprinz, den sie sich wünscht.

»Aber stell es dir doch nur mal vor«, murmelt sie. »Stell dir vor, du hättest jemanden, der immer da ist. Der lächelt, nur wenn er dich sieht. Für den du die Allerallerschönste bist. Das muss ein Wahnsinnsgefühl sein.«

»Also, ich weiß nicht.«

»Jetzt gib es doch einfach zu«, sagt sie und dreht sich zurück in meine Richtung. »Gib zu, dass das eine schöne Vorstellung ist.«

»Na ja. Ein bisschen vielleicht. Aber Jungs sind nicht so, glaub mir. Die verlieben sich nicht.«

»Vielleicht nicht in dich«, entgegnet sie stolz, »aber in mich!«

»Ach. Und warum nur in dich?«

»Weil ich ihre Gefühle erwidern könnte. Menschen spüren das doch. Du willst dich gar nicht verlieben, und ich glaube, das merken die Jungs.«

Wir schneiden das Thema für sehr lange Zeit nicht mehr an.

Oktober 2019

Die Durchschnittsgeschwindigkeit eines Zuges liegt bei einhundert Kilometern pro Stunde. Vielleicht etwas weniger. Es kommt auf den Streckenabschnitt und die Leistung der Lok an. Der Zug, der Dominik erwischt hat, war ein Güterzug. Sehr lang und sehr, sehr schwer. Kein Grund, abzubremsen. Keine Zeit, um abzubremsen.

Nachts, wenn ich nicht schlafen kann, denke ich viel über diese Dinge nach. Wie es ausgesehen hat. Wie es geklungen hat. Züge sind laut, aber wenn man stirbt, dann schreit man. Ich glaube fest daran, dass man schreit. Wenn auch nur ganz kurz. Nichts war in jener Nacht zu hören. Sie haben Anrainer befragt. Niemand hat etwas bemerkt. Erst bei Tagesanbruch, als die Sonne das enthüllte, was der Güterzug übrig gelassen hatte, wussten wir Bescheid. Es kann nicht viel gewesen sein. Wie konnte man ihn überhaupt identifizieren? Menschen, die so etwas sehen, haben mein Mitgefühl. Ich denke da gar nicht mal an das viele Blut. Blut sieht man jeden Tag im Fernsehen. Aber es gibt noch viel mehr. Gliedmaßen, Knochen, Hirnmasse. Vielleicht war sein Gesicht noch heil. Sah ganz normal aus. Ein bisschen bleich, aber immer noch erkennbar. Vielleicht sah er aus, als würde er schlafen. Ein klischeehafter Gedanke. Aber ich habe ihn tagtäglich, seit Dominik tot ist. Ich sehe sein Gesicht, das als Einziges noch übrig ist.

Ich schätze, das ist es, was mir nachts den Schlaf raubt. Solche Bilder, die mich verfolgen. In Endlosschleife, stumm und gellend laut. Ich wünschte, er wäre jetzt hier. Ich wünschte, er wäre mit Mel durchgebrannt, hätte sie geheiratet, Kinder mit ihr gekriegt, egal. Wenn er nur am Leben wäre.

Ich hocke auf dem Teppichboden meines Zimmers und halte die Blechbox in Händen. Ich drehe sie, begutachte sie von allen Seiten. Der schwere Gegenstand im Inneren bewegt sich ein Stück hin und her. Eigentlich ist es zu sauber. Klar, da fließt Blut, aber was ist schon Blut. Blut ist nichts. Blut ist Kindergarten.

Ich öffne den Deckel, starre hinein. Niemand hat sie angefasst, seit ich sie da reingetan habe. Sie ist sicher verwahrt. Bereit für den Einsatz.

Der nächste Morgen bringt Sonnenschein und milde Temperaturen. Ich habe nicht viel geschlafen, fühle mich ausgelaugt und zerstreut. Als Mama mir eine Tasse Kaffee vor die Nase stellt, lehne ich ab.

»Ich versuch, das Zeug zu meiden.«

»Bist du sicher, dass du keinen willst? Du siehst müde aus.«

»Ich bin nicht müde. Mir geht es gut.«

Sie setzt sich zu mir an den Tisch und schlägt die Zeitung auf. Papa ist schon weg. Es ist wie früher, nur ohne Streit. Wir beide, der Tisch und der unausgesprochene Abscheu zwischen uns.

»Wie war dein Treffen mit dem Nachbarsjungen?«

»Nachbarsjungen? Komm schon, wir sind keine Teenies mehr.«

»Na schön«, sagt sie augenrollend und nimmt einen Schluck Kaffee. »Wie war dein Treffen mit dem Nachbars*erwachsenen*?«

»Gut. Wir haben viel geredet.«

»Worüber denn? Soweit ich mich erinnere, hat der als Kind nie was gesagt.«

»Er war schüchtern. Und er war auch ein bisschen in mich verknallt.«

»Ach so?« Sie sieht nicht von der Zeitung auf.

»In den letzten Jahren«, beginne ich, »hat man da eigentlich je etwas Neues herausgefunden? Über den Unfall, meine ich.«

»Was hätte man herausfinden sollen?«

»Neue Details. Ob es wirklich ein Unfall war.«

»Ob es wirklich ein Unfall war.« Sie blättert um und schüttelt mit einem abschätzigen Grinsen den Kopf. »Was soll es sonst gewesen sein? Ein Amoklauf des Zugführers?«

»Ich meine ja nur. Dominik war kein ... er war kein Idiot. Er hätte niemals ...«

»Ist das nicht passiert, kurz nachdem Mel mit ihm Schluss gemacht hat? Vielleicht war es ja Selbstmord.« Als ich nicht antworte, legt sie die Zeitung weg und seufzt. »Es war ein Unfall, Nina. Das haben die bei den Ermittlungen doch festgestellt. Du musst das akzeptieren.«

Ich stehe vom Tisch auf und nehme meine Jacke vom Vorzimmerhaken.

»Wo willst du hin?«

»Ich treffe mich mit Mel. Könnte etwas später werden.«

»Bist du zum Abendessen zu Hause?«

»Weiß noch nicht.«

»Es wäre doch schön, wenn wir wieder gemeinsam essen könnten. Dein Vater freut sich bestimmt.«

»Ich kann es nicht versprechen. Vielleicht esse ich auch bei Mel.«

Die Zeitung wird wieder aufgeklappt. Faltige Mundwinkel verziehen sich angepisst nach unten. »Dann hab viel Spaß mit deiner irren Freundin.«

»Sie ist nicht irre.«

»Wer sich umbringen will, ist meiner Ansicht nach irre, Ende der Debatte.«

In der Tat. Ende der Debatte.

»Trample nicht wieder über den Rasen!«, ruft sie mir nach, als ich schon aus der Tür bin.

Der Club ist gerammelt voll. Stickig und verschmutzt. Genau wie ich es mag. Ich musste lügen, um Mel hierherzukriegen. Ich hab ihr gesagt, es wäre bloß ein nettes Lokal. Und dass wir unter den stetig wachsamen Augen ihrer Mutter doch irgendwann dem Wahnsinn verfallen würden. Sie hat eingewilligt, weil sie mir mehr vertraut, als gut für sie ist. So war es schon immer. Ein bisschen »Bitte, bitte«, ein bisschen Druck, und schon baumelt sie in meinem Netz.

Was haben wir nicht alles zusammen erlebt. Verrückte Abende am laufenden Band. Meistens ließ ich sie allein, weil sie irgendwann anfing, mich zu nerven mit ihrem ständigen Gerede, wie unwohl sie sich fühle und wieso hier überall geraucht und getrunken würde. Und jetzt sind wir hier. Mitten im Getümmel. Wo die Luft schlecht ist und der Boden klebrig. Meine zweite Heimat. Manuel steht an der Bar. Er hat sich in den vergangenen Monaten gut eingearbeitet, er ist tüchtig und auch recht clever. Er und Mel würden toll zusammenpassen. Er könnte sie aus ihrem Loch holen, wenn er es geschickt anstellt.

»Gib mir mal zwei Wodka-Shots«, trage ich ihm auf. »Und schreib's für mich auf, ich zahle es, wenn ich aus dem Urlaub zurück bin.«

»Wie läuft der Urlaub denn bisher?«

»Großartig! Ich und meine beste Freundin hier, wir haben viel nachzuholen! Haben uns zwölf Jahre nicht gesehen.«

»Wow, das ist 'ne lange Zeit. Da habt ihr sicher einiges zu besprechen.«

»Und zu feiern! Das ist nämlich unsere Spezialität. Nicht wahr, Mel?«

Sie lässt sich von mir das Gläschen geben, wirkt ansonsten aber eher unentspannt. Für Manuel hat sie überhaupt keinen Kopf. Als ich sie dezent in seine Richtung schiebe, macht sie sich ganz schmal und huscht bei der ersten Gelegenheit wieder aus seinem Blickfeld.

»Du hast mir versprochen, dass das keine Sauftour wird«, raunt sie mir zu.

»Nix da Sauftour. Wir feiern nur ein bisschen.«

»Und was gibt es zu feiern?«

»Äh, das Leben?«

»Sehr witzig.«

»Ach Mel«, säusle ich und lege meinen Arm um sie. »Du bist so angespannt. Hat sich in den letzten zwölf Jahren denn gar nichts verändert?«

»Du bist offenbar immer noch dieselbe. Schläfst mit allem, was nicht bei drei auf den Bäumen ist.«

»He, he, he!«, rufe ich aus, stelle mein Glas ab und versuche, möglichst ernst dreinzuschauen, was mir nicht unbedingt gelingt. »Was soll denn dieser Themenwechsel auf einmal?«

»Sag bloß, du und dieser Barkeeper habt nichts am Laufen.«

»Was? Ich und Manuel?« Der Zigarettenrauch muss ihr zu Kopf gestiegen sein. Ich nehme sie ein Stück beiseite und bemühe mich, sehr ruhig und deutlich zu sprechen, damit sie auch ja versteht, was ich sage. »Das mit Manuel verstehst du völlig falsch. Ich wollte, dass *du* ihn abbekommst.«

»Aber natürlich. So wie früher, wenn wir fort waren. Da hast du die ganzen Typen ja nur abgeschleppt, damit *ich* einen davon abbekomme.«

»Ganz genau! Das war der Plan! Aber du wolltest ja nie!«

»Glaubst du ernsthaft, ich hätte mich mit einem dieser niveaulosen Proleten abgegeben, die du gevögelt hast?«

»Jetzt wirst du aber gemein.«

»Können wir nicht einfach gehen?«, drängt sie. »Es gefällt mir hier nicht.«

»Sag nichts gegen diese Bar, ich arbeite hier!«

»Aber es ist mir zu laut. Ich … ich fühle mich hier drin einfach nicht wohl.«

»Siehst du, genau das ist dein Problem. Du kannst dich nicht anpassen. Trink einen Schluck, dann fühlst du dich wohler.«

Ich halte ihr das Gläschen hin. Sie schlägt es mir aus der Hand. Scherben verteilen sich am Boden, und das Klirren echot in meinem Kopf.

»Warum sind wir hier?«, brüllt sie. »Was soll das alles? Kannst du es immer noch nicht sein lassen? Muss ich mir auch nach zwölf Jahren noch ansehen, was du angeblich alles besser kannst als ich?«

Abwehrend hebe ich die Hände. Dass sich der Abend in diese Richtung entwickelt, war nicht geplant. Ich wollte doch nur Spaß haben. Wie früher. Mich um den Verstand trinken, weil mein Verstand in letzter Zeit Dinge ausheckt, die nicht gut sind.

»Wir können auch wieder nach Hause fahren«, antworte ich verwirrt.

»Ja! Bitte fahren wir nach Hause!«

»Okay, okay! Meine Güte!« Ich wende mich an Manuel, der gerade die Scherben aufsammelt. »Sie will gehen. Sorry für die Sauerei.«

»Ist kein Ding. Noch einen schönen Abend, ihr zwei!«

Mel marschiert durch die vielen Leute auf den Ausgang zu, ich folge ihr frustriert. An der frischen Luft muss ich erst einmal tief durchatmen. Die Securitys Max und Kevin stehen vor dem Eingang und rauchen.

»Na, Chef, wie ist der Urlaub?«, fragt Max belustigt.

»Großartig. Habt ihr zwei Clowns nicht irgendwas zu tun? Leute aufmischen oder Taschen kontrollieren? Wofür bezahle ich euch?«

»Oskar bezahlt uns.«

»Ihr seid mir vielleicht zwei Klugscheißer!«

»Äh, Nina«, sagt Kevin. »Ist das dort deine Freundin, die achtlos auf die Straße rennt?«

»Verflucht, Mel!«

Ich nehme die Beine in die Hand und laufe dieser lebensmüden Irren hinterher.

Wir sind zurück bei meinem Auto. Während ich in den Untiefen meiner Tasche nach dem Schlüssel krame, setzt Mel sich auf die Bürgersteigkante und hält sich den Kopf, als würde er sonst runterfallen.

»Es tut mir leid«, schluchzt sie. »Ich weiß auch nicht, was da drin los war. Ich wollte dich nicht anschnauzen, ehrlich nicht! Es tut mir leid.«

»Hast du meinen Schlüssel gesehen? Ich find den irgendwie nicht …«

»In deiner Hosentasche«, murmelt sie.

»In meiner was?«

»In deiner Hosentasche!«

»Wow, tatsächlich.«

Ich sperre den Wagen auf und klemme mich hinters Steuer. Kurz darauf werde ich von Mel wieder nach draußen gezerrt.

»Lass mich fahren. Ich brauch das jetzt.«

»Kannst du das überhaupt?«

»Ich bin doch keine zehn mehr!«

»Hast dich da drin aber ganz anders aufgeführt.«

Sie nimmt mir den Schlüssel weg, und ich setze mich auf den Beifahrersitz. Mel lässt den Motor an und beginnt auszuparken. Ich will mich anschnallen, finde den Gurt nicht und lasse es nach ein paar Versuchen lustlos bleiben.

Mel bringt uns sicher durch die Stadt und auf die Autobahn. Je spärlicher die Straßenbeleuchtung wird, umso langsamer schlägt mein Herz. Ich habe das Gefühl, ganz sanft zu entschlafen, zum ersten Mal seit einer Ewigkeit. Da beginnt Mel plötzlich wieder zu reden.

»Warum bist du hergekommen?«

»Was?«

»Du hast dich zwölf Jahre lang nicht blicken lassen. Nicht mal ein Anruf. Und dann erscheinst du auf einmal wieder auf der Bildfläche. Du musst schon zugeben, dass das merkwürdig ist.«

»Ach Mel«, sage ich träge. »Kannst du dich nicht einfach freuen, dass wir wieder zusammen sind?«

»Weißt du, ich … ich hab mir oft gewünscht, dass du zurückkommst. Beim Begräbnis zum Beispiel. Aber ich dachte mir, okay, vielleicht braucht sie ja einfach Zeit. Dann sind die Jahre vergangen, und … du warst immer noch nicht da.«

»Mel …«

»Spätestens nach meinem Selbstmordversuch, da hättest du zurückkommen sollen. Ich lag in diesem Krankenzimmer und dachte mir: Jetzt, ja jetzt wird sie gleich zu dieser Tür hereinkommen. Ich habe es mir wirklich gewünscht. Aber so war es nicht.«

Sie hat die Hände ums Lenkrad gelegt und die Ärmel ein Stück hochgekrempelt. Zum ersten Mal sehe ich die Narben an ihren Handgelenken. Typisch Mel. Es konnten keine Schlaftabletten sein oder vielleicht der Strick, es musste blutig passieren, theatralisch. Ich glaube, tief in ihrem Inneren wollte sie sich gar nicht umbringen. Deswegen hat sie es auf diese Weise getan. Schnitte kann man nähen. Ein gebrochenes Genick renkt niemand so schnell wieder ein. Sie wollte Aufmerksamkeit. Es war ein Hilferuf, bloß nach der falschen Person. Ich kann ihr nicht helfen. Ich kann mir nicht einmal selbst helfen.

»Nina. Hast du gehört, was ich gesagt habe?«

»Ja, hab ich«, raune ich und schließe die Augen.

»Können wir ein anderes Mal darüber reden? Ich bin müde.«

»Ein anderes Mal?« Sie lacht höhnisch auf. »Wer versichert mir denn, dass du morgen nicht ganz plötzlich wieder weg bist? Dass du nicht zurück in dein dunkles Bar-Loch kriechst und dich für weitere zwölf Jahre tot stellst?«

»Keine Sorge, Mel. Ich gehe so schnell nirgendwohin.«

»Ach ja? Wieso auf einmal? Wieso bist du zurückgekommen, ich will es wissen!« Sie betätigt den Blinker und drosselt die Geschwindigkeit. Offenbar fahren wir von der Autobahn ab. »Hat es mit Tobi zu tun? Hast du mit ihm jetzt auch noch was am Laufen?«

»Bitte«, sage ich erschöpft. »Zwischen Tobi und mir wird nie was sein.«

»Die Worte kenne ich doch woher.«

Ich öffne die Augen. Mels Blick ist auf die Straße gerichtet. Sie wirkt völlig entspannt, als sie die Ausfahrt im Kreisverkehr nimmt und sich brav an die Geschwindigkeitsbegrenzung hält, obwohl die Straßen um diese Uhrzeit gähnend leer sind. Aber der Schein trügt.

»Ich dachte, du bist nicht mehr sauer«, sage ich nun ganz ernst.

»Das habe ich nie behauptet.«

»Du hast gesagt, es sei Vergangenheit.«

»Das stimmt ja auch.«

»Wenn du mir etwas zu sagen hast, dann sag es mir. Jetzt hast du die Gelegenheit.«

Sie schüttelt den Kopf. »Nicht beim Autofahren.«

Ich muss kichern. »Willst du mir eine reinhauen? Oder mich erwürgen? Brauchst du beide Hände dafür?«

Sie schweigt. Wir biegen in unsere Straße ein. Beim Einparken ist Mel sehr vorsichtig. Mit einem leichten Ruck geht der Motor aus. Mel löst ihren Gurt und übergibt mir den Schlüssel. Gespannt warte ich. Jetzt muss sie es einfach sagen. Sie muss. Ein bisschen freue ich mich darauf. Es würde vieles lösen, was sich über die Jahre in uns beiden verknotet hat. Gleich ist es so weit. Ein klares, simples »Ich hasse dich«.

Aber sie sagt es nicht. Sie steigt aus und wirft die Tür zu. »Träum schön, Nina.«

Meine Eltern schlafen bereits, als ich ins Haus komme. In meinem Zimmer riecht es nach Putzmittel. Ich schalte sämtliche Lichter ein, schleudere meine Tasche zu Boden und falle ins Bett wie ein gefällter Baum.

So bleibe ich eine Weile liegen. Höre mein Blut rauschen, den gleichmäßigen Klang meines Herzens. Wieso schlägt dieses Ding eigentlich noch? Es sollte gar nicht mehr da sein. Es sollte im Dreck der Jahre vermodern, dort oben an dieser Bahnstrecke, wo ich es gelassen habe. Aber es ist noch da, hält mich auf perverse Art am Leben, ein Leben, das ich so nicht mehr führen will.

Die Box unter dem Bett fällt mir ein. Vielleicht habe ich ja die ganze Zeit in die falsche Richtung gedacht. Ich könnte es beenden, jetzt und hier. So etwas ist bombensicher. Da flickt dich keiner wieder zusammen. Keine Narben, keine Vorwürfe, Jahre später. Die Box ist verlässlich. Deshalb habe ich sie mitgenommen. Ich will hundertprozentig sichergehen.

Ich beuge mich über die Kante, luge unters Bett. Meine Fingerspitzen ertasten den Deckel. Es wäre laut. Mama würde aufwachen. Jeder in der Straße würde aufwachen. Es wäre ein Abgang mit Stil. Blödsinn, es wäre feige. Die simpelste Lösung. Einfach aufgeben und sich aus dem Staub machen. Dafür bin ich nicht hergekommen, verflucht. Umbringen könnte ich mich auch zu Hause, und es würde viel mehr Spaß machen, in meiner vertrauten Umgebung, vielleicht mit einem Glas Wein in der Hand und in meinem schönsten Abendkleid. Nicht dass ich ein Abendkleid besitze. Aber so würde ich nicht sterben wollen. Nicht in meinem alten Zimmer, auf der Lady-Lockenlicht-Bettwäsche. Mama würde die Krise kriegen bei dem ganzen Blut.

Behutsam schiebe ich die Box ein Stück tiefer unters Bett. Geduld. Ich werde mich an den Plan halten. Der Plan ist Gesetz.

TOBIAS

Oktober 2019

Sie kommen spät nach Hause. Nina schlendert von ihrem Auto über den Gehsteig und durch das Gartentor, an dem sie einige Male rüttelt, obwohl sie in Wahrheit nur drücken muss. Mel wohnt ein paar Häuser weiter die Straße runter. Sie ist längst aus meinem Blickfeld verschwunden. Nina erkenne ich gut. Endlich ist sie im Haus.

In ihrem Zimmer geht Licht an. Ich ducke mich ein Stück, damit sie mich nicht sieht. Darin bin ich wahrlich Meister: heimlich durch Ninas Zimmerfenster schauen. Ich hatte bei ihr zwar nicht meinen ersten Ständer, aber ich habe mir zum ersten Mal einen runtergeholt. Es muss kurz nach unserem Umzug gewesen sein. Manchmal ließ sie abends das Licht brennen, wenn sie duschen ging, und wenn sie nackt zurück ins Zimmer kam, konnte man alles sehen. Einfach alles. Sie war schamlos, und das gefiel mir. Verrückte alte Zeit.

Diesmal sind die Vorhänge zugezogen, ich sehe bloß ihre Silhouette. Sie kommt am Fenster vorbei. Aber sie macht es nicht auf. Ihr Umriss verschwindet. Ich warte. Nichts passiert. Irgendwann gehen die Lichter aus, und das Herzklopfen in meiner Brust weicht einem absurden Gefühl der Leere. So viel Leere. Als wäre ich nichts ohne sie. Als besäße sie etwas, das früher einmal mir gehört hat. Mein Herz ist es, glaube ich, nicht. Eher mein Verstand.

Ich ziehe mich auf mein Bett zurück, lasse das Fenster aber einen Spalt geöffnet. Ab und zu rattert ein Zug über die Gleise. Ein Geräusch, das mich, so verrückt es klingt, beruhigt. Als Kind liebte ich Züge; ihre Geschwindigkeit und schlanke Form. Mich faszinierte der Gedanke, was im Inneren dieser stählernen Monster alles vorgeht, welche Technik und Kraft dahinterstecken, um ein derart großes, schweres Gefährt von A nach B zu befördern. In unserer alten Wohnung in Wien hatten wir eine Eisenbahnanlage. Papa hat sie mit uns gebaut, doch als wir umzogen, haben wir sie dort gelassen. Domi meinte, wir brauchen die Anlage nicht mehr, und weil ich mich nicht wie ein kleines Kind anhören wollte, habe ich ihm zugestimmt.

Sie fehlt mir, die Eisenbahnanlage.

Domi fehlt mir auch.

Mein Handy bricht auf dem Nachttisch in höllisches Vibrieren aus. Es ist kurz nach ein Uhr morgens. Als ich einen Blick auf das Display werfe, läuten meine Alarmglocken los. Ich hebe ab.

»Mel? Was ist los? Ist etwas passiert?«

»Bist du noch wach?«, fragt sie, obwohl das ziemlich offensichtlich ist. Ihre Stimme klingt belegt, und sie zieht schniefend die Nase hoch.

»Was ist los?«, wiederhole ich flüsternd, weil ich nicht will, dass Mama mich hört.

»Es ... es geht mir nicht gut. Keine Ahnung, ich wollte einfach mit dir reden.«

»Ist es wegen Nina? Was hat sie gemacht?«

»Nichts. Wir waren nur was trinken.«

»Was ist es dann? Mel, hörst du mich?«

Sie ringt nach Atem, als drohe sie zu ersticken. Dann beginnt sie zu weinen. Unaufhörlich, voller Verzweiflung. Ich lasse sie einfach, höre ihr zu, weil ich auch gar nicht weiß, wie ich ihr helfen könnte. Schließlich beruhigt sie sich. Zwischen leisem Schluchzen und Nasehochziehen höre ich sie murmeln: »Ich muss es ihr sagen.«

»Was musst du ihr sagen?« Keine Antwort. Ich richte mich kerzengerade auf. »Mel, hör mir zu. Beruhige dich. Das ist nur die Aufregung, weil sie wieder da ist. Mich hat das doch genauso fertiggemacht.«

»Du hast keine Ahnung ...«, sagt sie. »Keine Ahnung.«

»Mel, jetzt denk doch nach. Es hätte überhaupt keinen Sinn, wenn du es ihr sagst. Es ist ewig her. Wer weiß, wie sie reagiert.«

Etwas raschelt im Hintergrund. Sie putzt sich die Nase. »Du hast recht. Es würde sie nur verscheuchen.«

»Dann sag ihr nichts. Warten wir ab, was sie hier überhaupt will.«

Sie flüstert etwas, das ich nicht verstehe. Im nächsten Moment hat sie aufgelegt.

Oktober 2006

Mein Leben ist zum Kotzen. Ich weiß, das behaupten viele in meinem Alter. Ist auch etwas übertrieben. Man sagt das so leichtfertig dahin, wenn gerade eine Schularbeit in die Hose gegangen ist oder man sich mit dem besten Freund gestritten hat oder die Eltern mal wieder absolut nicht checken, worum es im Leben eigentlich geht. Man neigt dazu, die Dinge künstlich aufzubauschen, weil harmlose Probleme, die nicht der Rede wert sind, ja langweilig wären. Und jetzt kommt die Ironie: Ich habe Probleme, wirklich große Probleme, aber langweilig ist mir trotzdem.

Also ich habe nicht vor, mich umzubringen oder mich zu ritzen oder so ähnlich. So weit habe ich mich schon unter Kontrolle. Aber es geht mir alles ein bisschen am Arsch. Diese ganzen Snobs in der Schule. Alles Kinder reicher Eltern. Die sogenannte Elite. Dabei sind sie genauso bescheuert wie die grenzdebilen Gemeindebau-Prolos irgendwo im sechzehnten Wiener Bezirk. Man nehme nur mal die Mädchen aus meiner Klasse: Den Hübschen bin ich egal, die Hässlichen bleiben lieber unter sich. Und die Jungs? Die haben sich seit der ersten Stunde gegen mich verschworen. Ständig bin ich irgendwo dazwischen – dümple mit auf Halbmast wehender Loser-Flagge zwischen den Gezeiten umher und finde kein Ufer, das mich anlegen lässt.

Wäre ich weniger selbstreflektiert, ließe sich bestimmt viel Bockmist vermeiden. Domis Zitat des Tages: »Du denkst zu viel nach.« Wow. Also darüber muss ich erst einmal nachdenken.

Ich versuche mich aufs Lernen zu konzentrieren, weil es das ist, was ich gut kann. Die Herbstferien stehen vor der Tür, und die ersten Schularbeitstermine rücken näher. Meine neuen Lehrer sind natürlich von meiner Lernbereitschaft begeistert. Bald werden sie einen Tobi-Fanclub gründen, und jede Woche wird ein Treffen stattfinden, um meine Leistungen und meine ruhige, gehorsame Art zu feiern. Noch ein Grund, warum meine Mitschüler mich meiden. Kein Schwein mag Streber. Dabei macht mir das Lernen richtig Spaß. Ich liebe es einfach, mir Wissen anzueignen, mein Kopf fühlt sich dann wie ein Gefäß an, das ich Schicht für Schicht mit verschiedenen Dingen fülle. Und dann schüttle ich ganz fest, und all die bunten Schichten vermischen sich zu einem farbenfrohen, glitzernden Wissensbrei, der fröhlich in meinem Kopf zirkuliert.

Was kann ich denn dafür, dass ich so bin? Jeden Tag versuche ich mir vor Augen zu halten, dass diese ganzen Spinner, die jetzt auf mir herumhacken, später den Boden meines Managerbüros im achtundfünfzigsten

Stock schrubben werden, aber in der Zukunft zu leben ist schwer, wenn die Gegenwart so beschissen ist.

Meine Eltern nehmen meine Probleme nicht ernst. Papa sagt: »Das wird schon«, und mit Mama rede ich überhaupt nicht über solche Dinge. Domi versteht mich mehr. Er ist zwar meistens damit beschäftigt, mich wegen meiner Stubenhockerei, dem Strebertum und meiner abartig kleinen Freundesliste zu verarschen, aber wenn er merkt, dass er eine Grenze überschreitet, hört er damit auf. Er ist etwas erträglicher geworden, seit Mama endlich die letzten Kartons ausgeräumt hat. Wahrscheinlich fühlt er sich hier erst jetzt richtig zu Hause.

Am letzten Schultag vor den Herbstferien haben wir eine Klassenexkursion ins Technische Museum. Es dauert länger als geplant, weil die Vollpfosten aus der letzten Reihe nicht aufpassen und auf dem Rückweg in die falsche U-Bahn einsteigen.

»Das nächste Mal bitte alle Händchen halten!«, sagt unser Klassenvorstand, als die Klasse endlich wieder vollzählig ist und wir am Westbahnhof auf den nächsten Zug warten. Den vorigen haben wir ja dank dieser Volltrottel verpasst.

Um vier Uhr nachmittags bin ich endlich zu Hause. Ich bin todmüde und furchtbar mies drauf. Mein Magen knurrt. Ich muss seit einer Stunde pissen. Mama ist schon da und fragt verwundert, wo ich so lange gesteckt habe.

»Wir haben den Zug verpasst«, maule ich.

»Hast du Hunger?«

»Ja!«

»Du musst dich noch ein bisschen gedulden. Wir essen, wenn dein Vater zu Hause ist. Übrigens, wir haben Besuch, nicht erschrecken.«

Na toll. Sicher einer von Domis saublöden Freunden, oder noch schlimmer, ein Mädchen. Ganz bestimmt ein Mädchen. Mamas dämliches Grinsen ist verdächtig. Ich zerre mir die Schuhe von den Füßen und gehe endlich aufs Klo, danach schlurfe ich lustlos Richtung Wohnzimmer, aus dem ausgelassenes Gelächter dröhnt. Domis Lachen hört man bereits von Weitem. Wobei ich mich manchmal wundere, worüber er so alles lacht. Kann es sein, dass mein Bruder ein bisschen unterbelichtet ist? Schließlich hat es seinen Grund, warum er bald neunzehn wird und immer noch nicht mit der Schule fertig ist. Er ist in der Unterstufe einmal sitzen geblieben.

Den Mädchen war das immer egal. Sie fahren total auf ihn ab. In meinem Alter hatte er schon eine Freundin. Okay, keine richtige, soweit ich weiß, also sie hatten keinen Sex, aber immerhin Händchenhalten und Küsschen und so weiter. Mit der zweiten ein halbes Jahr später ging es aber schon wild zur Sache. Wir haben damals noch in Wien in der alten Wohnung gewohnt, die Wände waren dünn. Man hat alles gehört. Domi ist so etwas scheißegal. Wahrscheinlich steht er sogar drauf. Wenn er jetzt wieder eine Freundin hat, kommen harte Zeiten auf mich zu. Ich muss Mama bitten, mir Ohropax zu besorgen. Oder ich ziehe gleich auf den Dachboden.

Als ich ins Wohnzimmer komme, sitzt Domi auf der Couch, das Mädchen neben ihm hat mir den Rücken zugedreht. Ihr langes dunkles Haar ist zu einem Pferdeschwanz gebunden, der über die Rückenlehne der Couch baumelt. Wieso zieht Domi nicht dran? Genau das macht man mit solchen Zöpfen, man zieht dran!

Ich sage Hallo, und das Mädchen dreht sich strahlend zu mir um.

»Wo kommst du denn her?«, fragt mich Domi. »Hattest du nicht schon vor zwei Stunden aus?«

»Exkursion«, murmle ich.

»Heute noch? Ab morgen ist doch frei.«

»Scheißlehrer.« Mehr geht nicht. Entweder sprechen oder denken. Denken, definitiv. Die Situation analysieren, schnell.

Das ist Mel da auf der Couch. Ninas beste Freundin. Ich sehe sie manchmal auf dem Gang oder beim Turnunterricht, aber mein Blick bleibt nie lange an ihr hängen. Sie ist einfach eines dieser Mädchen. Hübsch, aber bedeutungslos. Zu jedem freundlich, selbst zu mir. Sie neben Domi zu sehen ergibt irgendwie ein schiefes Bild. Der Mädchenschwarm und das Mauerblümchen. Was will er von ihr?

Plötzlich kapiere ich es: Nina. Es muss um Nina gehen! Wenn Mel hier ist, kann Nina nicht weit sein. Die beiden sind ein Herz und eine Seele, unzertrennlich. Es wäre nicht untypisch für meinen Bruder, sich über Mel an Nina heranzumachen. Domi steht auf solche Manöver. Ich stiere durch den Raum auf der Suche nach irgendeinem Anzeichen. Blondes Haar, strahlende Augen, ein Lachen, aber da ist nichts. Auch kein drittes Schuhpaar im Vorzimmer. Ich schaue zwischen Mel und Domi hin und her, kombiniere und lasse vor Staunen meinen Rucksack fallen.

Ich hätte mein Leben verwettet, dass er sich für Nina entscheiden würde. Im Grunde hatte ich mit meinem Leben sogar schon abgeschlossen. Quietschender Lattenrost, leises Kichern hinter der Wand, Ninas Unterwäsche in der Waschmaschine. Ein wunderbarer Grund, sich nachts in den Schlaf zu weinen. Aber er hat Mel genommen … Scheiße noch mal, er hat tatsächlich Mel genommen!

»Ist deine Nase wieder heil?«, erkundigt sie sich freundlich.

»Was soll mit seiner Nase sein?«, fragt Domi.

»Er hat doch damals den Ball draufgekriegt. So was kann sich hinziehen.«

»Was für einen Ball?«

»Weißt du das nicht mehr? Letzten Monat, im Turnen.«

»Nö, keine Ahnung mehr.«

»Das gibt's nicht. Du hast ihn doch aus der Turnstunde abgeholt.«

»Ach ja, jetzt klingelt's. Und, Kleiner, ist deine Nase wieder heil?«

Mel kickt ihm ans Schienbein. »Was für ein Bruder bist du eigentlich?«

Richtig. Was für ein beschissener Bruder ist er eigentlich?

»Hey, Tobi!« Mel rückt ein Stück zur Seite und klopft neben sich auf die Couch. »Setz dich her. Wir wollen uns einen Film anschauen, schaust du mit?«

»Also … ich muss eigentlich …«

»Komm schon«, sagt sie mit dem bezauberndsten Lächeln, das ein Mädchen haben kann.

Unsicher schaue ich zu Domi. Er fixiert mich mit drohendem Blick und schüttelt langsam und unmissverständlich den Kopf. Ich hebe meinen Rucksack auf und winke ab. »Ich muss noch was für die Schule machen.«

»Streber«, ruft Domi, obwohl er mir dankbar sein sollte.

Während ich die Treppe hochgehe, höre ich Mels Stimme im Hintergrund.

»Er ist so herzig«, sagt sie zu Domi.

»Willst du ihn haben? Ich schenke ihn dir. Du darfst aber nicht vergessen, ihn zu füttern. Und regelmäßig Gassi gehen musst du auch mit ihm.«

»Du Arsch, sei nicht so gemein.«

Genau. Ich mag sie.

Ich helfe Mama, den Geschirrspüler einzuräumen. Papa hat sich vor den Fernseher gesetzt und löffelt den restlichen Pudding, den es zum Nachtisch gab. Domi hat sich mit Mel in sein Zimmer verzogen. Gespannt lauscht Mama in die Stille, die sich oben breitgemacht hat.

»Endlich mal ein vernünftiges Mädchen«, flüstert sie. »Wirklich nett und gut erzogen. Geht sie in seine Klasse?«

»Weiß nicht«, antworte ich schulterzuckend.

»Ich hätte ja nicht gedacht, dass sie sein Typ ist. Also sie ist ja hübsch und alles, aber du weißt schon, die anderen ... die sahen eben doch ein bisschen anders aus.«

»Du meinst, billig?«

»Ist ja auch egal«, winkt Mama ab. »Hauptsache, die beiden verstehen sich gut. Und du, hast du auch ein paar hübsche Mädchen in deiner Klasse?«

»Wir beide werden das so was von nicht besprechen.«

»Ach, komm schon, eine wird es doch geben. Es gibt immer ein hübsches Mädchen in der Klasse. Die eine, auf die alle fliegen. Genauso wie es immer den einen Jungen gibt, auf den alle fliegen.«

»Wer das in unserer Schule ist, wissen wir ja.« Ich werfe einen genervten Blick zur Treppe, wo haufenweise Kinderfotos von mir und Domi hängen. Aber von Domi hängen mehr dort.

»Sei nicht immer eifersüchtig auf deinen Bruder. Er ist eben wie dein Vater. Nicht wahr, da drüben?«

Sie wartet auf Papas Reaktion, doch der löffelt unbeeindruckt seinen Pudding zu Ende.

»Also«, fährt Mama fort. »Gar kein Mädchen, das du hübsch findest? Auch nicht in den höheren Klassen?«

»Vergiss es, ich rede nicht mit dir über so was.«

»Also gibt es doch eine!«

Ich verdrehe die Augen und mache entnervt den Spüli

zu. »Wir sehen uns, wenn du ein bisschen runtergekommen bist.«

»Also ich versteh das nicht. Früher hast du mit mir über alles geredet. Hast du mich nicht mehr lieb?«

»Ernsthaft jetzt?«

Sie setzt ein versöhnliches Lächeln auf. »Dann erzähl's mir eben später«, flüstert sie verschwörerisch.

Ich verziehe mich die Treppe hoch, erinnere mich auf halber Strecke daran, dass im Zimmer nebenan mein Bruder mit einem Mädchen zugange ist, mache kehrt und gehe hinaus in den Garten.

Die Sonne ist schon untergegangen. Die Luft riecht leicht moosig, wie nahezu jeden Abend – ich glaube, das kommt von dem Geräteschuppen, der im Garten unserer Nachbarn steht. Der ist so alt, dass das Holz, aus dem er gebaut ist, schon anfängt zu verwesen. Was die da wohl alles drin lagern? Domi würde jetzt sicher sagen, Leichenteile. Vielleicht würden wir sogar rüberschleichen und Nachforschungen anstellen. Aber er ist ja beschäftigt.

Ich ziehe den Zipp meines Hoodies hoch und laufe ein paar Schritte Richtung Straße. Beim Gartentor bleibe ich stehen, drehe mich nach den Fenstern um. Die Zimmer sind hell erleuchtet. Musik dringt dumpf aus Domis Fenster, das und Mädchengelächter. In Kombination mit dem vielen Licht wirkt die rege Geräuschkulisse nahezu erdrückend. Als hätte das Leben selbst Feuer gefangen und sich in grellen, vernichtenden Wellen im Haus ausgebreitet. Die dunkle Straße kommt mir da viel freundlicher vor, viel besser zu meinem traurigen Dasein passend. Ich laufe aus dem Garten und auf die andere Seite, dann den Gehsteig entlang, immer nur den Gehsteig. Es erstaunt mich, wie leicht es plötzlich geht. Wie willig der Körper mitmacht, Meter für Meter dem Nichts entgegen. Ich spüre, wie das Blut durch meine

Adern gepumpt wird, wie mein Herz alle Kräfte mobilisiert, um die steigende Erschöpfung zu bekämpfen. Ich beginne zu keuchen und zu schwitzen. Die kalte Luft sticht in meinem Brustkorb, tut sich zunehmend schwerer, den Weg durch meine enge Luftröhre in meine total überforderten Lungen zu bewältigen. Durch den Tunnel möchte ich es noch schaffen. Ich hole alles aus mir heraus, was übrig ist, den letzten Tropfen Sprit, durch den dunklen, engen Schacht, dann bleibe ich stehen und stütze schwer atmend die Hände in die Knie.

Donnernder Puls. Schweißverklebtes Shirt. Ich schaue nach oben und sehe die Sterne. Die schwarzen Umrisse der Baumkronen. Straßenlaternen, die in der Ferne ihre Helligkeit verlieren. Das alles verschwimmt zunehmend. Mein Herz pumpt um sein Leben. Gleich gibt es den Geist auf, ich spüre es. Ich schließe die Augen, atme, konzentriere mich. Es geht schon besser. Mein Körper beruhigt sich. Als ich die Augen wieder aufmache, haben die Dinge ihre klare Form zurückerlangt. Ich schaue in Richtung Bahnhof, wo gerade eine Joggerin den Weg entlangkommt.

»Hey«, ruft sie, während sie die Straße überquert. Ich brauche ein bisschen, bis ich sie erkannt habe. Nina. Sie bleibt vor mir stehen. »Machst du einen Spaziergang?«

Ich will antworten, aber meine Zunge verknotet sich. Ich schaffe bloß ein Nicken.

»Brav. Ich liebe diese Jahreszeit. Da kann man laufen, ohne zu schwitzen, herrlich.«

Sie stützt die Hände in die Hüfte und verschnauft. Sie trägt einen Kapuzenpulli und eine kurze Hose, ihre Füße stecken in schlammverschmierten Sportschuhen. Ihre Wangen sind leicht gerötet. Ein paar blonde Strähnen haben sich beim Laufen aus dem Pferdeschwanz gelöst. Sie zieht das Gummiband aus ihrem Haar, und der Duft nach Kokos strömt mir in die Nase.

Ich stehe ganz still da, inhaliere diesen Geruch, der sich wie ein Prickeln auf meinem gesamten Körper ausbreitet. Ich will sie anfassen. Überall anfassen, wie ein Kleinkind, das zum ersten Mal die Welt entdeckt, tapps, tapps, tapps. Ich begreife nicht, wie sie das macht. Wieso ihr bloßer Anblick schon genügt, um bei mir sämtliche Glühbirnen durchbrennen zu lassen. Ich stelle mir vor, wie sie sich anfühlen würde, von oben bis unten: schmale Knöchel. Zarte, glatte Beine. Kleine, feste Pobacken. Flacher, harter Bauch. Dann weiter rauf. Das Bild flackert. Hat sie etwas gesagt?

»Äh, wie bitte?«, frage ich.

»Ich hab gefragt«, antwortet sie gedehnt, »wie es deinem Bruder geht.«

Etwas verändert sich – das wilde Flattern in meinem Brustkorb stockt. Ich weiß nicht, warum sie das wissen will. Mechanisch antworte ich: »Er hat Mel zu Besuch.«

Sie scheint nicht überrascht zu sein. Sie lächelt und klopft mir zum Abschied auf die Schulter. »Sag ihr, sie soll sauber bleiben.«

Sie läuft in den Tunnel ein und wird kurz darauf von der Dunkelheit verschluckt.

Totales Blackout. Das ist peinlich, verdammt. Sie weiß wahrscheinlich nicht einmal, wie ich heiße.

Aber wenn Domi jetzt mit Mel abhängt, dann bedeutet das …

Und da begreife ich, dass ich es im Grunde gar nicht so schlecht getroffen habe.

Denn es bedeutet, dass ich Nina in Zukunft öfter sehen werde.

GREGOR

Juni 1998

Es ist heiß im Auto, obwohl beide vorderen Fenster geöffnet sind. Was gäbe ich für eine Klimaanlage. Neulich war ich mal bei einem Gebrauchtwagenhändler. Nur so zum Spaß. Das heißt, eigentlich stimmt das nicht. Es war bitterer Ernst. Ich hatte wirklich gehofft, einen Wagen in meiner Preisklasse zu finden, der über den Standard meines alten Toyotas hinausgeht, aber zur Auswahl standen nur alte Schrottmühlen. Susanne meint, wir bräuchten kein neues Auto. Ich solle unser Geld lieber in eine neue Waschmaschine und Ninas Schulgeld investieren. Da hat sie natürlich recht. Solange der Toyota läuft, ist alles halb so wild. Trotzdem hätte ich jetzt gern eine Klimaanlage. Und ein Flugticket nach Australien. Ohne Rückflug, bitte.

»Papa, wieso steigen wir nicht aus?« Nina hat sich vom Gurt losgemacht und steckt verwundert den Kopf zwischen den Vordersitzen durch.

Eine sehr gute Frage. Die Antwortmöglichkeiten sind zahlreich. Weil ich so hundemüde bin, dass ich kaum noch ein Bein vor das andere setzen kann. Weil ich lieber noch ein bisschen allein mit Nina bin, ehe mein alltäglicher Schlagabtausch mit Susanne beginnt. Aber das sind alles Dinge, von denen eine Neunjährige nichts wissen sollte.

»Wir steigen ja schon aus, Maus«, sage ich und entsperre die Kindersicherung.

Nina springt aus dem Wagen und zerrt ihre schwere Schultasche vom Rücksitz. Als ich ihr die Tasche zu Schulbeginn gekauft habe, war das Ding beinahe so groß wie sie selbst. Sie sah so winzig damit aus. Jetzt sitzt die Schultasche genau richtig. Nina öffnet das Gartentor und marschiert unbekümmert über den Rasen. Vor der Haustür wartet sie auf mich.

»Willst du nicht läuten?«, rufe ich ihr zu, während ich den Wagen absperre.

Sie legt zischend den Finger an die Lippen. »Ich glaube, Mama schläft wieder! Die Vorhänge sind alle zugezogen.«

»Du hast recht. Dann müssen wir ganz leise sein, damit Mama nicht aufwacht.«

Sie nickt energisch, und ich öffne vorsichtig die Haustür. Auf Zehenspitzen tappt Nina durch den Flur, stellt in aller Behutsamkeit ihre Schultasche ab und schlüpft aus ihren pinkfarbenen Sandalen. Ich ziehe das Sakko und die Schuhe aus und bringe den Aktenkoffer ins Wohnzimmer. Susanne sitzt auf der Couch und hat die Stirn in die Hand gestützt. Sie sieht mich nicht an.

»Mama, du schläfst ja gar nicht!«

Auf Ninas Gesicht breitet sich ein Grinsen aus. Sie kommt ins Wohnzimmer gelaufen und möchte sich ihrer Mutter auf den Schoß setzen. Da erwacht Susanne aus ihrer Starre und steht auf, bevor Nina auf sie krabbeln kann. Enttäuscht weicht Nina zurück.

»Hast du Hunger, Mäuschen?«, fragt Susanne.

Nina schüttelt den Kopf.

»Dann fang gleich mit deinen Hausaufgaben an. Ich will nicht, dass du wieder bis zum Abend dafür brauchst.«

Mit hängenden Mundwinkeln schleppt Nina ihre Schultasche in die Küche und breitet auf dem Tisch ihre roten und blauen Hefte aus.

»Ich muss mit dir reden«, flüstert Susanne mir zu.

Wir ziehen uns in den hinteren Bereich des Wohnzimmers zurück, den man von der Küche aus nicht sehen kann. Susanne kaut unruhig an ihren Nägeln herum, was sie meistens tut, wenn sie ihre Pillen überdosiert hat. Ihr Haar hat sich zum Teil aus ihrem Pferdeschwanz gelöst. Sie ist blass, und ihre Nase glänzt fettig.

»Ist was passiert?«, frage ich.

»Das Nachbarsmädchen hat mich heute gesehen.«

»Was für ein Nachbarsmädchen?«

»Na, du weißt schon«, zischt sie gereizt. »Ninas kleine Freundin da.«

»Mel?« Seit Jahren sind die beiden unzertrennlich, und sie merkt sich nicht einmal Mels Namen?

Susanne nickt, sieht nervös zum Fenster. »Sie muss gedacht haben, dass Nina schon zu Hause ist. Sie ist einfach hereingekommen, und dann hat sie mich gesehen. Ich lag auf der Couch und … war kaum ansprechbar.«

Sie umschreibt es wirklich nett. Ich weiß sehr gut, welch erschreckenden Anblick sie auf dem Höhepunkt ihrer Medikation abgibt.

»Ach Gott, das arme Ding«, seufze ich. »Du hast sie bestimmt zu Tode erschreckt.«

»Was kann ich denn dafür, dass sie einfach so ins Haus kommt! Ich meine, was sind das für Manieren?«

»Sie hat wahrscheinlich geklopft, aber du hast es mal wieder nicht gehört!«

»Jetzt schieb die Schuld hier nicht auf mich«, presst sie wütend hervor. »Das wäre alles nicht passiert, wenn du Nina früher vom Hort abgeholt hättest!«

»Ich konnte aber nicht früher aus dem Büro weg, das weißt du genau! Du hättest sie doch selbst abholen können.«

»In diesem Zustand?«

»Weißt du was, du hast recht. Wir können von Glück reden, dass es nur Mel war, die dich so erlebt hat. Ich will mir kaum vorstellen, was die restlichen Hortkinder zu dir gesagt hätten.«

»Deine blöden Kommentare kannst du dir sparen!«

»Spar du lieber bei den Tabletten! Oder soll es sich herumsprechen, dass Ninas Mutter eine Drogensüchtige ist?«

Sie presst die Lippen zusammen und wird glühend rot vor Zorn. »Die Tabletten wurden mir verschrieben, du Arsch.«

»Das wird noch auf deinem Grabstein stehen.«

»Reiß hier keine Witze, hab ich gesagt!«

»Und Mel?«, fauche ich zurück. »Was hat sie gemacht? Ist sie schreiend davongelaufen?«

»Natürlich, und sie hat dabei ganz laut ›Hilfe, ein Monster!‹ gerufen!«

Ich hebe die Arme, um diesen sinnlosen Disput zu beenden.

»Wo willst du hin?«, fragt sie, als ich mir Schuhe anziehe.

»Ich gehe rüber zu Gerda und frage, ob mit Mel alles in Ordnung ist.«

»Oh ja, natürlich, gieß ruhig noch Öl ins Feuer! Diese Frau ist doch sowieso schon so spießig! Willst du, dass sie ihrer Tochter verbietet, mit Nina zu spielen?«

»Nein«, brülle ich, »aber falls es so weit kommt, wissen wir alle, wer daran schuld ist!«

Ich knalle die Tür hinter mir zu. Falls Mel ihrer Mutter etwas erzählt hat, sollte ich ein paar Erklärungen abgeben, bevor sich der exzessive Pillenkonsum meiner Frau in der Nachbarschaft herumspricht. Ich läute an der Haustür. Es dauert ein wenig, bis eine kleine, dunkelhaarige Gestalt mir aufmacht.

»Hallo, Mel«, sage ich. »Ist deine Mutter da?«

»Die ist einkaufen.«

»Aber sie kommt doch bestimmt bald wieder, oder?«

»Weiß nicht«, antwortet sie schulterzuckend.

Ich überlege. Womöglich hat sie Gerda ja gar nichts

erzählt. Ich könnte versuchen, das Problem an der Wurzel zu bekämpfen.

»Ich habe gehört, du warst heute Nachmittag bei uns im Haus«, beginne ich.

Sie nickt verschreckt. Sie muss denken, sie hätte etwas Unerlaubtes gemacht.

»Dann hast du dich sicher gewundert, warum Susanne heute so komisch war.«

»Ja«, antwortet sie leise.

»Ich weiß nicht, ob dir Nina davon erzählt hat. Aber ihrer Mutter geht es manchmal nicht so gut. Sie muss dann bestimmte Tabletten schlucken, damit es ihr besser geht. Nur leider machen diese Tabletten sie immer ein bisschen schwindlig im Kopf. Du darfst dich davon nicht erschrecken lassen. So etwas ist völlig normal.«

Der Spruch des Tages.

Mel zieht die Nase kraus und blinzelt nachdenklich zu mir hoch. »Ist Susanne böse auf mich?«

»Nein, nein. Sie war nur verwirrt, weil du so plötzlich im Raum gestanden bist.«

»Ich hab geklopft, aber es hat niemand aufgemacht. Da bin ich einfach reingegangen. Ich dachte, ich darf das.«

»Das stimmt ja auch, du bist uns immer willkommen. Aber wenn es Susanne nicht gut geht, dann komm bitte nicht einfach herein. Du willst ja auch nicht, dass dich jemand stört, wenn du krank bist, oder?«

»Nein«, schnieft sie.

»Hast du deiner Mutter erzählt, was heute passiert ist?«

Sie schüttelt rasch den Kopf.

»Gut. Ich würde sagen, das behalten wir für uns, einverstanden? Denn weißt du, Susanne ist es etwas peinlich, wie sie sich heute benommen hat. Es tut ihr furchtbar leid.«

»Ist nichts passiert«, murmelt Mel.

»Fein. Magst du später vielleicht noch rüberkommen? Nina muss noch Hausaufgaben machen, aber danach will sie sicher mit dir spielen.«

Mel beginnt wie auf Knopfdruck zu strahlen. Sie ist so ein süßes kleines Ding. Wäre Nina ein bisschen mehr wie sie, hätten sich viele Probleme garantiert längst gelöst. Mel ist so, wie man in diesem Alter sein sollte: zuckersüß und ein bisschen schüchtern. Ninas Charakter wechselt von Tag zu Tag. Mal ist sie laut und frech, dann wiederum still und zurückgezogen. Wie eine kleine Schauspielerin, die jeden Tag in eine andere Rolle schlüpft und diese Wankelmütigkeit auch noch genießt. Nur mit Mel ist sie ausgeglichen.

Ich verabschiede mich von Mel und warte, bis sie die Tür geschlossen und abgesperrt hat. Als ich zurück nach Hause komme, hat Nina von den Hausaufgaben zum Fernseher gewechselt.

»Wo ist deine Mutter?«, frage ich.

»Oben, duschen.«

Seufzend werfe ich einen Blick auf das Chaos auf dem Küchentisch. »Du solltest doch Hausaufgaben machen.«

»Bin schon fertig.«

»Wirklich? Ich habe Mel draußen getroffen. Ich hab ihr gesagt, sie darf zum Spielen rüberkommen, aber erst, wenn du deine Hausaufgaben fertig hast.«

Der Fernseher wird abgedreht, und kleine, nackte Füße tappen flink in die Küche zurück.

Ich finde Susanne in unserem Schlafzimmer, wo sie mit feuchtem Haar am Fenster steht und nach draußen sieht.

»Hast du mit Gerda geredet?«, möchte sie wissen.

»Gerda war nicht da. Aber ich habe mit Mel geredet. Du dürftest ihr einen ganz schönen Schrecken eingejagt haben. Mein Gott, sie dachte sogar, dass sie hier einen Fehler gemacht hat. Ganz im Ernst, so was darf nie wieder passieren. Ich will, dass du das in den Griff kriegst! Susanne. Hörst du mir überhaupt zu?«

»Nina soll die Hausaufgaben fertig machen. Lass sie nicht wieder bis zum Abendessen fernsehen!«

In diesem Moment bewundere ich sie aufrichtig. Für die fast schon spielerische Leichtigkeit, mit der sie unsere Ehe vor die Hunde gehen lässt.

NINA

Juni 2005

Ich sitze auf meinem Handtuch und teile mir mit Mel eine Portion Pommes. Auf dem Ketchup hat sich eine Fliege niedergelassen, was uns aber nicht weiter stört. In zwei Wochen sind endlich Sommerferien. Ich bin so gut drauf, ich könnte den Bademeister küssen – was eine widerliche Vorstellung ist, denn der Bademeister ist kein braun gebrannter Student mit Waschbrettbauch, sondern ein bierbäuchiger, nach Zigaretten und billigem Aftershave riechender alter Sack, der gelegentlich Kinder auf Wienerisch anschreit und sonst bloß an der Bar steht und raucht. Egal. Ich bin einfach gut drauf. Die Nachprüfung in Englisch verdränge ich. Genau wie die Vier in Mathe, Bio und Geografie. Ist alles kein Thema. Ich habe das Schuljahr überstanden, mehr ist nicht wichtig.

Mel knabbert kichernd an ihrem letzten Stück Pommes. »Er schaut schon wieder zu uns rüber.«

»Ich sag doch, er steht voll auf dich. Geh hin und rede mit ihm.«

»Neeeeeiiin.«

»Und wenn wir uns ganz unauffällig in seine Nähe begeben? Wir gehen einfach wieder ins Wasser und kommen rein zufällig an ihm vorbei.«

»Das merkt der doch.«

»Dann merkt er es halt, na und? Selbst schuld, wenn er nicht von sich aus herkommt.«

»Ich weiß nicht … er steht sicher mehr auf dich als auf mich.«

»Mel«, seufze ich und nehme ihr den Pommes-Stummel weg. »Du gefällst ihm. Das sieht ein Blinder. Jetzt geh hin und rede mit ihm!«

»Was soll ich denn sagen?«

»Keine Ahnung, irgendeinen Blödsinn! Sag ihm, dass dir seine Tattoos gefallen. Oder frag ihn einfach nach seinem Namen.«

»Aber das ist doch dämlich!«

»So macht man das eben. Einfach nur das Gespräch beginnen. Der Rest erledigt sich von selbst.«

Sie atmet tief durch. Ich kann ihre Angst verstehen. Der Typ, auf den sie es abgesehen hat, ist wirklich sehr süß. Dunkles, etwas längeres Haar, kantiges Gesicht und richtig toll gebaut. Die Sonnenbrille macht die Entscheidung, wen von uns beiden er tatsächlich ansieht, etwas knifflig, aber ich gehe jetzt einfach mal davon aus, dass es Mel ist. Sie ist schließlich auch ein Hingucker.

»Na schön«, sagt sie mit gestrafften Schultern. »Ich tu's. Aber ich will nicht, dass du mir dabei zusiehst!«

»Ich bin gar nicht da«, versichere ich ihr. »Ich lege mich hin, setze meine Sonnenbrille auf und lasse mich bräunen.«

»Versprichst du es mir?«

»Hoch und heilig. Ich werde nicht schauen, nicht eine Sekunde.«

»Okay.« Sie löst ihren Pferdeschwanz und fährt sich nervös durchs Haar. »Schaue ich gut aus?«

»Warte.« Ich befeuchte meinen Daumen mit der Zunge und streiche ihre Augenbrauen ein wenig glatt. Dann richte ich noch ihren Scheitel und wische Schweißperlen von ihrer Nase. »So, jetzt kannst du gehen.«

»Und wenn er mich abblitzen lässt?«

»Dann geht das Leben trotzdem weiter.«

»Und wenn er mich auslacht?«

»Dann geht es zwar für uns weiter, aber nicht für ihn, denn dann bringe ich ihn nämlich um.«

Zögernd steht sie vom Handtuch auf. Der hübsche Typ hat seine Kumpels auf der Decke zurückgelassen und ist zur Bar gegangen. Jetzt oder nie. Mel spaziert los, mit hochgezogenen Schultern und unsicheren Schritten. Ihr Anblick ist beinahe schmerzhaft. Am liebsten würde ich in sie hineinschlüpfen und für diesen einen Moment ihren ungeschickten Körper lenken. Sie muss doch spüren, dass sie attraktiv ist. Sie muss einsetzen, was die Natur ihr gegeben hat, sonst wird sie mit achtzig noch Schiss vor solchen Situationen haben.

»Jetzt mach schon!«, zische ich ihr zu, als sie stehen bleibt und sich nach mir umdreht.

Sie geht weiter. Ich beobachte sie, bis sie das große Poolbecken umrundet hat und hinter dem Sprungturm verschwunden ist, dann halte ich mein Versprechen und lege mich mit dem Rücken auf mein Handtuch.

Minuten vergehen. Noch ist Mel nicht zurückgekommen. Ob sie am Ende einfach aus dem Bad gerannt ist vor Angst? Ich kann mir gar nicht vorstellen, wie es sein muss, sich selbst derart im Weg zu stehen. Sie sagt, es störe sie nicht, dass sie keinen Freund hat, sie warte eben auf den Richtigen. Und im nächsten Augenblick verliert sie die Nerven, weil Tommy aus der 7C eine neue Freundin hat. Tommy mit den blonden Haaren und dem spitzbübischen Grinsen. Ich hatte mal was mit ihm, keine große Sache. Aber Mel macht aus allem eine große Sache. Sie idealisiert die Jungs, stellt sie innerlich auf ein Podest, bloß weil sie gut aussehen oder am Gang mal kurz in ihre Richtung geschaut haben. In ihrem Tagebuch stehen all die Namen, die in ihrem Leben von Bedeutung sind. Großteils sind es Schauspieler, auf die sie momentan steht, aber auch Tommy ist vertreten. Das allein sagt doch alles. Tommy – neben Brad Pitt und Paul Walker? Das kann sie mir nicht erzählen.

Ich beschließe, nun doch einen kleinen Blick zu riskieren. Nur um zu schauen, wie es läuft. Sie und Hübschi stehen an der Bar und plaudern. Ich fasse es nicht. Sie hat es tatsächlich hingekriegt! Ich wüsste zu gern, worüber die beiden reden. Ganz ehrlich, was hat Mel denn schon zu erzählen? Will sie ihn mit ihrem astreinen Notendurchschnitt um den Finger wickeln? Oder mit Geschichten über ihre todlangweilige Familie? Mir wird klar, dass ich eingreifen muss, bevor die Sache in die Hose geht.

Schnell verstaue ich meine und Mels Taschen unter meinen Klamotten und breche beherzt zu meiner Rettungsaktion auf. Die Sonne hat den gepflasterten Weg auf höllische Temperaturen aufgeheizt. Ich nehme eine Abkürzung durch die Wiese, steige ungeniert über Pärchen und Kinder hinweg und erreiche die Bar in dem Moment, als Hübschi sich gerade abgewandt hat.

»Heeeeyyy«, sage ich beschwingt und beziehe neben Mel Stellung. »Na, wie geht's? Alles klar bei euch?«

Im Augenwinkel bemerke ich, dass Mel mich panisch ansieht. Aber mein selten blöder Auftritt erfüllt seinen Zweck: Hübschi ändert seine Entscheidung und kommt prompt zurück an den Stehtisch, an dem er und Mel sich zuvor unterhalten haben.

»Und du bist?«, fragt er mich.

»Nina. Ich dachte, ich komme mal rüber zu euch.«

»Freut mich, Nina. Ich bin Fabian.«

»Oho, ein Fabian«, raune ich Mel zu, die neben mir steht, als hätte sie Bienen im Arsch. »Hieß so nicht dein erster Schwarm im Kindergarten? Ihr zwei seid wie füreinander geschaffen.«

Ein unsicheres Lachen, gefolgt von einem schmerzhaften Tritt auf meine Zehen. »Was soll das?«, knurrt sie.

Ich kapiere nicht, was sie meint, und habe auch keine Zeit für eine Antwort. Hübschi hat sich gegen den Tisch gelehnt und grinst mir gut gelaunt ins Gesicht. »Erzähl mal, was machst du so?«

»Wer, ich?«

»Ja, du.«

»Zur Schule gehen.«

»Nicht dein Ernst. Du studierst doch sicher schon.«

»Nein, ehrlich, ich bin sechzehn. Genau wie Mel.«

Er schiebt seine Sonnenbrille hoch und zeigt mir seine Augen – das zweideutige Funkeln darin verrät, was hier schiefläuft.

»Wollen wir eine Runde ins Wasser springen?«, fragt er.

Ich schüttle rasch den Kopf. »Geht ihr nur. Ich hab eben erst gegessen.«

»Ach, komm schon«, hakt er nach. Er ist gut. Mit diesem Lächeln könnte er all meine Sachen klauen, ohne dass ich mich beschwere. Ich würde ihm sogar behilflich sein. Mich selbst dürfte er auch gleich mitnehmen.

Mels Gesicht hat eine glühend rote Farbe angenommen. Ich weiche ein Stück zurück, um deutlich zu machen, dass das hier absolut nicht so geplant war. »Ohne mich, sorry.«

»Na schön, dann vielleicht später.« Zum ersten Mal, seit ich hier bin, fällt sein Blick auf Mel. »Was für ein Getränk wolltest du noch mal?«

»Ach, lass nur. Ich bin eigentlich gar nicht mehr durstig. Wir sehen uns.« Und weg ist sie. Lässt mich und diesen Typen einfach hier stehen. Er zuckt mit den Schultern und setzt die Sonnenbrille wieder auf.

»Und, Nina, hast du Lust auf was zu trinken? Ich lade dich ein.«

»He, Mel! Jetzt warte mal!«

Sie stapft in ihren viel zu großen Flipflops über den Parkplatz, ihre Badetasche schleppt sie wie einen Sack gefüllt mit zentnerschweren Goldbarren hinter sich her. Ich konnte kaum all meine Sachen zusammenpacken, da war sie schon vorausmarschiert und in Richtung Bahnhof unterwegs. Meine noch feuchte Bikinihose kneift unter der engen Shorts, die an gewissen Stellen schon leicht durchnässt ist. Zum Bahnsteig geht es ein Stück bergauf, in der prallen Nachmittagssonne zirpen die Insekten. Keuchend hole ich zu Mel auf, die meinen Versuch, sie am Arm zu berühren, wütend abwehrt.

»Ich geb's ja zu«, sage ich, als sie immer schneller wird. »Das ist ein bisschen blöd gelaufen. Aber wie hätte ich das denn wissen sollen?«

»Halt's Maul, Nina!«

Okay, immerhin redet sie mit mir. Ich halte ein bisschen Abstand, quassle aber weiterhin auf sie ein.

»Der Typ war scheiße. Hast du doch selbst gesehen.«

»Ich fand ihn nett. Bis zu dem Zeitpunkt, als du aufgetaucht bist und mir *wie immer* alles vermasselt hast!«

Wir haben den Bahnsteig erreicht. Zum Glück ist außer uns niemand hier. Natürlich nicht, die sind alle im Freibad und sonnen sich. Mel marschiert zu der Bank neben dem Ticketautomaten und setzt sich steif hin. Ich folge ihr, bleibe aber stehen.

»Es sah aus, als ob du Hilfe brauchst«, verteidige ich mich.

»So ein Blödsinn. Du hast es nicht ertragen, dass ich zur Abwechslung mal einen Typen abkriege, und musstest gleich zeigen, was du kannst!«

»Er wollte gerade gehen, als ich aufgetaucht bin, das wirst du doch wohl nicht abstreiten.«

»Er wollte zur *Bar*, um mir etwas zu *trinken* zu holen! Was sich ja dann ziemlich schnell erledigt hat, dank dir!«

Ich atme tief ein, doch das enge Gefühl um meine

Brust löst sich nicht. »Er wollte zur Bar?«, wiederhole ich.

»Ja! Zur Bar! Weil er mich einladen wollte. Denn er fand mich toll! Stell dir vor!«

Sie springt auf, die Wut hat ihr Tränen in die Augen getrieben. Ich stehe nur da und fühle mich elend. Wie ein kleines Kind, das ausgeschimpft wird, obwohl es nicht einmal weiß, was es falsch gemacht hat.

»Wieso machst du das?«, fragt Mel mit brüchiger Stimme. »Ich frage dich jetzt ganz ehrlich. Wieso ziehst du immer diese gemeine Scheiße ab?«

»Was kann ich denn dafür, dass ich ihm mehr gefalle als du?«

»Jetzt mach hier nicht schon wieder auf unschuldig! Du stehst doch voll drauf, dich in den Vordergrund zu spielen!«

Ich sage jetzt lieber gar nichts. Sie fängt an, mich wütend zu machen.

»Weißt du, du könntest wenigstens *versuchen*, nicht alle Typen sofort um den Finger zu wickeln! Kannst du das nicht für mich tun? Fällt es dir so schwer, auch mal den anderen den Spaß zu überlassen?«

»Schon praktisch, es sich so leicht zu machen. Einfach mir die Schuld dafür geben, dass du bei Männern nicht gut ankommst.«

»Wie soll ich denn gut ankommen, wenn du mir immer die Show stiehlst? Noch deutlicher wäre es höchstens, wenn du gleich mit einem Free-Fucks-Schild durch die Gegend läufst!«

Verblüfft reiße ich die Augen auf. »Hast du das eben wirklich gesagt?«

Sie verschränkt die Arme vor der Brust und erwidert stur meinen Blick. »Ist es etwa nicht so?«

»Wow. Also das ist … einfach nur wow.« Ich gehe ein paar Schritte, brauche Zeit, um das alles zu sortieren.

Währenddessen stolziert Mel zum Automaten und kauft sich ein Ticket. In zwei Minuten kommt der Zug.

»Du eifersüchtige Kuh«, sage ich.

Sie antwortet nicht. Das kann sie nicht abstreiten.

»Dir wäre es doch am liebsten, wenn ich genauso ein Loser wäre wie du. Aber stell dir vor, Mel, ich habe vor, mein Leben zu genießen. Warum muss ich immer auf dich Rücksicht nehmen?«

»Weil das Freundinnen so machen!«, schmettert sie mir entgegen. »Sie halten zusammen und geben aufeinander acht!«

»Und was heißt das jetzt? Verlangst du von mir, dass ich allen Typen, die mich anmachen, einen Korb gebe? Soll ich ins Kloster gehen, solange du keinen abbekommen hast?«

»Du sollst aufhören, mich bei jeder Gelegenheit auszubooten!«

»Ich boote dich doch nicht aus, zum Teufel!«

»Und was war das eben an der Bar?«

»Ein blöder Zufall!«

»Das war volle Absicht!«

»Okay, weißt du was? Du kannst mich mal! Ich hab deine Selbstmitleidsscheiße satt.«

»Jetzt fang bloß nicht an, es wieder auf mich zu schieben!«

»Nein, ernsthaft, wir sind hier fertig. Denk doch, was du willst.«

»He, was soll das, wo willst du hin? Wohin gehst du?«

»Ich bastle mir ein Free-Fucks-Schild und stelle mich damit auf die Straße! Denn das ist ja offenbar das, was ich immer mache!«

Sie ruft meinen Namen. Der Zug fährt in den Bahnhof ein und trägt jedes weitere Wort davon. Als ich mich nach ihr umdrehe, ist der Bahnsteig leer.

Ich bin früher zu Hause als vereinbart, woraus Mama natürlich überhaupt nicht schlau wird.

»Ich dachte, du und Mel wolltet schwimmen gehen.«

»Wir sind früher aufgebrochen.«

»War es nicht lustig?«

»Nein, nicht wirklich.«

Sie legt den Putzlappen weg, mit dem sie die Innenseite des Kühlschranks bearbeitet hat, und kommt zu mir in den Vorzimmerflur. »Deine Haare sind ganz strohig. Du solltest das Chlorwasser auswaschen.«

»Seit wann ist es dein Problem, wie meine Haare aussehen?«

»Glaub mir, dass ich meiner sechzehnjährigen Tochter ihre eigene Hygiene erklären muss, ist auch für mich ein Schock.« Sie zieht ihre Putzhandschuhe aus und zupft eine Strähne aus meinem Zopf. »Da, sieh dir das an. Sieh dir diese Spitzen hat. Totaler Spliss. Hast du dir die Haare wieder mit diesen billigen Drogerieprodukten gepflegt? Wieso benutzt du nicht die Sachen, die ich dir gekauft habe?«

»Lass mich in Ruhe«, schnauze ich.

Sie macht dieses empörte Was-ist-das-für-ein-Tonfall-Gesicht, in das ich nur zu gern meine Faust rammen würde. »Geh in dein Zimmer«, sagt sie.

»Als ob ich was anderes vorgehabt hätte!«

»Und zieh dir gefälligst eine vernünftige Hose an! Noch ein bisschen kürzer, und du bräuchtest gar keine Hose mehr!«

Ich gehe nach oben und sperre mich in mein Zimmer ein. Den feuchten Bikini tausche ich gegen frische Unterwäsche, die Shorts und das verschwitzte T-Shirt lasse ich an. Ich lege mich aufs Bett und gehe in Gedanken noch einmal diesen bescheuerten Streit durch. Ich würde wirklich gern wissen, wieso die Sache Mel so aufregt. Es war schließlich nicht das erste Mal, dass ein Typ die Wahl zwischen uns hatte und sich kurzerhand für mich entschieden hat. Ich glaube nicht, dass ich hübscher bin als Mel, ich strahle einfach etwas anderes aus. Ich gebe Jungs Sicherheit, weil ich es ihnen leicht mache. Bei mir fühlen sie sich wie Gewinner, auch wenn sie in Wahrheit totale Loser sind. Mel träumt von ihrem Traumprinzen und legt jedes Wort auf die Waagschale. Jungs spüren so etwas. Die wollen bloß Spaß haben, sich austoben und dazulernen. So wie ich eben. Vielleicht komme ich mit Jungs deshalb so gut zurecht, weil ich sie tatsächlich verstehe. Weil ich weiß, wie sie ticken.

Sie ticken wie ich.

Papa kommt um kurz nach sechs Uhr heim. Mama ruft aus der Küche, dass das Essen fertig sei. Offenbar hat sie meine subtilen Hinweise wie das Versperren der Tür und konsequentes Totstellen immer noch nicht kapiert. Nachdem sie zum dritten Mal zum Essen gerufen hat, reiße ich die Tür auf und brülle nach unten: »Hab keinen Hunger!«

Geschockte Stille. Und dann: »Hörst du, wie sie mit mir redet?«

Ich werfe mich zurück aufs Bett und drücke mein Gesicht in mein Kopfkissen, um nicht wie eine Irre loszuschreien. Ich muss Mel anrufen. Wir haben uns noch nie so heftig gestritten. Keine Ahnung, wie ich das regeln soll. Das ist komplettes Neuland. Ich hole mein Handy aus meiner Badetasche und beginne, eine SMS zu tippen. Ungeschicktes Gerede, Entschuldigung hier, Rechtfertigung da. Ungefähr bei der Hälfte der Nachricht bekomme ich einen Anruf. Es ist Mel.

»Hey«, säusle ich versöhnlich. »Ich wollte dir gerade schreiben.«

»Ja, ich … ich hab auch schon eine Nachricht getippt. Aber ich dachte mir, wir reden lieber. Magst du rüberkommen?«

Zehn Minuten später sitzen wir auf ihrem Bett und reden.

»Ich kapier's nicht«, sage ich. »Wir haben nie Streit, und wenn, dann immer nur wegen diesem beschissenen Männerthema.«

»Ich weiß«, antwortet sie leise. »Es tut mir leid.«

»Ich wollte dir den Typen wirklich nicht abspenstig machen. Ehrlich, Mel. Ich habe es nur gut gemeint.«

Sie nickt, sagt aber nichts mehr. Wir haben das Fenster geöffnet, sodass Frischluft und Grillenzirpen ins Zimmer dringen. In den Regalen stehen Kinderbücher, und die vielen Diddl-Mäuse auf ihrem Bett nehmen uns beinahe den Platz weg. Einzig das riesige Orlando-Bloom-Poster an der Tür verrät, dass in diesem Zimmer eine Sechzehnjährige wohnt. Ich stelle mir vor, wie sie einen Jungen hierher mitbringt, und muss bei dem Gedanken unwillkürlich schmunzeln. Mel wird es nicht leicht haben, einen Freund zu finden, unabhängig davon, ob ich in die Sache involviert bin oder nicht. Solange sie das nicht begreift, ist jede Diskussion sinnlos.

»Eigentlich«, ergreift Mel wieder das Wort, »war er sowieso nicht mein Typ. Viel zu sehr der Aufreißer. Und er war dumm! Ich meine, hast du gehört, wie er geredet hat? *Welches Getränk wolltest du noch mal?* Würg.«

»Ich wette, der hatte einen Mini-mini-Pimmel.«

»Wie ein Ringelschwänzchen!«

»Igitt!«

Wir lachen und kuscheln uns auf dem Bett nebeneinander. Es ist schön, zu wissen, dass es selbst nach so einem heftigen Streit ganz leicht ist, sich wieder zu vertragen. Ich lehne den Kopf an ihre Schulter, und sie legt seufzend den Arm um mich.

»Weißt du, was ich glaube?«, sage ich. »Wenn der Richtige kommt, wird sich deine ganze Angst in Luft auflösen. Denn dann wirst du so davon besessen sein, ihn zu bekommen, dass du gar keine andere Wahl hast, als über deinen Schatten zu springen. Und dann interessiert es dich auch nicht, ob ich zuschaue oder neben dir stehe oder nackt einen Regentanz aufführe.«

Sie grinst ein wenig. »Das könnte ich dir zutrauen.«

»Aber doch nur, damit es regnet und sein T-Shirt ganz durchnässt wird.«

Mel schließt die Augen und sinkt tiefer in meine Umarmung. Lange Zeit ist es still zwischen uns, und ich überlege, ob sie eingeschlafen ist. Ich habe eben selbst die Augen zugemacht, als ich plötzlich wieder ihre Stimme höre.

»Nina? Kann ich dir was verraten?«

»Was denn?«, gähne ich.

»Ich habe ein bisschen Angst. Vor der Zukunft.«

Verwundert richte ich mich auf. »Wie meinst du das?«

»Nun ja … die Zeit vergeht ja ständig, und … ich habe einfach Angst, dass ich in zehn Jahren immer noch allein bin. Oder in zwanzig Jahren. Was, wenn ich mit vierzig noch keinen Freund habe?«

»Du machst dir zu viele Gedanken.«

»Aber es ist doch wahr! Ich kriege schon Panik, wenn ein hübscher Junge neben mir steht. Wie soll ich dann … das alles hinkriegen?«

Ihre Stimme beginnt zu zittern. Ich streichle ihre Hand und schüttle beruhigend den Kopf. »Das wird schon.«

»Und was, wenn nicht? Was, wenn ich ewig allein bleibe?«

»Du bist nicht allein. Du hast mich.«

»Wie lange denn noch? Irgendwann wirst du sicher heiraten und Kinder kriegen und von hier wegziehen. Und ich bleibe für immer bei meiner Mutter hocken.«

»So ein Blödsinn. Du wirst nicht ewig bei deiner

Mutter bleiben. Und du wirst schon einen Freund finden.«

»Wenn ich einen gefunden habe, hilfst du mir dann?« Sie umklammert meine Hand, in ihre Augen tritt Entschlossenheit. »Wenn der Richtige endlich da ist, hilfst du mir dann, dass er bei mir bleibt?«

Das ist eine merkwürdige Bittc. Dic praktische Durchführung könnte kompliziert werden. Aber ich nicke natürlich. »Wenn der Richtige kommt, wirst du meine Hilfe gar nicht brauchen.«

TOBIAS

Oktober 2019

Letzte Nacht hat es einen Sturm gegeben. Der Strom ist für einige Stunden ausgefallen, sodass heute Morgen mein Radiowecker nicht geläutet hat. Ich sollte mir endlich angewöhnen, mein Handy als Wecker zu benutzen.

Die Vormittagsvorlesungen habe ich verpasst. Kurz überlege ich, die Nachmittagsvorlesungen ebenfalls zu schmeißen, da sich der Tag ohnehin nicht mehr retten lässt. Bei strömendem Regen zum Bahnhof gelaufen, bei strömendem Regen aus dem Zug gehetzt, bei strömendem Regen über den Bordstein gestolpert und in eine Pfütze gestiegen. Bei strömendem Regen sein ganzes Leben in Frage gestellt. Ich entscheide mich dann aber doch dafür, die Kurseinheiten durchzuziehen, allein dem Zugticket zuliebe, dass ich *bei strömendem Regen* gekauft habe.

Abends hört der Regen endlich auf. Ich ziehe meine Laufschuhe, eine Jogginghose und einen Kapuzenpulli an und renne mir den Frust buchstäblich aus den Knochen.

Ich starte an der Hauptstraße und biege beim oberen Supermarkt in die Klostergasse ein, die zu meiner ehemaligen Schule führt. Hinter dem Tunnel gabelt sich die Straße. Ich nehme die linke Abzweigung, an dem kleinen Trafohäuschen vorbei und tiefer in den Wald.

Früher war das ein Teil unserer Waldlaufstrecke. Wenn der Troll besonders lustig drauf war und uns zur Feier des Tages ein paar zusätzliche Kilometer aufbrummte, dauerte es eine halbe Stunde von hier bis zur Schule zurück. Es gibt zwei Teiche. Einen künstlich angelegten, der mit dem Kanal verbunden ist, und einen natürlichen. Im Sommer kann man hier wunderbar Libellen beobachten. Frösche und andere Wassertiere. Bei Tageslicht würde man sehen, dass die Wasseroberfläche mit einem Teppich aus winzig kleinen grünen Blättern bedeckt ist, die fast den Eindruck erwecken, man könnte darauf herumlaufen. Bei Nacht ist der Teich nichts als eine schwarze, spiegelglatte Fläche.

Es ist schade, dass wir erst so spät hierhergezogen sind. Als Kinder hätten Domi und ich diesen Ort geliebt. Wir hätten uns Gummistiefel angezogen, das Sandspielzeug eingesteckt und hätten bis zum Sonnenuntergang am Wasser gespielt.

Ich höre Schritte hinter mir. Ich schaue über die Schulter zurück und sehe eine schlanke Gestalt, die schnell in der Dämmerung näher kommt. Ihr Gesicht ist unter einer Kapuze verborgen, aber ich erkenne sie auf Anhieb.

Ich drossle mein Tempo, damit sie zu mir aufschließen kann.

»Na?«, sagt sie und rennt ungeniert an mir vorbei.

Ich schnaufe verwundert. Dann nehme ich mein altes Tempo wieder auf und habe sie nach wenigen Schritten eingeholt. Blonde Strähnen fallen aus dem Inneren der Kapuze, und ich erkenne ein Grinsen, als sie mir im Laufen das Gesicht zuwendet.

»Super Wetter zum Laufen, was?«

»Absolut.«

»Ich wusste gar nicht, dass du jetzt so sportlich bist.«

»Wurde langsam Zeit.«

Sie wird schneller. Sie will mich also herausfordern. Das kann sie haben.

Wir laufen bis zum Schulgebäude, nehmen Abkürzungen durch den Wald, stolpern über Wurzeln, Steine und durch tiefen Schlamm. Immer wieder versucht sie mich abzuhängen. Sie ahnt nicht, wie gut ich geworden bin. Und wie kräftig. Den umgestürzten Baum, den der Sturm aus der Erde gerissen hat, überspringe ich einfach, während sie sich die Mühe macht, drum herumzulaufen. Ich komme vor ihr beim Friedhof an, berühre kurz die Mauer und mache schnurstracks wieder kehrt. Spätestens jetzt ist klar, dass das hier ein Wettrennen ist. Sie macht mit. Zurück durch den Wald und in die rettende Nähe der Straßenlichter. Seite an Seite erreichen wir den Forstweg und kommen bei den Teichen schließlich zum Stillstand.

Nina keucht. »Nicht schlecht, Tobi. Gar nicht mal so schlecht. Und jetzt bleib da stehen, ich muss verschnaufen.«

»War das etwa alles, was du draufhast?«

»Ja, verflucht. Das war alles. Puh.«

Sie setzt sich mit ihrer Jogginghose auf den feuchten Boden und zieht erschöpft ihren Pulli aus. Darunter trägt sie bloß einen schwarzen Sport-BH. Ist nichts anderes als ein Bikinioberteil, sage ich mir. Und im Bikini habe ich sie früher pausenlos gesehen. Sie ist immer noch schamlos, schaut mich an mit diesem herausfordernden Ausdruck, als stellte sie mich auf die Probe. Ich reiße meinen Blick von ihr los und gehe ans Ufer des Teiches, dessen spiegelglatte Oberfläche sich kaum vom Anblick des pechschwarzen Himmels unterscheidet.

»Warst du da mal drin?«, höre ich sie im Hintergrund fragen.

»Nein. Du?«

»Als Kinder haben wir da oft Kaulquappen gefangen. Wir sind mit einem Einmachglas ein Stück hineingegangen und haben es durch das Wasser gezogen. Mit etwas Glück schwammen dann drei oder vier Kaulquappen im Glas.«

»Und was habt ihr dann mit denen gemacht?«

»Wieder freigelassen, was sonst?« Plötzlich steht sie ganz dicht neben mir. »Kennst du den Film ›Legende‹?«

»Was?«

»Da wirft die Prinzessin einen Ring ins Wasser und sagt zu Tom Cruise, dass er sie nur heiraten darf, wenn er ihr den Ring wiederbringt. Mel und ich haben diesen Film geliebt. Wir haben uns immer gewünscht, diese Szene mal mit einem Jungen nachspielen zu können.«

»Ihr hättet Domi fragen sollen. Der hätte das sicher für euch gemacht.«

Sie zieht das Gummiband aus ihrem Haar, holt aus und wirft es in hohem Bogen in den Teich.

»Das ist nicht dein Ernst«, sage ich.

»Ich dachte immer, du wolltest mich heiraten. Jetzt hast du deine Chance. Bring mir den Ring, äh, das Haarband zurück.«

Ich muss lachen. »In dem Sumpf findet das niemand mehr.«

Keine Antwort, nur wieder dieser Blick.

»Außerdem ist das Wasser sicher eiskalt.«

Und dieser verfluchte BH.

»Ich bräuchte eine Taschenlampe.«

Sie steigt aus ihren Sportschuhen und zieht sich die Hose aus.

»Was wird das?«, frage ich, obwohl ich es mir denken kann.

»Ich hole mir jetzt mein Haarband zurück. Hilf mir oder schau zu.«

In Slip und BH steigt sie in den Teich. Ihr Körper treibt Wellen voran, die lauter kleine funkelnde Insekten von der Wasseroberfläche aufscheuchen. Sie taucht unter und kommt mit klatschnassen Haaren wieder hoch.

»Was ist jetzt?«, ruft sie.

Ach, drauf geschissen. Ich ziehe mir Pulli, Jogginghose und Schuhe aus und gehe in Boxershorts in den Teich. »Verdammt, ist das kalt!«, stoße ich aus. Nina ist bereits ein Stück vorausgeschwommen und taucht schließlich unter. Luftblasen steigen ein paar Meter weiter rechts an die Oberfläche. Kurz darauf schießt ihr Kopf wieder aus dem Wasser, und im Zwielicht erkenne ich ihre blauen Augen.

»Hier muss es sein«, keucht sie. »Irgendwo hier.«

Ich nicke und tauche unter. Ich sehe nichts im trüben Wasser. Ich taste umher und berühre allerhand schleimiges Zeug, vermutlich Schlingpflanzen und Schilf. Plötzlich packt mich eine Hand und zieht mich nach unten. Ich versuche, dagegen anzukämpfen, aber die Hand ist stark. Die Schwärze verdichtet sich, schließt sich fest um meinen Körper. Im nächsten Moment berühre ich schlammigen Untergrund. Der Griff lässt locker, und die Hand tastet suchend vor mir über den Boden. Ich kapiere und beginne ebenfalls, den Grund abzusuchen.

Die Welt ist hier unten eine andere. Die Tiefe dämpft alle Geräusche bis auf das Schwappen des Wassers und das Rauschen meines eigenen Blutes. Unsere Hände wirbeln Schlamm auf, der sich wie eine seidige Schicht auf meine Haut legt. Schwerelos treibe ich in der Schwärze. Ich sehe verschwommen Ninas Umrisse, ihr langes Haar, das im Wasser wogt. Sie ist ganz dicht bei mir. Ich spüre wieder ihre Hand. Sie berührt meine Schulter, tastet über meinen Hals und weiter zu meinem Gesicht. Etwas Weiches, ungeheuer Zartes berührt meine Lippen. Küsst sie mich gerade?

Ich muss zurück nach oben. Ich will auftauchen, doch ein plötzlicher Widerstand hält mich am Grund fest. Da ist etwas um meinen Hals gewickelt. Es zwängt mir die Luft ab. Ich beginne zu rudern, um mich zu greifen, aber Nina ist verschwunden. Nur diese im Wasser treibenden dicken Fäden überall. Schlingpflanzen. Ich bin mittendrin. Panisch reiße ich an diesem Ding um meinen Hals. Ich presse die Lippen aufeinander, um nicht automatisch nach Luft zu schnappen. Dann ist die Hand auf einmal wieder da. Sie löst den engen Schleim um meinen Hals und zerrt mich zurück nach oben. Als ich mit dem Kopf aus dem Wasser schieße, ringe ich heftig nach Luft. Ninas Gesicht zeichnet sich undeutlich in der Dunkelheit ab. Ihr Haar hängt ölig von ihrem Kopf.

»Was sollte das?«, brülle ich, als ich endlich genug Atem habe.

»Ich hab dich wieder nach oben gezogen, du Tollpatsch.«

»Du … du hast mir dieses Ding um den Hals gelegt. Da unten, als du mich geküsst hast!«

Sie lacht. »Ich glaube, du hast zu viel Wasser geschluckt. Du bist mitten in die Schlingpflanzen geschwommen. Ich war nicht mal in deiner Nähe.«

»Aber du hast doch …« Ich verstumme erschöpft. Habe ich ihr Haar mit den Schlingpflanzen verwechselt? Was habe ich dann auf den Lippen gespürt?

Nina schwimmt zurück ans Ufer. Ihr schlanker Körper schimmert, als sie aus dem Wasser steigt und sich nach ihrer Kleidung bückt. Sie wringt ihr Haar aus und schaut mich an. Der Ausdruck in ihren Augen ist nun ein anderer: nicht mehr herausfordernd und direkt, sondern kühl und nachdenklich. Sie wendet sich ab, um in ihre Hose zu steigen.

»Komm aus dem Wasser raus, sonst holst du dir noch eine Erkältung.«

Mit letzter Kraft schleppe ich meinen Körper aus dem Teich. Trotz der Kälte sitze ich reglos am schlammigen Ufer, konzentriere mich auf meine Atmung, meinen Herzschlag, die wirren Gedanken in meinem Kopf. Nina hat sich mittlerweile angezogen und ihr nasses

Haar unter der Kapuze ihres Pullis versteckt. Sie berührt meine Schulter, um mich wachzurütteln.

»Ganz ruhig, Tobi. Ist ja nichts passiert.«

Ich schüttle den Kopf. »Wir haben dein Haarband nicht gefunden.«

»Siehst du? Ich wusste doch, dass du mich niemals heiraten wirst.«

Ein leises Lachen. Schritte im Gestrüpp, die sich von mir entfernen. Als ich mich nach ihr umdrehe, ist sie bereits zurück auf der Straße. Stück für Stück suche ich meine Kleidung zusammen, während die Erinnerung an den Druck um meinen Hals mich innerlich verkrampfen lässt. Und ob sie in meiner Nähe war. Was sonst, das bilde ich mir doch nicht ein!

Sie war es, die mich in die Schlingpflanzen gezogen hat.

NINA

Oktober 2019

Die Kälte sitzt mir in den Knochen. Die nassen Klamotten kleben an meiner Haut. Durch die Eingangstür komme ich ohne Zwischenfall, aber auf der Treppe begegne ich meiner Mutter.

»Wie siehst du denn aus?«, fragt sie entsetzt. »Du bist ja voller Dreck! Zieh sofort deine Schuhe aus! Du machst hier noch alles schmutzig.«

Hätte ich doch nur einen Hammer. Eine Axt. Irgendetwas Tödliches, das ich ihr mit voller Wucht über den Schädel ziehen könnte.

»Ich war eine Runde schwimmen.«

»Bei den Temperaturen?«

»Lässt du mich bitte vorbei? Ich würde mich gern umziehen.«

Sie stellt sich mir bloß breiter in den Weg. »Ich wüsste gern, wie meine erwachsene Tochter auf die Idee kommt, abends um neun bei zehn Grad eine Runde schwimmen zu gehen. Willst du dir den Tod holen?«

»Ich will vorbei, also geh mir aus dem Weg.«

»Gregor, hör dir das an! Unsere Tochter geht neuerdings nachts schwimmen.«

»Nina«, dringt Papas müde Stimme aus dem Schlafzimmer, »wieso machst du denn so was?«

Ich gebe ihr ein paar Sekunden. Sie geht nicht aus dem Weg. Ich packe sie am Kragen ihres geblümten, zwanzig Jahre alten Morgenmantels und schiebe sie zur Seite.

»Vielleicht bin ich ja irre«, presse ich zwischen den Zähnen hervor. »Schon mal daran gedacht? Vielleicht bin ich ja hier, um euch alle umzubringen.«

Das verkniffene Gesicht meiner Mutter verzieht sich zu einer erschrockenen Grimasse. »Nina, was ist denn in dich gefahren?«

Ich dränge mich an ihr vorbei. »Gute Nacht, Mama.«

Sie ist noch da. Die Box befindet sich unberührt in ihrem Versteck. Ich schiebe das Bett zur Seite, sodass die Box, umgeben vom Lurch der Jahrzehnte, in der Mitte des Raumes steht wie eine heilige Reliquie. Ich starre sie an, drehe Runden um sie, überlege. Sie verhöhnt mich doch. Die Box verhöhnt mich. Ich sollte sie benutzen oder vernichten. Eines von beidem muss geschehen. Aber weiter in ihrem Versteck bleiben kann sie nicht. Ich verliere den Plan aus den Augen. Ich beginne zu improvisieren. Das ist gefährlich.

Ich brauche frische Kleidung. Die nassen, verdreckten Sachen werfe ich in den Wäschekorb und schlüpfe in eine Jogginghose und einen sauberen Pulli. Mit feuchten, herabhängenden Strähnen schlurfe ich ins Badezimmer. Überall rieche ich nach Sumpf. Ein abscheulicher Geruch, wie das Zeug, das Papa mal aus dem Abfluss gefischt hat, nachdem das Ding tagelang verstopft war. Der Gestank klebt an mir wie eine Schicht Teer. Ich schaue mir im Spiegel ins Gesicht. Blasse Wangen, gerötete Augen, ein Ausdruck von Getriebenheit. Ich frage mich, ob ich das alles schaffe. Ob es nicht besser wäre, wieder zurück nach Wien zu fahren und mein Leben dort weiterzuleben, wo ich es unterbrochen habe – im Schutz der Dunkelheit, unentdeckt, anonym, jeden Tag mit einer anderen Perücke. Es war ein gutes Leben. Ich habe funktioniert. Dann habe ich mein sicheres Nest verlassen und bin in die Vergangenheit zurückgekehrt. Um einen Teil von mir zu suchen, den ich vor langer Zeit abgestoßen habe. Abgestoßen wie tote Haut. Wie eine abgestorbene Gliedmaße. Ich sage mir immer, ich hätte Zeit, aber in Wahrheit rennt mir die Zeit davon. Je länger ich warte, umso unsicherer werde ich. Umso mehr stelle ich mir Fragen, für die es längst zu spät ist: Ist das richtig? Muss es sein? Wird es am Ende überhaupt etwas nützen?

In meinem Zimmer sind diese Zweifel wie betäubt. Denn innerhalb dieser vier Wände sind die Gefühle stets am stärksten: Wut, Verzweiflung, Hass. Der Drang, etwas kurz und klein zu schlagen. Ich öffne das Fenster und schaue in die Nacht, sauge ausgehungert die frische Luft ein, um meinen Verstand von diesen schmerzhaften Gefühlen zu befreien.

In Tobis Haus sind alle Lichter ausgeschaltet. Ich frage mich, was sie aus Dominiks Zimmer gemacht haben. Ein Gästezimmer? Oder haben sie es gelassen, wie es war, um sein Andenken zu bewahren? Zwölf Jahre sind eine lange Zeit. Wie schafft man es, zwölf Jahre neben dem Zimmer eines Toten zu leben?

Ich erinnere mich an den Tag, als sie gegenüber eingezogen sind. Es war Sommer und sehr heiß. Ich hatte die Fenster dauergeöffnet und verbrachte den Großteil meiner Zeit im Bikini auf der Fensterbank, hörte Musik unter den Kopfhörern und betrachtete die Welt. Ich weiß noch, dass ich Dominik und seinen Vater beim Verladen der Waschmaschine beobachtet habe. Sie stritten sich darüber, wie man das Ding durch die Eingangstür und über die drei Stufen davor befördern könnte, ohne etwas zu beschädigen. Irgendwas passierte, sein Vater war wohl etwas zu schroff, und Dominik nahm die Hände von der Waschmaschine und rührte keinen Finger mehr. Sein stures Herumstehen, während seine Familie Kisten und Möbel schleppte, hat sich in mein Gedächtnis gebrannt. Das Geschimpfe seines Vaters interessierte ihn nicht. Drei, vier Minuten später ließ er sich schließlich dazu herab, seiner Mutter einen Karton abzunehmen. »Brav so!«, rief ich ihm zu, und endlich sah er mich.

Das mit dem ersten Blickkontakt ist eine interessante Sache. Es sind nur Sekunden, und doch spürst du sofort, dass da etwas ist. Nicht zwingenderweise etwas Großes. Oft ist es bloß die Dauer des Blickes selbst, die es dir verrät. Der berühmte Moment, wenn du glaubst, die Zeit bleibt stehen.

Ich habe ihn nie gefragt, was sein erster Eindruck von mir war. Ich denke, er hatte viele erste Eindrücke. Kein einziger davon hat ihn von mir ferngehalten.

April 2019

Die Kaffeemaschine in Oskars kleinem Büro gibt seit Wochen komische Geräusche von sich. Oskar ist der Betreiber der Bar, in der ich arbeite. Er verdient sein Geld mit Alkoholikern und Partysüchtigen, da wäre eine funktionstüchtige Regenerationsquelle nicht zu viel verlangt, aber man will ja nicht meckern. Mit Max' Hilfe habe ich den Jungen auf die Couch gewuchtet, nun tue ich mein Bestes, um ihn wieder aufzurichten, damit er den Kaffee trinken kann, den ich für ihn gebraut habe.

»Jetzt mach schon«, sage ich, als er zwar die Augen öffnet, aber nicht den Mund. »Trink das, das ist nur Kaffee. Der wird dir helfen.«

»Du … du bist ja gar nicht mehr blauhaarig«, lallt er benommen. Ich habe die Perücke abgenommen, da sie ein paar Spritzer Kotze abbekommen hat. Auch das T-Shirt habe ich gewechselt. »Tut mir … tut mir echt leid, dass ich dich vollgekotzt habe. Ich wollte eigentlich … nur mit dir reden. Ich wollte so gern mit dir reden …«

»Trink«, wiederhole ich und drücke ihm den Becher in die Hand.

Während er schlückchenweise an diesem braunen Horror-Gesöff nippt, durchsuche ich Oskars Schreibtisch nach dem Schlüssel für die Hintertür. Ich werde den Jungen bestimmt nicht quer durch den Club schleifen, um ihn endlich vor die Tür zu setzen. Sobald er wieder halbwegs nüchtern ist, rufe ich ihm ein Taxi und schicke ihn zurück ins Nimmerland oder von wo auch immer er kommt.

»Tina … ist eigentlich eh ein hübscher Name. Tina.«

»Wie viele Finger halte ich hoch?«

Er hält sich den Becher an die Stirn wie einen Eisbeutel. Was irgendwie sinnlos ist, denn das Ding ist heiß. »Du hast einen komplett falschen Eindruck von mir. Eigentlich bin ich nie betrunken.«

»Du wirst lachen, aber das merkt man.«

Er grinst. »Wann warst du das letzte Mal betrunken?«

»Ist lang her. Ich bin ein bisschen zu alt für Vollräusche.«

Er stellt den Becher auf den Boden und seufzt.

»Du solltest mal lächeln, Tina. Steht dir sicherlich gut.«

Ich belasse es bei einem Augenrollen.

Manuel steckt den Kopf ins Büro. »Hey, machst du noch lange Pause? Ist ziemlich viel los gerade.«

»Ich komme gleich«, antworte ich.

Die Tür geht zu, und der Lärm verstummt. Ich hebe den Becher vom Boden auf und bringe ihn in die winzige Teeküche nebenan. Der Junge hat sich auf der Couch ausgestreckt, als wäre er beim Psychiater. Mir fällt auf, wie groß er ist. Als er noch auf der Treppe gekauert ist, wirkte er kaum stattlicher als ein Lebkuchenmännchen.

»Ich muss noch mal kurz an die Bar, dann werde ich dir ein Taxi rufen. Überleg dir bis dahin schon mal, wo du deine Brieftasche gelassen hast, denn die Fahrt zahle ich dir mit Sicherheit nicht.«

»Kann ich dich was fragen?«, murmelt er mit Blick an die Decke.

»Falls es um die Sache mit dem Kotzen geht, dann lautet die Antwort Nein. Ich fand das nicht in Ordnung.«

Seine Mundwinkel zucken amüsiert, der Rest seines Gesichts bleibt unbewegt. Er verschränkt die Arme hinter dem Kopf, säuselt kaum hörbar vor sich hin. »Hast du schon mal was Schlimmes gemacht? Was wirklich Schlimmes? Ich meine nicht Ladendiebstahl oder so. Sondern was wirklich, wirklich Schlimmes.«

»Gerade eben überlege ich, dir ein Kissen aufs Gesicht zu drücken, du kleiner Trunkenbold. Halte mich nicht länger von der Arbeit ab.«

»Ich glaube, wir beide haben eine Verbindung zueinander. So was richtig Magisches.«

»Das sehe ich anders.«

»Erzählst du mir ein Geheimnis von dir? Dann erzähl ich dir auch eins von mir.«

»Bürschchen, du wirst morgen so was von verkatert sein.«

»Bürschchen«, wiederholt er schmunzelnd. Dann macht er die Augen zu und rührt sich nicht mehr.

Wie wunderbar. Ein betrunkener Gast auf Oskars Couch und eine vollgekotzte Perücke in meinem Spind. Ich nehme meinen Platz an der Bar wieder ein und versuche, den Gedanken, was ich tun soll, wenn der Bengel in den nächsten Minuten ins Koma fällt, bestmöglich zu verdrängen. Ein bisschen tut er mir ja leid. Aber ich kann ihn nicht im Büro übernachten lassen. Oskar würde mich umbringen.

Meine Schicht endet um drei Uhr. Ich übergebe die Bar und die übrig gebliebenen Gäste in Manuels Obhut und gehe zurück ins Büro, um meinen Welpen abzuholen. Er hat das Licht abgedreht und sich eine Decke organisiert. Woher, zum Teufel, hat er die Decke? Als ich die kleine Leselampe am Schreibtisch anknipse, stöhnt er auf, als hätte ich ihm mit Fernlicht in die Augen gestrahlt.

»Also, mein Kleiner, Zeit zum Aufstehen. Wir schicken dich jetzt nach Hause.«

Träge dreht er sich in meine Richtung, streckt die Glieder und glotzt mich belämmert an. Sein braunes Haar ist ganz zerwühlt. Ich verspüre den absurden Drang, es ihm glatt zu streichen. Überhaupt wird mir, wenn er mich ansieht, auf komische Weise warm ums Herz.

»Muss das sein?«, fragt er müde. »Wieso kann ich nicht einfach hier pennen? Ich bezahl dich auch dafür.«

»Heb dir dein Geld fürs Taxi auf.«

Er reibt sich die Augen und lässt stöhnend den Arm von der Couch baumeln, als wäre er für jede weitere Bewegung zu schwach. »Arbeitest du gern hier?«

»Sag bloß, du suchst einen Job.«

»Nein, es … es war nur eine Frage. Bist du glücklich mit dem, was du machst?«

»Weißt du was? Schlaf einfach wieder ein.«

Er sieht mir in die Augen und antwortet in aller Besonnenheit: »Ist doch komisch. Diese Sache mit dem Glücklichsein. Früher dachte ich immer, wenn ich erwachsen bin, wird alles besser. Aber irgendwie … irgendwie warte ich immer noch darauf. Dass endlich alles besser wird.«

»Wenn ich dir einen Rat geben darf: Alkohol ist nicht die Lösung. Ehrlich, Kleiner, was auch immer du für Probleme hast, so kriegt man sie nicht in den Griff.«

Er nickt nachdenklich. »Ich trinke sonst auch nicht. Nur heute … da hat es mich irgendwie überkommen.

Heute ist so ein Tag, wo … ein Tag, der einfach Bedeutung hat. Mein Bruder hat heute Geburtstag.«

»Ist das nicht ein Grund zum Feiern?«

Sein Gesicht ist sehr still geworden, auf jene Art still, die dir ein bisschen Gänsehaut bereitet, wenn du zu lange darüber nachdenkst. Ich kenne diesen Ausdruck. Ich sehe ihn tagtäglich im Spiegel. Eine tiefe Traurigkeit, die niemand sonst versteht.

»Komm schon«, sage ich. »Vielleicht solltest du einfach nach Hause fahren. Und deinem Bruder zum Geburtstag gratulieren.«

»Ich will aber nicht«, entgegnet er mit einem Grinsen. Es kommt so unerwartet, dass ich selbst grinsen muss. »Ich will lieber hierbleiben und noch ein bisschen mit dir reden. Mit dir redet es sich so schön.«

Ich gebe es nicht gern zu, aber er hat recht. Das hier ist mein erstes längeres Gespräch seit Wochen. Ich setze mich auf den Stuhl neben der Couch und schlüpfe aus meinen Schuhen.

»Und du?«, frage ich. »Hast du schon mal etwas wirklich, wirklich Schlimmes gemacht?«

»Oh ja«, antwortet er.

»Was denn?«

Plötzlich beginnt er zu lachen. Er lacht so laut und ausgelassen, dass ich die Worte, die er dazwischen herauszwängt, fast nicht verstehe. Aber ich glaube, er sagt: »Ich habe mal jemanden umgebracht.«

TOBIAS

Oktober 2006

In meinem Zimmer gibt es eine strikte Ordnung. Bücher, Schulunterlagen, Klamotten, CDs, PC- und Konsolengames, Spielzeug von früher, das alles hat seinen fixen Platz. Bringt jemand diese Ordnung durcheinander, ist es ein bisschen so, als würde die Welt untergehen. Weil es bedeutet, dass jemand an meinen Sachen war, ohne dass ich davon weiß. Mit so etwas komme ich absolut nicht klar.

»Verdammte Scheiße, Domi! Hast du schon wieder mein ›Need for Speed‹ geklaut?« Ohne zu klopfen, trample ich in sein Zimmer und stolpere auf Anhieb über jede Menge ausgezogene Kleidungsstücke. Shit, das sieht übel aus. Doch als ich mit einem Auge vorsichtig zum Bett luge, sind da keine zwei nackten Körper, eng miteinander verschlungen. Da ist nur Mel, die im Schneidersitz auf der Matratze hockt und eine Schale Cornflakes löffelt.

»Dominik duscht gerade«, sagt sie.

Das erklärt den Wäschehaufen auf dem Boden. Es war schon immer sein Stil, sich nicht erst im Badezimmer auszuziehen, sondern bereits auf dem Weg dorthin. Ich ziehe den Kopf ein und gehe mit einer leisen Entschuldigung in mein Zimmer zurück.

Wie peinlich. Sie muss mich für einen neurotischen, dauerwütenden Spasti halten. Es wäre mir ja egal, aber Mel ist die erste von Domis Freundinnen, die ich richtig gut leiden kann und deren Meinung mir wichtig ist. Sie hat was auf dem Kasten und ist obendrein noch wahnsinnig lustig. Bei ihr habe ich das Gefühl, dass sie mich nicht als nervenden Sidekick meines Bruders sieht, sondern als eigenständiges Individuum. Das ist fast schon eine Sensation. Ihre Vorgängerinnen konnten nicht mal bis drei zählen, geschweige denn die schier unmögliche Aufgabe bewältigen, sich meinen Namen zu merken. Wenn ich ehrlich bin, habe ich ganz schön Schiss davor, dass ich eines Tages unüberlegt in Domis Zimmer platze und die beiden haben gerade Sex. Sie wäre dann nicht besser als all die anderen Spielzeuge, mit denen er sich die Zeit vertrieben hat.

Ich setze mich auf den Teppich und durchsuche die Plastikbox, in der meine Konsolenspiele lagern, auf weitere Fehlbestände. Ich hasse es, dass er sich immer alles nimmt, ohne zu fragen. Wir könnten doch gemeinsam zocken, wo liegt das Problem? Früher haben wir das dauernd gemacht. Aber seit wir hergezogen sind, scheinen nicht nur unsere Zimmer getrennt zu sein, sondern auch unsere Leben.

Es klopft. Mel fragt durch die Tür, ob sie reinkommen darf.

»Äh, klar!« Ich stehe auf und schiebe die Spielebox rasch unters Bett.

Mel kommt herein und hat eine lose Disc dabei. »Die war in seiner PlayStation. Ich glaube, das ist das Spiel, das du suchst.«

»Ja, richtig. Danke.« Ich nehme die Disc an mich und sehe geschockt, dass sie voller Fingerabdrücke ist. So etwas macht mich wahnsinnig – das Befummeln makelloser Oberflächen, bis sie nicht mehr makellos sind.

Während ich die Verpackung für die Disc suche, sieht Mel sich in meinem Zimmer um. »Schön hast du's hier. Alles ist so sauber.«

»Ich mag das so«, erwidere ich automatisch, weil ich es gewohnt bin, mich in dieser Hinsicht rechtfertigen zu müssen. Aber Mel macht nicht den Eindruck, als würde mein Ordnungszwang sie irritieren.

»Deine Mutter ist sicher total erleichtert, dass sie hier nichts aufräumen muss, was? Das Zimmer nebenan wird ihr schon reichen. Dominik lebt in einem Saustall.«

»Wem sagst du das?«

Sie geht an meinen Schreibtisch, auf dem meine halb fertigen Matheaufgaben liegen. Sie beugt sich über das Heft und schürzt beeindruckt die Lippen. »Er hat mir erzählt, dass du sehr schlau bist. Angeblich bist du der Beste in deiner Klasse.«

»Das hat er dir erzählt?«

»Klar hat er mir das erzählt. Er ist sehr stolz auf dich.«

»Äh ... nur zur Sicherheit, wir reden hier von meinem Bruder, oder?«

»Jetzt lass mal gut sein«, meint sie mit einem Lachen, das mich unwillkürlich ansteckt. »Ich weiß, er ärgert dich ab und zu, aber er hat dich wirklich lieb.«

»Hat er das etwa gesagt?«

»Natürlich nicht. Aber man hört es so zwischen den Zeilen«, fügt sie grinsend hinzu. »Wenn man ganz genau aufpasst.«

Sie geht weiter zu meinem Bücherschrank. Während ihre Finger über die einzelnen Buchrücken streifen, überlege ich, ob ihre Worte bloß ein Mittel zum Zweck waren. Vielleicht denkt sie, besser an ihn heranzukommen, wenn sie sich bei mir einschleimt. Oder hat er sie angestiftet, das zu sagen, damit ich mich ruhig verhalte und ihnen nicht auf die Nerven gehe? So oder so, ich glaube ihr kein Wort. Nie und nimmer hat Domi zugegeben, dass er stolz auf mich ist. Eher würde er, keine Ahnung, Brokkoli essen.

»Wow, darf ich mich auf den mal draufsetzen?« Sie meint den roten Sitzball neben dem Schreibtisch. Ich nicke, und sie lässt sich mit einem vergnügten Quietschen darauf niederplumpsen. »Mah, ist das cool! So einen wollte ich immer haben, als ich klein war.«

»Ist angeblich gut für den Rücken.«

»Echt, du hast hier wirklich coole Sachen. Die ganzen Bücher, hast du die alle gelesen?«

»Die meisten schon, ja.«

»Wow. Dominik liest gar nicht. Finde ich irgendwie schade.«

»Er sagt da immer so ein Zitat aus ›Ghostbusters‹.«

»›Gedrucktes ist tot!‹«, fällt sie mir ins Wort und muss auf der Stelle lachen. »Ja, das hab ich schon öfters zu hören bekommen.«

Dann ist es still zwischen uns. Das unangenehme Schweigen, das nicht darüber hinwegtäuschen kann, dass wir uns kaum kennen. Ich würde sie gern fragen, was genau sie an meinem Bruder so toll findet. Dann könnte ich vielleicht besser verstehen, warum sein Leben so großartig ist und meines so unbedeutend. Stattdessen rutscht mir etwas komplett anderes heraus, das mich zwar genauso brennend interessiert, mich aber nicht das Geringste angeht.

»Hattet du und mein Bruder schon Sex?«

Sie legt überrascht den Zirkel weg, den sie eben von meinem Schreibtisch genommen hat. Sie setzt zu einer Antwort an, wird rot und nimmt den Zirkel wieder in die Hand. »Du bist ganz schön neugierig für einen Dreizehnjährigen«, meint sie schließlich.

»Fast vierzehn. Aber du hast schon recht, das … das ist mir so rausgerutscht. Sorry.«

Ihre Finger spielen nervös mit dem Zirkel herum. Ich würde am liebsten unter mein Bett kriechen und erst zu Weihnachten wieder herauskommen, wenn dieser peinliche Moment hoffentlich vergessen ist. Da fragt sie plötzlich: »Wie viele Freundinnen hatte er schon vor mir?«

»Puh, keine Ahnung …«

Sie wird etwas blass um die Nase. »So viele?«

»Na ja, er war bisher auch nicht gerade wählerisch. Wieso interessiert dich das?«

»Ich würde es einfach nur gern wissen. Um ihn einzuschätzen. Also, wie viele?«

Ihr zuliebe denke ich ernsthaft darüber nach. Zähle in Gedanken all die Pias und Steffies und Caros und Martinas, bis ich halbwegs das Gefühl habe, zu einem Ende gekommen zu sein. »So um die fünfzehn«, antworte ich. »Aber da sind die Bettgeschichten schon mitgerechnet.«

»Wie bitte, er hatte Bettgeschichten?«

»So immer wieder mal. Irgendwelche Mädchen aus der Nachbarschaft oder der Schule. Oder Schwestern von Kumpels. Ich habe sie nicht alle kennengelernt.«

Sie versucht diese Infos zu verarbeiten, ich sehe, wie ihr Kopf raucht. Ich habe nicht viel Ahnung von Mädchen, aber es wird bestimmt seine Gründe haben, warum sie diese Frage nicht einfach Domi gestellt hat. Wahrscheinlich hat sie Angst, dass er sie anlügen würde. Das ist unfair. Domi mag vieles sein, aber ein Lügner sicher nicht.

»Aber mit dir ist das anders«, will ich sie beruhigen. »Dich mag er.«

»Ach ja?«, antwortet sie mit einem Lachen, das ganz anders klingt als jenes davor. Wütend und höhnisch und eine Spur hysterisch. »Und was macht dich da so sicher? Um deine Frage zu beantworten, wir haben nämlich noch nicht miteinander geschlafen. Offenbar mag er mich von all diesen *Bettgeschichten* am wenigsten. Und ich fasse es nicht, dass ich mit dir darüber rede.«

Sie stützt die Stirn in die Hand, als würde sie gleich heulen. Panisch drehe ich mich nach dem Badezimmer um, in dem immer noch die Dusche läuft. Domi sollte das erledigen. Ist doch seine Freundin, verdammt. Mel sitzt da und rührt sich nicht. Ich weiß nicht, was ich tun soll. Es vergehen ein paar stille, gruselige Atemzüge.

»Tut mir leid.« Mel hebt den Kopf und hat sich anscheinend wieder gefasst. Ihr Gesicht ist jetzt ruhig und beherrscht. »Vergessen wir dieses Gespräch einfach.«

Sie steht auf und begibt sich zur Tür. Fieberhaft denke ich nach, wie ich ihr helfen, sie irgendwie beruhigen könnte. Ich möchte nicht, dass sie wegen Domi ein schlechtes Gefühl hat. Ich will, dass die beiden zusammenbleiben, denn sie ist das Beste, was meinem Bruder passieren konnte.

Als sie fast aus dem Zimmer ist, rufe ich: »Mel?«

»Hm?«

»Also ich, ähm … ich kenne mich da nicht so aus … aber wenn Domi noch nicht mit dir geschlafen hat, dann ist das doch eigentlich ein gutes Zeichen.«

Ihre Augenbrauen wandern erstaunt nach oben. »Und warum?«

»Na ja, ganz einfach. Wenn er sich bei dir nicht traut … dann sicher nur, weil er Angst hat, sich zu blamieren. Und das ist ja eigentlich was Gutes. Weil du ihm offenbar wichtig bist und er Respekt vor dir hat. Also so würde ich das sehen.«

Sie denkt einen Augenblick lang über meine Worte nach. Auf ihren Lippen macht sich ein erleichtertes Lächeln breit. »Das ist das Gleiche, was Nina gesagt hat.«

GREGOR

August 2006

Ich lenke den Toyota umständlich um den Umzugs-Lkw, der so ungünstig geparkt wurde, dass er die halbe Straße blockiert.

»Sind die immer noch nicht fertig«, brumme ich und biege nach meinem komplizierten Ausweichmanöver in unsere Einfahrt ein. Im Rückspiegel entdecke ich einen der beiden neuen Nachbarsjungen, der mit seinem Vater Möbel aus dem Lkw schleppt. »Die haben doch gestern schon alles ausgepackt.«

Nina steckt sich ein Stück Pommes in den Mund und verteilt ungerührt Krümel auf dem Beifahrersitz. »Vielleicht haben sie einfach extrem viel Zeug.«

»Das wäre ja noch schöner. Messies.«

»Magst du was von meinen Pommes? Sonst esse ich den Rest.«

Grimmig schüttle ich den Kopf. »Eines sag ich dir, wenn die wieder bis spät in die Nacht Lärm veranstalten, gehe ich rüber!«

»Das wäre sicher der Beginn einer perfekten Nachbarschaft, Papa.«

Ich schnaube und mache mich vom Gurt los. »Und du? Verteilst hier sorglos deine Pommes. Das war das letzte Mal, dass ich dich zum Einkaufen mitgenommen habe!«

»Ja, wirklich? Kann ich das schriftlich haben?«

Sie steigt aus und verschwindet ins Haus, ohne sich um die schweren Einkaufstaschen zu kümmern, die im Kofferraum verstaut sind. Im Auto ist es brütend heiß, dennoch bleibe ich für einen Moment hier drin sitzen und beobachte die Geschehnisse im Rückspiegel. Neue Nachbarn sind mit Vorsicht zu genießen. Man weiß nie, mit wem man es zu tun bekommt. Der Junge dürfte in Ninas Alter sein. Er sieht auch ganz nach einem Jungen aus, auf den Nina ein Auge werfen könnte. Störfaktor Nummer eins. Dann der Kleine. Bringt es nicht einmal fertig, zu grüßen. Störfaktor Nummer zwei. Den Vater kann ich nicht einschätzen. Grimmig dreinschauender Typ, der bevorzugt gestikuliert, anstatt zu sprechen. Der gute Ton würde ja verlangen, dass ich rübergehe und mich kurz vorstelle. Was für eine Konversation sollte das sein? Ich spreche, er fuchtelt? Ich steige aus und schleppe die Einkäufe ins Haus.

Susanne kocht gerade. Das ganze Haus duftet nach den Schnitzeln, die in der Pfanne braten. Von Nina fehlt jede Spur. »Wieso hatte Nina Pommes in der Hand, als sie reingekommen ist?«, fährt Susanne mich an.

»Sie wollte welche haben, da hab ich ihr eben welche gekauft.«

»Dass du auch niemals Nein sagen kannst. Du weißt genau, dass ich heute Abend koche! Und jetzt schlägt sie sich vor dem Essen den Bauch mit diesem Mist voll!«

»Tut mir leid«, murmle ich, während ich aus meinen Schuhen steige. »Ich hab nicht daran gedacht.«

»Natürlich nicht. Bei dir redet man gegen eine Wand. Was soll ich jetzt mit den ganzen Schnitzeln machen? Wegwerfen kann ich die!«

Sie macht den Biomülleimer auf und wirft das letzte, noch nicht gebratene Schnitzel hinein.

Ich bringe die Einkäufe in die Küche und beginne wortlos mit dem Ausräumen.

»Hast du Milch mitgebracht?«, fragt Susanne.

»Ja.«

»Und Basilikum?«

»Ja.«

»Und Taschentücher?«

»Ja.«

Sie geht ein Stück vom Herd weg, um die Einkaufstaschen zu inspizieren. »Du hast den Schafskäse vergessen.«

»Ich dachte, ich soll den nicht mehr kaufen. Der letzte ist schlecht geworden.«

»Ich wollte aber griechischen Salat machen! Was soll ich jetzt mit dem ganzen Grünzeug anstellen? Das wird uns ja schlecht!«

»Vielleicht wäre das eine Lösung?« Ich bücke mich nach dem Biomüll und halte den Deckel auf.

»Deine blöden Scherze kannst du dir sparen«, keift sie und stellt sich an den Herd zurück. »Nina! Komm runter, Essen ist fertig!«

Der Abend bringt eine angenehme Abkühlung, nachdem es tagsüber so unerträglich heiß war, dass ich selbst meine Squash-Runde abgesagt habe. Dabei wäre es richtig entspannend gewesen, mal wieder mit voller Wucht einen Ball gegen die Wand zu schmettern.

Nach dem Essen geht Nina noch zu Melanie. Ich beobachte sie, als sie sich in Shorts und Tanktop durch das Gartentor schiebt und die Straße hinunterspaziert. Es gab Zeiten, da saß sie einfach nur da. Sie wirkte, als wäre sie mit sich und der Welt im Reinen, aber ich glaube, sie war in Wahrheit in einer unsichtbaren Blase gefangen, die sie von der Außenwelt abschirmte. Ich habe Jahre mit dem Versuch verbracht, diese Blase zu durchbrechen und meine Tochter kennenzulernen. Verstehen kann ich sie bis heute nicht. Was sie früher mit Schweigen regelte, regelt sie jetzt mit nichtssagenden Kommentaren. Sie hat auf alles eine Antwort, bloß bekommt man nie die Antwort, die man sich wünscht.

Unwillkürlich bekomme ich Lust, ihr hinterherzuspionieren. Ich müsste ihr schon einen Chip implantieren, um verlässlich zu wissen, was sie tut und wo sie sich aufhält. Susanne sagt, ich sollte unserer Tochter vertrauen. Das tue ich, aber ich frage mich, ob es nicht genau dieses Desinteresse ist, das Nina immer weiter von Susanne und mir forttreibt.

»Magst du noch was zum Nachtisch?«, ruft sie aus der Küche.

»Nein, bin satt.«

Geschirr klirrt. Dann ein Piepen, als sie die Spülmaschine einschaltet. Sie zieht sich die Putzhandschuhe aus und kommt zu mir ans Fenster. »Ich wollte dich vorhin nicht anschreien.«

»Hm.«

»Nina ist so bockig in letzter Zeit. Sie raubt mir den letzten Nerv.«

»Ist schon gut.«

Sie legt mir die Hand auf die Schulter und gibt mir einen Kuss auf die Wange. Sie kann so zärtlich sein, wenn sie es will. Aber eben nur dann – wenn sie es will.

»Fährst du heute noch Squash spielen?«, fragt sie, während sie schon wieder auf dem Weg in die Küche ist.

»Ich weiß nicht.«

Sie drückt Scheuermilch auf die Herdplatte und beginnt aus Leibeskräften zu schrubben. Sie sagt nichts mehr. Ich drehe mich wieder zum Fenster.

Im Haus gegenüber geht die Tür auf. Eine Frau kommt mit einem Stapel zusammengefalteter Pappkartons heraus und trägt sie nach vorn zu den großen Papiersammelcontainern. Vor lauter Kartons hat sie Mühe, den Deckel des Containers zu öffnen. Plötzlich fallen ihr die Kartons aus der Hand und verteilen sich am Gehsteig und auf der Straße.

Ich zögere nicht lange, gehe zur Tür und verlasse das Haus.

»Warten Sie, ich helfe Ihnen.« Ich überquere die Straße und helfe ihr beim Einsammeln des Sperrguts.

»Vielen Dank«, meint sie lachend. »Dass das Zeug auch so unhandlich sein muss.«

Sie öffnet den Containerdeckel, und ich werfe die Kartons ein. Als wir fertig sind, streicht sie sich das Haar aus der Stirn und lächelt mich erleichtert an.

»Ich bin übrigens Sophie«, sagt sie. »Wir sind eben erst hier eingezogen.«

Ich mag ihr Gesicht. Es strahlt und wirkt lebendig. Sie trägt ein weiß-blaues Sommerkleid mit Flipflops dazu, und ich frage mich, wann Susanne das letzte Mal ein solches Kleid getragen hat. Ich frage mich, wann Susanne mich das letzte Mal so angeschaut hat.

Ich räuspere mich und schüttle ihr die Hand. »Gregor Graf.«

»Eigentlich sollte das ja mein Sohn machen, aber Sie wissen sicher, wie das mit Achtzehnjährigen so ist.«

»Absolut. Meine Tochter ist auch in dem Alter. Sie rührt keinen Finger.«

»Schrecklich, nicht wahr?«

»Sie wollte mir heute nicht mal beim Reintragen der Einkaufstaschen helfen.«

»Dann werden die beiden sich ja bestens verstehen.«

Wir lachen. Sie dreht sich nach der Eingangstür ihres Hauses um. Der Wind treibt ihr das Haar ins Gesicht, und für einen Moment kann ich mir genau vorstellen, wie sie als junges Mädchen ausgesehen haben muss. In Gedanken sehe ich sie auf Berge klettern, durch Meere schwimmen, lange Strecken im Sprint zurücklegen. Sie hat diese Vitalität im Blick, die kaum zu einem Leben in der Vorstadt passt.

Sie macht einen Schritt von mir weg, als hätte sie

meine Gedanken gelesen. Sie lächelt wieder, greift aber nach der Klinke ihres Gartentors.

»Hat mich sehr gefreut. Wir sehen uns bestimmt bald.«

Sie geht zurück in ihren Garten. Ihre blauen Augen streifen mich, als sie sich noch mal umdreht.

Scheiße.

Ich wende mich ab und gehe ins Haus.

Susanne ist nicht länger in der Küche. Sie sitzt im Wohnzimmer und scheint auf mich gewartet zu haben.

»Hast du dich mit der neuen Nachbarin angefreundet?«

»Sie heißt Sophie. Scheint nett zu sein.«

»Wenn du mir so schnell zur Hilfe kommen würdest, wenn mir etwas runterfällt, wäre ich die glücklichste Frau auf der Welt.«

Ich *komme* ihr zur Hilfe, wenn es nötig ist. Ich tue alles, was sie will. Glücklich sind wir beide nicht.

Wir spielen drei Matches, und Sophie gewinnt. Jedes verfluchte Mal.

Ich komme mir vor wie ein kleiner Junge, der zum ersten Mal mit einem hübschen Mädchen allein ist. Bloßgestellt und unerfahren. Es ist ein unangenehmes, aber auch aufregendes Gefühl, das ich beinahe vergessen hatte.

Als wir uns vor drei Tagen zum Spielen verabredet haben, habe ich noch überlegt, Susanne davon zu erzählen. Ist ja schließlich nichts dabei. Man spielt Squash und unterhält sich ein bisschen über die Kinder. Nachbarschaften müssen gepflegt werden. Aber ich habe kein Wort gesagt. Es hat mich selbst überrascht, wie schnell und unkompliziert es ging. Wir trafen uns eines Morgens bei den Autos, plauderten ein bisschen, und plötzlich sprach ich sie darauf an. In dem Moment fühlte es sich ganz natürlich an – *Wissen Sie was, wir sollten mal zusammen Squash spielen*. Wieso habe ich das gemacht? Wieso hat sie Ja gesagt?

Als ich sie mit dem Auto nach Hause bringe, ist es bereits dunkel. Ich halte in meiner Einfahrt, weil es von hier aus ohnehin nur ein Katzensprung bis zu ihrem Haus ist.

»Ich hatte wirklich Spaß«, sage ich und meine es todernst. Ganz plötzlich ist der Gedanke, zurück in dieses Haus zu gehen, nicht mehr zu ertragen. Ist schon seltsam. Offenbar genügen ein paar Stunden mit einer Fremden, um dir vor Augen zu führen, was in deinem Leben alles nicht stimmt.

»Mir hat es auch viel Spaß gemacht«, antwortet sie. »Für jemanden, der so oft spielt, warst du aber ziemlich leicht zu bezwingen.«

»Das war Absicht. Ich wollte dir nicht schon beim ersten Mal die Lust dran verderben.«

»Natürlich nicht.«

Ihre blauen Augen schauen tief in mich hinein, bis es fast schmerzhaft wird, sie anzusehen.

»Meine Ehe ist total kaputt«, sage ich mit einem bitteren Lächeln. Ich weiß nicht, warum. Sie sollte es wissen, denke ich.

Sie nickt langsam. »Ich verstehe.«

Ich weiß, wohin das führen wird. Erst die Blicke, dann die Berührungen und irgendwann der Super-GAU. Das ist alles so vorhersehbar, dass man es eigentlich überspringen müsste. Ich bin so ausgehungert, ich könnte sie gleich hier im alten Toyota ficken. Auf der Rückbank oder meinetwegen sogar auf dem Beifahrersitz, mitten in meiner Einfahrt. Ihre Augen lassen nicht von mir ab. Ich beginne zu schwitzen. Sie sollte jetzt besser aussteigen.

»Das müssen wir wiederholen«, sagt sie lächelnd.
»Ja, unbedingt.«
Sie zögert beim Öffnen der Wagentür.
»Gute Nacht«, sage ich.
Sie steigt aus und wirft die Tür zu. Sie dreht sich nicht mehr nach mir um. Aber das muss sie auch gar nicht.

NINA

September 2006

Ich gehe in Startposition. Mein Blick folgt der schnurgeraden Linie der roten Aschenbahn, an deren anderem Ende meine Turnprofessorin mit der Stoppuhr wartet. Bea neben mir wirkt gelassen. Noch. Gegen mich hat sie keine Chance.

Ich spanne meine Beinmuskeln an, schaue auf meine Füße. Die Sonne knallt mir auf den Rücken, heizt mein schwarzes Shirt auf schier unerträgliche Temperaturen auf. Die Luft staut sich in meinen Lungen, möchte raus, will in Geschwindigkeit umgewandelt werden, in Treibstoff. Der Startschuss fällt, und ich renne los. Schon auf den ersten Metern habe ich Bea abgehängt. Sie war mal die Beste im Laufen, jetzt bin ich es. Es berauscht mich, zu spüren, wie einwandfrei mein Körper auf Knopfdruck funktioniert, zu welchen Leistungen er fähig ist. Ich mag keine Leuchte sein, was Naturwissenschaften oder Grammatik betrifft, aber im Sport schlägt mich niemand.

Die Ziellinie rückt näher. Bea ist ein gutes Stück weit abgeschlagen. Die Stoppuhr wird gedrückt. Claudia und Flora, die neben der Bahn stehen und die Zeiten eintragen, heben die Hände, um mit mir einzuschlagen.

»Noch mal acht Komma zwei!«, ruft Claudia. »Wahnsinn, Nina.«

Schnaufend begebe ich mich an den Rand der Bahn, um den nachfolgenden Läuferinnen nicht im Weg zu sein. Mein Herz pumpt gefühlte achthundert Liter Blut durch meinen Körper. Ich gehe den Maschendrahtzaun entlang, der am Rand der Bahn verläuft und den Sportplatz umgibt. Auf der anderen Seite lehnt Dominik mit der Schulter am Zaun. Er hat mir zugeschaut. Ich habe es gesehen, als ich an ihm vorbeigerannt bin. Acht Komma zwei Sekunden. In dieser Zeit kann ein Mensch sechzig Meter zurücklegen. In dieser Zeit kann er sich womöglich auch verlieben. Das Lächeln, das ich Dominik im Vorbeigehen zuwerfe, dauert bestenfalls drei Sekunden, aber ich habe keinen Zweifel, dass er versteht, was es bedeutet.

»Psst, Nina!« Mel kommt mir auf halber Strecke entgegengelaufen, rot bis zu den Ohren. »Nina, Nina, Nina! Das dort ist er. Das ist der Neue aus der B-Klasse.«

»Meinst du den da drüben?«

»Spinnst du?«, flüstert sie. »Rede doch nicht so laut! Der hält uns noch für Freaks.«

»Ich glaube nicht, dass er uns für Freaks hält«, erkläre ich gütig.

»Und?« Sie zupft aufgeregt am Träger meines Shirts. »Jetzt sag schon. Wie findest du ihn?«

»Ganz okay.«

»Ganz okay? GANZ OKAY?« Mit aufgerissenem Mund bleibt sie stehen und gafft.

»Na ja, er ist schon ein ganz Hübscher«, sage ich und werfe einen unverhohlenen Blick über die Schulter zurück.

Mel hat mein Handgelenk umfasst und drückt zu, als wolle sie mit mir verschmelzen. »Er ist der Wahnsinn. Hast du seine blauen Augen gesehen? Und diese Haare! Da will man die ganze Zeit durchstreichen und dran ziehen und … oh Gooooott!«

»Jetzt beruhig dich mal, sonst hält er uns wirklich für Freaks.«

»Weißt du, wie er heißt? Und wo er wohnt? Ich hab ihn bisher nur ein paarmal in der Pause gesehen. Aber ich glaube nicht, dass er mit dem Bus fährt. Glaubst du, er wohnt bei uns in der Nähe?«

Ich könnte ihr jetzt natürlich erzählen, dass er im Haus gegenüber wohnt. Und dass ich nur deshalb weiß, wie er heißt, weil ich ihn gefragt habe. Vorgestern, via Luftpost. Er saß in kurzer Hose und T-Shirt an seinem Fenster und kritzelte irgendwas in ein Heft, wahrscheinlich Hausaufgaben. Als er mich entdeckte, habe ich kurzerhand einen Block und einen Filzstift von meinem Schreibtisch genommen und in riesengroßen Buchstaben meinen Namen draufgeschrieben. Dann habe ich den Block hochgehalten und wie irre gegrinst. Er hat mich ein bisschen zappeln lassen. Aber dann hat er auch zu schreiben begonnen. *D O M I N I K*. In schönen, großen Buchstaben.

Ich weiß nicht, ob es klug wäre, Mel davon zu erzählen. So begeistert, wie sie von ihm ist, könnte mein Vorsprung sie wieder wütend machen. Ist wahrscheinlich ohnehin nur eine Phase. Jungs wie Dominik sind Player, und mit Playern hatte Mel noch nie was am Hut.

»Ich habe noch nicht mit ihm geredet«, weiche ich aus, was ja auch stimmt.

»Ob er eine Freundin hat?«, sinniert Mel. »Ach, der hat doch sicher eine Freundin. So eine ganz tolle, hübsche. So eine wie dich.«

»Du kannst ihn ja fragen.«

»Als ob«, sagt sie, denkt dann aber ernsthaft darüber nach. »Was macht er eigentlich hier?«

»Ich glaube, er wartet auf den kleinen Pechvogel dort vorn.«

»Auf den, der den Ball draufgekriegt hat? Ist das sein Bruder? Und er holt ihn ab?« Plötzlich fuchtelt sie mit den Armen wie ein Baby. »Ist das süüüüüß!«

»Großer Gott«, sage ich lachend.

Mels Laufpartnerin Doris winkt Mel zu sich an den Start.

»Okay, ich muss noch mal laufen. Beobachte alles,

was er macht! Ich will danach einen vollständigen Bericht.«

»Mel, er steht doch nur da!«

»Trotzdem! Behalte ihn im Auge! Ich werde mich beeilen.«

Darauf möchte ich wetten. Während Mel an den Start geht, mache ich am Zaun ein paar Dehnübungen. Der Junge mit der kaputten Nase kommt über den Platz geschlendert und wechselt mit Dominik ein paar Worte. Er sieht ziemlich schlimm aus. Sein Lehrer begleitet ihn zurück zu den Umkleidekabinen. Dominik schultert seinen Rucksack und kommt auf mich zu, während ich weiter meine Dehnübungen mache. Er lehnt sich neben mir an den Zaun, schaut mich an, unentwegt schaut er mich an. Ich halte den Blickkontakt und beschließe, mein Bein zur Feier des Tages besonders hoch an den Kopf zu ziehen. Das geht ordentlich daneben. Ich verliere das Gleichgewicht und stolpere lachend auf meine Füße zurück.

»Ich muss das offenbar noch üben«, sage ich.

»Sah schon ganz gut aus.«

»Du glaubst mir jetzt sicher nicht, dass ich Spagat kann.«

»Doch«, antwortet er lachend, »das glaube ich dir.«

Ich komme nahe an den Zaun, der uns voneinander trennt. Er ist groß. Ich müsste mich auf die Zehenspitzen stellen, um ihn zu küssen.

»Also deinen Bruder hat es ja ganz schön übel erwischt.«

»Ja«, seufzt er, »er zieht meistens die Arschkarte.«

»Gefällt es dir hier bei uns?«, frage ich und komme noch ein Stückchen näher. So nahe, dass sich unsere Körper wohl berühren würden, wäre der Maschendrahtzaun nicht da.

»Ist ein bisschen stiller als in der Stadt.«

»Aber die Leute sind hier viel cooler.«

Ich berühre mit den Fingern den Zaun, fahre den Draht entlang, bis ich bei seiner Schulter angekommen bin. Ich wandere unter den Saum seines T-Shirt-Ärmels, kratze mit dem Fingernagel ganz sachte über seine Haut. Es gibt zwei Sorten von Männern: diejenigen, die es kapieren, und diejenigen, die es nicht kapieren. Dominik kapiert es. Acht Komma zwei Sekunden. So viel Zeit gebe ich ihm, um nach meiner Nummer zu fragen.

»Nina, rate mal! Zehn Komma neun! Mein neuer Rekord.«

Mel. So viel Mel gab es noch nie auf einem Fleck. Unbekümmert stellt sie sich neben mich, grinst von Dominik zu mir und wieder zurück und zieht sich in einer schwungvollen Geste das Gummiband aus dem Haar.

»Hi, ich bin Mel!«

»Dominik«, antwortet er freundlich.

»Hast du gesehen, was die mit deinem Bruder gemacht haben, die Ärsche?«

»Hab's nur gehört.«

»Das war Absicht, ich schwöre es dir.«

»Er wird es überleben.«

»Du bist neu an der Schule, stimmt's? Wie gefällt es dir denn bisher?«

»Ganz gut so weit.«

»Ihr habt doch den Grafenburger in Mathe, oder? Bei dem musst du aufpassen. Der ist im Unterricht voll chillig, aber bei der Schularbeit verlangt er die unmöglichsten Sachen.«

»Davon hab ich gehört, aber ich kann's irgendwie nicht glauben. Der erlaubt sogar, dass man ihn mit Vornamen anspricht.«

»Aber genau das ist die Falle! Der tut so, als wäre er dein bester Freund, und dann ZACK! Wenn du fünfundzwanzig Punkte zusammenkratzt, ist das schon eine Sensation. Ich hab mal …«

Ich klinke mich aus. Ich höre zwar ihre Stimmen, die einzelnen Wörter verschwimmen jedoch zusehends miteinander, werden zu einem Ganzen, Mel und er werden zu einem Ganzen. Ich weiche ein Stück zurück, mache ihnen Platz. Als wäre ich ihnen im Weg. In meinem ganzen Leben habe ich Mel nicht so viel reden gehört. Sie strahlt. Und er strahlt zurück, auf eine unschuldige, leicht verwirrte Art, als verstünde er selbst nicht ganz, was da gerade passiert.

Ein flaues Gefühl gräbt sich in meinen Magen und lässt ihn eine halbe Etage nach unten sacken.

Dominiks kleiner Bruder kommt umgezogen und mit vollem Rucksack aus der Turnhalle.

»Ich muss jetzt los«, sagt Dominik. »Den Pechvogel zum Arzt bringen.«

»Sag ihm gute Besserung von mir!«, ruft Mel.

Ein Blick vielleicht? Ein kurzer Blick in meine Richtung, bevor er geht?

»Wir sehen uns«, sagt er an uns beide gerichtet.

Der Blick kommt nicht. Er schnappt seinen Bruder und geht.

So etwas ist mir noch nie passiert.

»Ahhhhhhhhh!« Mel ist ganz aus dem Häuschen, als wir nach Unterrichtsschluss in die Umkleidekabine gehen. »Hast du das gesehen? Hast du gesehen, wie lange ich mit ihm geredet habe? Er hat mich die ganze Zeit angeschaut! So richtig tief in die Augen hat er mir geschaut! Ich weiß gar nicht mehr, worüber wir geredet haben. Worüber habe ich mit ihm geredet, Nina? Ehrlich, ich weiß es nicht mehr! Totales Blackout!«

Wortlos ziehe ich mir das Shirt über den Kopf, während Mel schon wieder drauflosquasselt.

»Dominik. Das ist echt ein schöner Name. Glaubst du, er mag mich? Jetzt sag schon, Nihinaaa! Glaubst du, dass er mich mag?«

»Keine Ahnung.«

»Du bist doch danebengestanden. Was hat er gemacht, wie hat er gewirkt? Bin ich ihm auf die Nerven gegangen? Habe ich zu viel geredet?« Plötzlich schlägt sie sich die Hände auf die Wangen und stöhnt. »Oh Gott, ich hab zu viel geredet, stimmt's? Er ist ja kaum zu Wort gekommen. Habe ich es verbockt? Sag schon, habe ich es verbockt?«

»Du hast es nicht verbockt. Er war sicher ganz hingerissen von dir.«

»Das sagst du doch nur, um mich aufzumuntern.«

»Nein, im Ernst jetzt. Du warst voll super. Ich bin mir sicher, er hat einen tollen ersten Eindruck von dir.«

Sie kichert wie ein kleines Mädchen und schlüpft aufgeregt aus ihrer Turnhose.

»Weißt du, das Komische ist ... es war plötzlich gar nicht mehr schlimm! Ich habe einfach losgeredet, und ... es ging wie von selbst.«

»Siehst du. Jungs beißen nicht. Es sei denn, man will, dass sie das tun.«

Wir sind fertig umgezogen und schultern unsere Turntaschen. Über einen mit Leuchtstoffröhren gesäumten Betonkorridor kommen wir ins Internatsgebäude und von dort über die verglaste Brücke zurück zu den Klassenräumen. Da das unsere letzte Stunde war, müssen wir bloß noch die Turnsachen in die Klasse bringen und abhauen. Mel ist so überdreht, dass ich es kaum aushalte. Ohne Unterlass redet sie von Dominik. Ob ich ihr doch sagen sollte, dass er gleich gegenüber wohnt? Nein, das würde sie nur aufregen. Wir verlassen das Schulgebäude und stellen uns in die Sonne.

»Oh Gott, sorry«, jammert Mel, als ihr allmählich

die Puste ausgeht. »Sorry für diesen Auftritt. Ich bin einfach nur so aufgeregt!«

»Dann stell dir mal vor, wie es sein wird, wenn du ihn nackt siehst.«

Sie schnappt panisch nach Luft. »Oh mein Gooo-ooott! Das überlebe ich nicht, Nina. Ehrlich, da falle ich einfach tot um!«

Irgendwie ist sie ja süß. Wie sie dasteht und strahlt, weil sie glaubt, ein einziges Gespräch mit einem Jungen bedeutet irgendwas. In ihrer Welt ist so etwas das Nonplusultra. Allein die Tatsache, dass er ihr seinen Namen gesagt hat, ist für sie der Beweis, dass er ihr gehört. Männer sind aber keine Dämonen, über die man Macht erlangen kann, indem man ihren Namen kennt. Nun ja, sie können wahrscheinlich schon Dämonen sein. Aber man wird sie sicherlich viel schwieriger wieder los, wenn man erst mal von ihnen besessen ist.

Abends schickt Mama mich den Müll rausbringen. Da das hier ein ökonomischer, zukunftsorientierter Ort ist, gibt es an jeder Straßenecke diverse Tonnen für die Mülltrennung. Unsere Tonnen befinden sich direkt vor unserem Haus. Ich sortiere zunächst die Buntflaschen und die weißen Flaschen und werfe danach alles in die entsprechenden Container.

Weil es warm ist, trage ich bloß Shorts und T-Shirt. Mama sagt, ich laufe mal wieder herum wie eine Nutte. Ist mir aber egal. Ich entdecke Dominik, der an seinem Fenster sitzt. Er scheint mich schon eine Weile zu beobachten. Als ich ihm zuwinke, erstarrt er für einen Augenblick, dann lächelt er und winkt zurück.

Wie zwei Kinder, die miteinander spielen wollen, es aber nicht dürfen.

Ich werfe den restlichen Müll in die Tonne und gehe zurück ins Haus.

»Hast du auch brav getrennt?«, keift Mama um die Ecke.

»Ja, ja!« Ich kümmere mich nicht weiter um ihre Wortspenden, gehe in mein Zimmer und stelle mich ans Fenster.

Dominik ist nicht mehr da, aber ich sehe seinen Bruder, der ein Fenster weiter den Kopf nach draußen steckt und sich umsieht. Armer kleiner Tollpatsch. Er hat ein riesiges Pflaster auf der Nase, womit er aussieht, als hätte man ihn grün und blau geschlagen. Schon schlimm, dass Dominik nichts unternommen hat. Wäre der Kleine mein Bruder, würden diese Ärsche die Radieschen bereits von unten anschauen.

Mein Handy läutet. Ich setze mich aufs Bett und krame das Ding zwischen meinen Laken hervor. Natürlich ist es Mel.

»Weißt du, was ich gerade in meiner linken Hand halte?«, fragt sie, ohne auf ein Hallo zu warten.

»Na, sag schon.«

»Seine Handynummer.«

Ich brauche ein bisschen, um zu kombinieren. »Du meinst, die von Dominik?«

»Ich habe Pia gefragt, und die ist ja mit Matthias aus der 8B zusammen, und der hatte seine Nummer, weil sie Sitznachbarn sind!« Sie piepst vor Aufregung. »Und jetzt habe ich seine Nummer! Ich halte sie gerade in der Hand, Nina. Ich habe seine verfluchte Nummer.«

»Dann ruf ihn doch an«, sage ich süffisant.

Geschockte Stille.

»Oder wir machen es auf die chillige Weise und schauen morgen auf einen Sprung in der B-Klasse vorbei. Dann kannst du mit ihm reden, ohne wie eine Stalkerin rüberzukommen.«

»Ja. Du hast recht. Dein Plan ist besser.«

Ich sinke mit dem Rücken aufs Bett, weil ihre überdrehte Art allmählich anstrengend wird. »Mel, ich muss dir was sagen.«

»Was denn?«

Ich hole Luft wie vor einem tiefen Sprung. Jetzt oder nie. »Er wohnt mir gegenüber.«

Schweigen.

»Mel?«

»Das ist perfekt!« Sie brüllt beinahe. »Oh mein Gott, endlich habe ich mal ein bisschen Glück!«

»Äh … ach ja?«

»Dann kann ich ja zu dir rüberkommen und laufe ihm ganz zufällig über den Weg! Nina, das ist genial! Hast du ihn schon gesehen? Oder mit ihm geredet?«

»Nur so ein bisschen. Er sitzt manchmal an seinem Fenster.«

»Wahhhhhh!«

»Okay, jetzt beruhige dich mal. Es ist nur ein Junge, Mel. Je mehr du dich da hineinsteigerst, umso größer wird die Enttäuschung sein.«

»Wieso denn Enttäuschung? Könnte es denn nicht sein, dass ein Junge zur Abwechslung auch mal was von *mir* will?«

»So meine ich das nicht. Es kann ja auch sein, dass er dich enttäuscht, obwohl er was von dir will. Vielleicht ist er ein Arschloch. Oder der totale Langweiler.«

»Das glaube ich nicht«, sagt sie verträumt.

Die folgenden Worte überlege ich mir gut. Ich will nicht, dass sie etwas in den falschen Hals bekommt. Und sie soll nicht denken, ich wäre nicht auf ihrer Seite. Aber sagen muss ich es.

»Mel, es kann sein, dass er nicht auf dich steht. Dass er heute ganz einfach nur freundlich war. Du kennst ihn nicht. Bitte erwarte dir nicht zu viel.«

»Also, ich kapier dich nicht. Seit wir uns kennen, hältst du mir vor, ich hätte vor allem und jedem Schiss.

Und jetzt, wo ich endlich bereit bin, die Dinge in die Hand zu nehmen, willst du es mir ausreden?«

»Ich will nur, dass du vorsichtig bist. Woher kommt dieser Mut auf einmal? Hat der Typ dich verhext, oder was ist hier los?«

»Er ist es einfach wert«, antwortet sie voller Überzeugung.

»Woher willst du das wissen? Du hast gerade mal fünf Minuten mit ihm geredet.«

»Um sich zu verlieben, braucht es nur eine Sekunde.«

Beziehungsweise acht Komma zwei.

»Du machst es einem echt nicht leicht, Mel.«

»Gehen wir morgen in die B-Klasse! Bitte, bitte!«

Ich seufze schwer. »Wieso nicht? Ich wollte sowieso mal wieder Agnes besuchen.«

»Yippie!«

»Aber versprich mir eines: Reiß dich zusammen.«

»Ich werd's versuchen!« Sie ist so aufgeregt, dass sie auflegt, ohne sich zu verabschieden. Kurz darauf bekomme ich eine SMS, in der steht: *Ups, sorry! Bis morgen und schlaf schööööön! Bussi!*

Ich lege das Handy weg und drücke mir den Arm auf die Stirn, bis es schmerzt. Komisches Gefühl da in meinem Bauch. Ein bisschen so, als hätte ich etwas Schlechtes gegessen, nur viel tiefer drin. Wird mir von Mels Verliebtheit übel? Offenbar schon.

Die B-Klasse liegt am anderen Ende des Ganges, dort, wo früher der Musikraum war, der nach dem Umbau allerdings in den obersten Stock direkt unters Dach verlegt wurde. Eigentlich eine beschissene Lage für eine achte Klasse. Umgeben von Unterstufen und direkt neben der Stiege. Mich durch den Strom aus ausschwärmenden Halbwüchsigen zu quälen, erinnert mich daran, wieso ich die B-Klasse seit Semesterbeginn meide. Eigentlich gehen mir dadurch viele Kontakte verloren, Agnes oder Flo oder auch Dave und Georg, die früher mal echt gute Freunde von uns waren, seit der Oberstufe aber irgendwie aus meinem und Mels Leben verschwunden sind.

Bevor wir den Klassenraum betreten, gehe ich mit Mel noch einmal den Plan durch. »Wir gehen da rein, weil wir Agnes besuchen wollen. Egal, was er macht oder wo er ist, du konzentrierst dich auf Agnes. Es geht nur darum, präsent zu sein. Das hier ist ein Schaulauf. Hast du kapiert?«

Mel nickt und stiert gierig in den Raum hinein. Noch kann ich ihn nirgends entdecken. Mit etwas Glück ist er im Hof, eine rauchen, oder kauft sich was zu essen. Dann können wir diese dämliche Aktion abbrechen und uns verdünnisieren.

Ich entdecke Agnes hinten bei den Fenstern und betrete mit Mel im Schlepptau den Raum. Wie in jedem fremden Klassenzimmer erwartet uns eine Mauer aus abgestandener Luft und dreißig verschiedenen Körperausdünstungen, die unsere Nasen nicht gewohnt sind. Trotz der Schwierigkeit, den Atem anzuhalten und gleichzeitig cool zu wirken, strecke ich in einer siegreichen Pose die Arme von mir und rufe zu Agnes quer durch den Raum: »Hey, Schlampe!«

»Hey, Hurenkind!«

»Komm her, lass dich drücken!«

Wir kollidieren in einer filmreifen und doch eleganten Umarmung, während ein paar Mädels um uns herum ehrfürchtig zurückweichen. Agnes und ich, das ist wie Feuer und Benzin. Wo wir auftauchen, gibt es Tote. Deshalb haben wir aufgehört, miteinander fortzugehen. Wir tun niemandem gut, am wenigsten uns selbst.

»Was geht?«, fragt sie und zieht mich an ihren Platz am Fenster, wo auch der Rest ihrer Freundinnen steht. Agnes ist über die Jahre etwas billig geworden. Der klassische Fall von Coolness-Überdosis. Sie geht gern auf Partys und dröhnt sich gern zu. Mache ich auch gelegentlich, aber sie ist dann diejenige, die stockbesoffen in ihrem eigenen Erbrochenen endet und sich am nächsten Morgen an nichts mehr erinnern kann.

»Wollten mal wieder vorbeischauen«, antworte ich. »Mel hat dich vermisst.«

»Ha, ha, sieht aber nicht so aus.«

Verwirrt schaue ich mich nach Mel um und entdecke sie genau dort, wo sie ausgesprochen nicht sein sollte: mit roten Bäckchen und verlegenem Grinsen vor Dominik, der auf seinem Tisch in der dritten Reihe sitzt und sich von ihr bequatschen lässt.

»Ach Mist«, murmle ich.

»Alle Achtung«, sagt Agnes, während sie sich ein Stück Schokoriegel in den Mund stopft. »Hätte nicht gedacht, dass sich ausgerechnet Mel den Neuen schnappt.«

»Sie hat ihn sich noch nicht geschnappt«, verbessere ich, ohne die beiden aus den Augen zu lassen. »Sie ist einfach nur saudumm.«

»Also für mich sieht das aus, als hätte sie ihn schon um den Finger gewickelt.«

Agnes hat recht. Er macht nicht den Eindruck, als wäre er genervt oder irritiert, obwohl Mel sich gerade garantiert um Kopf und Kragen redet. Er hört ihr einfach zu. Lächelt, wie er mich gestern angelächelt hat. Nein, das stimmt nicht. Er lächelt ganz anders. Auf eine Weise, die ich offen gesagt nicht kenne.

»Sag, hast du mal wieder Lust auf U4 oder so?«, fragt Agnes. Ich richte meine Aufmerksamkeit auf sie und ihre Mädels, kurz darauf läutet die Glocke zur nächsten Stunde, und Mel und ich müssen zurück in unsere Klasse.

»Und?«, frage ich, als wir auf dem Gang sind. »Was war? Du bist saublöd by the way. Aber was war?«

Ihr fehlt bloß noch die Krone auf dem Kopf, dann wäre ihr stolzer Anblick perfekt. »Ich treffe mich heute nach der Schule mit ihm.«

»Erzähl keinen Scheiß.«

»Doch. Er will mit mir lernen.«

Und wir alle wissen, was »lernen« in Wahrheit bedeutet.

Mel stehen vor Freude Tränen in den Augen. »Ich glaube, er steht auf mich! Ist das nicht unfassbar? Ich glaube, ich spinne.«

Ich hätte es nicht besser ausdrücken können.

TOBIAS

November 2006

Das Schuljahr ist in vollem Gange. Die Herbstferien liegen lange zurück, und die nächsten freien Tage kommen erst zu Weihnachten. Ich bin an dem Punkt, wo ich anfange, meinen Lateinlehrer zu hassen. Der alte Eder erfüllt so ziemlich jedes Klischee, das man sich vorstellen kann: groß und bierbäuchig, Bart und Brille, hässliche grüne Sakkos und ausgelatschte Altherrenschuhe, mit denen er durch die Gänge streift wie ein Wolf auf der Suche nach Beute. Er ist ein Choleriker, wie er im Buche steht, bei jedem noch so leisen Mucks geht er an die Decke. Neulich bekam Roman einen fünfminütigen Zusammenschiss, weil er es gewagt hatte, sich während des Unterrichts die Schuhe neu zu binden.

Ich dachte eigentlich, ich wäre vor Eders Launen sicher, weil ich sein bester Schüler bin. Aber dass vor diesem Mann absolut niemand sicher ist, habe ich heute in der dritten Stunde erfahren. Meine Übersetzung war, Zitat, eine Frechheit. War auch eine schwierige Textstelle. Aber von mir hatte er sich anscheinend mehr erhofft.

Jetzt hockt er wahrscheinlich bitter enttäuscht in seinem dunklen Kämmerlein und zündet sich seine dreizehnte Zigarette an, während er grimmig meinen Namen verflucht – auf Latein! Aber ich bin auch nicht besser. Seit einer Stunde sitze ich mit rauchendem Schädel am Küchentisch und tüftle an der heutigen Latein-Hausübung, damit ich in der nächsten Unterrichtsstunde meinen guten Ruf wiederherstellen kann. Überall liegen aufgeschlagene Mappen mit diversen Grammatikaufzeichnungen herum. Die Seiten meines Stowassers glühen bereits. Ich würde mich garantiert leichter tun, meinen total überarbeiteten Kopf zu benutzen, wenn von oben nicht permanent dieses dämliche Gelächter und Gekicher kommen würde. Ja, wir haben es kapiert. Mel und Domi treiben es jetzt miteinander. Ein Wunder, dass es so lange gedauert hat. Sonst lässt mein Bruder in der Richtung eigentlich nichts anbrennen. Aber ich denke, er mag Mel einfach.

Es läutet. Da Mama einkaufen ist, Papa noch in der Arbeit feststeckt und von den beiden Turteltauben da oben ohnehin keine Reaktion zu erwarten ist, lege ich meine Füllfeder weg und schlurfe mit erschöpften Gliedern zur Tür.

»Hi«, begrüßt Nina mich strahlend. »Ich will Mel und ihren Lover abholen.«

»Viel Spaß beim Warten«, knurre ich und schleppe mich zurück an den Tisch.

Dass Nina mittlerweile öfter bei uns auftaucht, habe ich akzeptiert. Genauso wie die Tatsache, dass sie zwar nett zu mir ist, aber nie mehr als das Nötigste mit mir redet. Sie ist meistens hier, um Mel abzuholen oder mit ihr und meinem Bruder vor dem Fernseher abzuhängen. Für mich interessiert sie sich nicht.

Während ich überlege, wie das noch gleich mit dem AcI war, kommt sie unerwartet zu mir in die Küche und lehnt sich mit dem Rücken an den Kühlschrank.

»Machst du Hausaufgaben?«

»Ja.«

»Kennst du dich aus?«

»Wieso, bist du gut in Latein?« Ein schwacher Hoffnungsschimmer. Plötzlich entstehen Bilder in meinem Kopf, verrückte, bunt schillernde Szenen, die wie die neuesten Schlagzeilen vor meinem inneren Auge rotieren: Nina, die ganz dicht neben mir sitzt und mir irgendwelche Grammatiksachen erklärt. Ninas praller Ausschnitt, als sie sich nach vorn beugt, um die oberste Zeile meiner Übersetzung noch mal zu lesen. Ninas wunderschöne rote Lippen, die ganz sanft die Worte formen: »Gut gemacht, Tobi.«

Ihr abfälliges Lachen reißt mich aus meiner Träumerei. »Absolut nicht, nein. Wen habt ihr in Latein, den Eder?«

Ich nicke.

»Mein Beileid.«

Schritte auf der Treppe. Kurz darauf kommen Mel und Domi nach unten, beide mit einem ziemlich belämmerten Lächeln im Gesicht.

Nina geht zu den beiden ins Vorzimmer. »Können wir?«

»Yup!«, flötet Mel und schlüpft in ihre Schuhe.

Soweit ich weiß, wollen die drei in die Stadt fahren und irgendwas unternehmen. Bowlen oder Kino oder was auch immer. Erst waren die Unternehmungen zu dritt eher zufällig, Mel hatte Nina neulich einfach im Schlepptau, und seitdem kleben die drei ständig aufeinander. Wenn ich nur endlich den Mut fassen könnte, mehr mit Nina zu reden. Sie vielleicht sogar ab und zu anzulächeln!

Domi setzt sich zu mir an den Küchentisch, um sich seine Docs zu binden. »Was machst du da?«

»Latein.«

»Wusstest du, dass er den Eder hat?«, fragt Nina im Hintergrund.

»Ja, wusste ich.«

»Du hast ihn doch auch. Erzähl, was sind deine bisherigen Erfahrungen?«

Domi wechselt schulterzuckend zum zweiten Schuh. »Ich hab keine Probleme mit ihm.«

»Erzähl mir keinen Scheiß. Jeder hat Probleme mit ihm. Mich wollte er sogar schon offiziell von der Schule verweisen lassen. Was hast du gemacht, ihm den Schwanz gelutscht?«

Mel rammt Nina den Ellenbogen in die Seite. »Du redest hier von meinem Freund, okay?«

»Oh, verstehe. Dann ist unser Dominik wohl einfach zu liebenswürdig, um mit dem Eder Probleme zu bekommen. Niemand kann sich seinem Charme entziehen.«

»Genau«, sagen Mel und Domi wie aus einem Mund.

Ich konzentriere mich auf das aufgeschlagene Heft und die Füllfeder in meiner Hand, um nicht länger darüber nachzudenken, wie ausgeschlossen und allein ich mich in diesem Moment fühle. Domi steht auf und nimmt seine Jacke vom Haken. Nina ist bereits aus der Tür gegangen.

Im letzten Augenblick steckt Mel den Kopf in die Küche und fragt: »Hey, magst du mitkommen?«

Ich muss Domi nicht zwingend im Blickfeld haben, um sein drohendes Gesicht zu sehen. Ich schüttle den Kopf. »Ich muss das hier noch fertigkriegen.«

»Außerdem kann er nicht bowlen«, meldet Domi sich zu Wort.

»Dann musst du es ihm eben beibringen«, entgegnet Mel. »Gute Brüder machen das so.«

»Gute Brüder machen das so!«, wiederholen Domi und Nina im Chor.

Mel wirft seufzend die Arme in die Luft und murmelt ein ehrliches »Sorry«. Die Tür fällt ins Schloss, und ich bin allein.

Mit voller Wucht schlage ich das Heft zu und schleudere diesen beschissenen Füller gegen die Wand. Was mache ich hier? Brüte über Latein, während mein Bruder und *die Frau meines Lebens* gemeinsam die Sau rauslassen. Ich hätte mitkommen sollen. Endlich einmal Ja sagen! Mel versucht es. Sie probiert immer wieder, mich aus meinem Schneckenhaus zu locken. Habe ich wirklich Angst vor Domis drohendem Blick? Oder ziehe ich nur deshalb den Schwanz ein, weil ich keine Ahnung habe, wie ich es einen ganzen Nachmittag neben Nina aushalten soll, ohne vor Aufregung zu sterben?

Ich kann jetzt nicht mehr weiterstrebern. Ich brauche Ablenkung. Ich gehe hoch in mein Zimmer und will »Halo« aus der Verpackung holen. Die Disc ist nicht da. Verflucht noch mal! Ich stürme nach nebenan und starte eine rücksichtslose Suchaktion. Sein Schreibtisch, seine Regale, seine Konsolen, einfach überall. Das Bett ist zerwühlt, die Luft riecht salzig. Wehe, wenn ich jetzt über ein gebrauchtes Kondom stolpere. Dann bin ich reif für den Psychiater.

Ich kann die Disc nirgends finden. Frustriert möchte ich die Suche abbrechen, da sticht mir etwas anderes ins Auge. Ein schwarzes Hard-Rock-Café-T-Shirt, das zerknüllt in der Ecke liegt. Ich kenne dieses Shirt. Das gehört Nina. Tausendmal habe ich sie schon darin gesehen, wenn sie den Müll rausbringt oder im Turnunterricht ihre Mitschülerinnen deklassiert. Was macht Ninas Shirt in Domis Zimmer?

Die Antwort auf diese Frage ist so schrecklich wie eindeutig.

Domi, du verfluchter ARSCH!

Ich höre die Haustür knallen, kurz darauf kommt Domi die Treppe herauf. Unterwegs unterhält er sich kurz mit Mama, die ihn fragt, wie sein Tag war und ob er Hunger habe. Er kommt an meinem Zimmer vorbei, begrüßt mich flüchtig und zieht dann weiter. Mel ist nicht bei ihm. Ich folge ihm sofort. Als er eben die Tür zu seinem Zimmer schließen will, stehe ich bereits vor ihm.

»Bescheißt du Mel?«

Er schaut mich erstaunt an. »Was?«

»Das da habe ich in deinem Zimmer gefunden.« Ich schließe die Tür hinter mir und drücke ihm das T-Shirt in die Hand. »Das gehört doch eindeutig Nina! Bescheißt du Mel mit ihrer besten Freundin? Das ist selbst für dich zu krass.«

Er faltet das T-Shirt auseinander und betrachtet es von allen Seiten. »Das hat Mel neulich angehabt. Vielleicht hat sie es sich von Nina geborgt.«

»Echt jetzt? Was Besseres fällt dir nicht ein?«

»Jetzt hör mir mal zu, du kleiner Schnüffler, ich habe keine Ahnung, was in deinem Hirn schon wieder vorgeht, aber dieses T-Shirt gehört Mel, und was für Klamotten in meinem Zimmer herumliegen, geht dich einen Scheißdreck an!«

Ich habe ihn wütend gemacht. Es wäre klüger, sich zurückzuziehen, aber es geht hier um eine größere Sache. Mit gerecktem Kinn bleibe ich vor ihm stehen, schaue ihm in die Augen, zeige keine Furcht.

»Wenn das wirklich Mels T-Shirt ist, wieso hatte sie es dann noch nie an? Ihr drei hängt ständig miteinander ab. War doch klar, dass du die eine irgendwann nicht mehr von der anderen unterscheiden kannst, du Rammler!«

»Ich fasse es nicht!«, sagt er halb im Lachen, halb verzweifelt. »Was stimmt nicht mit dir? Ich bescheiße Mel nicht mit Nina.«

»Was macht dann dieses T-Shirt hier, verflucht!«

»Keine Ahnung! Die beiden sind doch am Bauch zusammengewachsen! Mel hat ständig irgendwelche Klamotten an, die Nina gehören. Reg dich ab!«

»Ich glaub dir aber nicht! Mel ist das erste Mädchen, mit dem ich auskomme, und du machst alles kaputt! Hast du auch mal an sie gedacht? Sie mag dich echt, du Arschloch!«

Seine Brauen schießen überrascht nach oben, und auf einmal wirkt er fast gerührt. »Du kannst Mel wirklich gut leiden, stimmt's?«

»Ja!«, brülle ich. Dann beruhige ich mich plötzlich, spüre die ganze Wut aus mir herauslaufen. »Ja«, wiederhole ich und fühle mich bloß noch elend. »Ja, ich mag sie wirklich. Und ich will nicht, dass du … dass du ihr wehtust.«

Heilige Scheiße. Für diesen Spruch wird er mich killen. Ich mache mich auf einen Hieb gegen die Schulter gefasst, doch er rührt sich nicht, steht einfach da und sieht mich an.

»Ich tue ihr nicht weh«, versichert er mir. »Mit Nina läuft gar nichts.«

Plötzlich sind da ganz viele Tränen, die ich verzweifelt wegblinzeln muss. »Ist das … also schwörst du es? Schwörst du, dass da nichts zwischen dir und Nina läuft?«

Da lacht er auf einmal und schüttelt den Kopf. »Ich sollte Mel das ja fast erzählen. Sie würde heulen vor Freude, wenn sie hört, wie du dich für sie einsetzt.«

Er nimmt das T-Shirt und wirft es in den Wäschekorb. Als wäre das Problem damit beseitigt. Die ganze Diskussion, all mein Mut, mich ihm gestellt zu haben – einfach in den Mülleimer befördert.

»Was wolltest du überhaupt in meinem Zimmer?«, will er wissen, während er sich aufs Bett wirft.

»Ich, äh …«

»Denn eines sag ich dir, schnüffeln kannst du woanders. Ich lasse dir das durchgehen, weil du dich für Mel so eingesetzt hast. Aber wenn ich dich noch einmal erwische, wie du in meinen Sachen wühlst, dann lasse ich es wie einen Unfall aussehen, das schwöre ich dir.«

Zerknirscht räume ich das Schlachtfeld und kehre in mein Zimmer zurück. Dann war es eben doch Mels

T-Shirt. Ich glaube ihm, weil er gute Argumente vorgebracht hat. Und weil er mein Bruder ist und ich ihm vertrauen sollte. Domi ist kein schlechter Kerl. Er mag es bunt treiben, aber Betrug und Lügen sind nicht seine Art.

Die Sache ist geklärt.

Ich werde nie wieder ungefragt in sein Zimmer gehen.

Oktober 2019

Dicker, feuchter Herbstnebel zieht über die Gleise hinweg. Bei diesem Anblick scheint die Zeit rückwärtszulaufen, alles verlangsamt sich, die winzigen elektrischen Impulse im Hirn werden zu einem trägen, gleichmäßigen Strom, der Gedanken ans Tageslicht befördert, nach denen man zuvor wie verrückt gegraben, sie aber nie gefunden hat.

Seit Nina zurück ist, kommen viele solcher vergrabenen Gedanken hervor. Das alles zu sortieren ist Knochenarbeit. Angefangen bei der Frage, weshalb sie hier ist, bis zu diesem verrückten Abend im Teich. Sie war früher unbesonnen, locker und fröhlich. Egal, was passierte, ob sie durch Prüfungen flog oder Stress mit den Lehrern hatte, sie schien immer einen Plan B zu haben. Das Leben war für sie ganz simpel. Die Nina, die ich jetzt abends in ihrem Fenster sehe, ist anders. Sehr fokussiert und vorsichtig. Sie plant etwas. Ich weiß nicht, was ich davon halten soll.

»Da bist du ja. Ich dachte, wir wollten uns auf dem Spielplatz treffen.«

Ich reiße meinen Blick von den Gleisen los und drehe mich um. Mel trägt einen dunkelblauen Mantel und hat die Hände tief in die Taschen gegraben. Ihr Gesicht ist traurig. Manchmal fällt es mir schwer, mich an ihr Lachen zu erinnern, das mich so leicht anstecken konnte. Sie hat sehr lange nicht mehr gelacht.

»Tut mir leid«, antworte ich. »Ich hab nur kurz über etwas nachgedacht.«

»Fragst du dich, ob sie deswegen hier ist?« Ein vages Nicken Richtung Gleise.

»Ich weiß es nicht. All die Jahre hätte sie zurückkommen können. Warum jetzt?«

»Vielleicht ahnt sie etwas.«

Vielleicht.

Mel stellt sich neben mich, und gemeinsam blicken wir in den Nebel. Die Welt wirkt wie ein verwunschenes, abgeschiedenes Fleckchen, wenn man kaum die Hand vor Augen sieht. Selbst die eigene Vergangenheit scheint in diesem Nebel zu verschwinden. Ein gruseliger Gedanke.

»Redet sie manchmal über ihn?«, fragt Mel.

»Nein. Fast gar nicht.«

»Mit mir auch nicht.«

»Vielleicht geht es ja gar nicht um ihn. Vielleicht wollte sie uns einfach nur wiedersehen.«

Mel zieht eine Hand aus der Manteltasche und greift nach meinem Arm. »Woher auch sollte sie etwas wissen? Niemand weiß etwas. Ich habe selbst die Hälfte vergessen.«

»Ich kann mich erinnern, als wäre es gestern gewesen.«

Sie wendet sich ab. Ich spüre, dass sie genauso große Angst hat wie ich. Dabei ist es lächerlich, sich zu fürchten. Was sollte Nina schon tun? Uns umbringen?

»Sie will sich übrigens mit uns treffen«, ergreift Mel wieder das Wort.

»Ja, das hat sie mir auch schon geschrieben.«

»Und?«

»Was, und?«

»Was, glaubst du, hat sie vor?«

Ich schüttle den Kopf. »Nichts wird sie vorhaben. Sie ist einfach nur kaputt, Mel. Wir sind alle so verdammt kaputt.«

NINA

Oktober 2019

Glitzernde, bunte Sprenkel, die ineinander verschwimmen. Ein Kaleidoskop ohne sichtbare Grenzen. Ich bin ein Wassertropfen, der als winzige runde Form die Scheibe hinabrinnt, körperlos, etwas Flüssiges, ohne Gefäß, das mir Halt und Form gibt. Schwerelos und gleichzeitig von untragbarem Gewicht. Zügig auf dem Weg nach unten. Und weiter runter, runter.

Ein Blitz schlägt in der Mitte des Zimmers ein, und in zittrigen Linien laufen meine Gedanken zu einem großen Ganzen im Zentrum zusammen. Geiles Zeug. Zwölf Jahre lang lag es unter meinem Bett versteckt und hat nichts von seiner Wirkung verloren. Ich strecke die Beine aus, spüre bewusst den Kontakt zwischen mir und dem Boden, mir und der Luft, mir und den vielen kleinen Teilchen, die um mich herumschweben und sich zerstreuen, eine endlose Kette an Bewegungen, wie Zahlen, die unentwegt ins Minus wandern. Ich lege den Kopf in den Nacken und betrachte den Schein der Lampe an der Zimmerdecke. Die Glühbirne flackert. Die Sekunden werden zu Stunden. Stunden allein mit dem Flackern und dem Regen.

»Nina?« Mama kommt ins Zimmer. Sie sieht mich mit zurückgelegtem Kopf am Boden sitzen und stutzt. »Was machst du da?«

»Ich bin auf Droge. Sieht man das nicht?«

»Ich koche heute nicht. Dein Vater und ich würden gern Pizza essen gehen. Kommst du mit?«

»Kann nicht. Hab zu tun.«

»Und zwar?«

Ich richte meinen Kopf auf und blicke sie ernst und schweigsam an.

»Du solltest hier drin mal lüften«, meint sie kopfschüttelnd. »Hier riecht es wie früher, als du dauernd mit diesem Georg unterwegs warst.«

»Tja.«

»Und was soll dieses ständige Herumlungern? Willst du nicht mal was unternehmen? In die frische Natur raus oder so?«

»Da redet die Richtige. Kommst doch selbst nie vor die Tür.«

»Ich muss dir ja auch ständig hinterherputzen! Neulich Abend, als du dir eingebildet hast, du musst schwimmen gehen, waren der ganze Vorzimmerboden und die Treppe verdreckt! Mach nur so weiter, und du kannst dir ein Hotel suchen!«

Sie verlässt das Zimmer.

In einer langsamen, geschmeidigen Bewegung gleitet mein Körper nach hinten, bis ich ausgestreckt auf dem Rücken liege. Die Welt steht auf einmal kopf. Der Boden scheint nicht unten zu sein, sondern oben. Die Box hängt von der Decke wie eine kantige grüne Fledermaus. Ihr Deckel öffnet sich, und aus dem Inneren dringt eine Stimme hervor.

Was machst du?, fragt sie.

Kurvendiskussion. Quatsch, nachdenken.

Du bist doch hier, um Fragen zu stellen. Warum stellst du sie nicht?

Ulkig. Ich rede mit einer Box.

Tu es endlich. Tu es.

Und dann?

Peng.

Das ist schräg.

Ein Piepen wie aus weiter Ferne. Träge wälze ich mich auf den Bauch, krieche im Schneckentempo voran. Ich fühle mich wie ein U-Boot zehn Kilometer unter dem Meeresspiegel. Mit letzter Kraft richte ich mich auf den Knien auf und zerre mich hoch aufs Bett. Eine Nachricht leuchtet auf meinem Handy auf. Mel fragt, ob unser Treffen für morgen noch steht.

Ich tippe auf dem Display herum. Das Ding macht, was es will. Nach einer Ewigkeit stehen da die Worte, die ich schreiben wollte: *Kommt Tobi auch?*

Die Antwort kommt sofort: *Ja.*

Hast du gehört, Box? Er kommt. Sie kommen beide.

Und was willst du tun?

Blöde Frage. Peng. Peng, peng, peng!

Die Box schweigt zufrieden.

Oktober 2006

Ich liege bäuchlings auf dem Bett und zupfe Fussel aus den Ärmeln meines Pullis. Es ist ein kühler Tag, aber die Sonne scheint. Bei diesem Wetter könnte man einen Waldspaziergang machen. Sich im Laub wälzen oder lachend einen Hügel hinunterrollen. Ob Mel und Dominik das gerade tun? Einen Waldspaziergang, Hand in Hand?

Ich versuche mich ja für sie zu freuen, aber die ganze Sache hat einen miesen Beigeschmack. Ich meine, da stimmt doch was nicht. Jemand wie Dominik passt nicht zu Mel. Was sie braucht, ist etwas Bodenständiges, Solides. Aber vielleicht täusche ich mich in Dominik. Ich kenne ihn nicht gut. Wir reden ab und zu vor der Schule, und immer ist Mel dabei. Sie weicht nicht von seiner Seite, himmelt ihn an. Ihm scheint das zu gefallen. Klar gefällt es ihm. Ich frage mich bloß, wie lange noch.

Als ich nach dem Abendessen zurück in mein Zimmer komme, habe ich eine SMS bekommen. Mel schreibt mit hundert Rufzeichen, dass ich sie zurückrufen soll. Mist, das klingt übel. Ich wähle ihre Nummer und überlege mir bereits die ersten tröstenden Worte. Als sie abhebt, klingt ihre Stimme so überdreht und laut, dass ich das Handy ein Stück von meinem Ohr weghalten muss.

»Er hat mich gefragt, ob ich mit ihm zusammen sein will! So ganz fix! So auf Freund und Freundin!«

Mir fehlen die Worte.

»Oh Gott, Nina, du kannst dir nicht vorstellen, wie ich mich gerade fühle. Das ist … das ist … keine Ahnung, das ist Wahnsinn.«

»Und, ähm … wie sicher bist du dir bei ihm, also ich meine … kann man ihm vertrauen?«

»Was soll denn die Frage? Klar kann man das, du kennst ihn doch!«

»Na ja, nicht so gut wie du.«

»Er ist so wundervoll«, schwärmt sie vor sich hin. »Okay, zu seinem Bruder ist er manchmal ein bisschen garstig, aber irgendwie ist selbst das süß. Und er kann so gut küssen! Er macht das irgendwie so … keine Ahnung, einfach perfekt!«

»Das klingt toll, Mel.«

Plötzlich ändert sich ihr Tonfall, wechselt von fröhlich zu besorgt. »Sag mal, magst du ihn nicht?«

»Was?«

»Ich habe das Gefühl, du magst ihn nicht!«

»Doch, doch! Ehrlich, Dominik ist klasse!« Klammer auf: Aber ich verstehe das alles nicht. Ich verstehe nicht, warum er mit ihr zusammen sein will. Ich verstehe nicht, warum er sich ausgerechnet sie ausgesucht hat, obwohl er jede haben könnte. Mich zum Beispiel. Klammer zu.

»Warum klingst du dann ständig so misstrauisch, wenn ich von ihm rede?«

Ich wälze mich auf den Rücken, atme angespannt durch. »Ich traue ihm nicht ganz.«

»Wieso denn?«

»Weil ich Jungs wie ihn nun mal kenne.«

»Nichts für ungut, Nina, aber du hast keine Ahnung von Jungs.«

Das sind mal ganz neue Töne. Ich setze mich auf und ringe nach Worten. Ohne Spaß, damit hat sie mich gerade wirklich von den Socken gehauen.

»Versteh mich nicht falsch«, fährt sie fort. »Ich weiß, du hast viel Erfahrung, also mit Sex und so. Aber du hattest noch nie eine feste Beziehung. Deine Typen waren alle Eintagsfliegen.«

»Weil Jungs das nun mal sind! Die wollen gar nichts Festes.«

»Von dir vielleicht nicht«, sagt sie offen heraus. »Aber von mir. Das ist der Unterschied.«

Vielleicht könnte sie recht haben. Jungs laufen mir zwar in Scharen hinterher, aber keiner hat mich je gefragt, ob ich mit ihm zusammen sein will. Allzu viele Chancen, sich zu verlieben, gibt es da nicht.

»Können wir nicht über was anderes reden?«, bitte ich sie. »Immer nur Dominik hier und Dominik da. Der Typ nervt, Mel!«

Sie lacht. »Ich mag ihn wirklich, Nina.«

»Ja, ich weiß.«

»Hey, was hältst du davon: Wir könnten ja mal was zu dritt unternehmen! Dann lernst du ihn besser kennen.«

»Das klingt sogar recht vernünftig.«

»Super! Ich werde ihn gleich fragen.«

»Mach das.«

Sie quietscht wie ein Schweinchen und vergisst wieder mal, sich zu verabschieden. Die Verbindung bricht ab.

Also gut. Mit einem »Zu dritt« kann ich leben. Ich

stelle mich ans Fenster und schaue entspannt in die Nacht hinaus. In Dominiks Zimmer brennt Licht. Ich sehe, wie er vor seinem Bett auf und ab geht, das Handy am Ohr. Da war Mel aber wirklich schnell. Er beendet das Telefonat und macht das Fenster auf, um sich auf seinen Lieblingsplatz auf der Fensterbank zu setzen. Als es noch warm war, hat er fast jeden Abend dort gesessen, mittlerweile sehe ich ihn seltener. Er scheint wieder irgendwelche Hausaufgaben zu machen. Nach kurzer Zeit hebt er den Blick und bemerkt, dass ich zu ihm rüberschaue.

Ich nehme den Block zur Hand und kritzle: *Was machst du?*

Er blättert in seinem Heft auf eine frische Seite und schreibt: *Kurvendiskussion*.

Die Lösung ist sicher 8!

Er lacht.

Er sollte nicht so lachen. Und mir sollte es nicht so gefallen. Es sollte gar nichts zwischen uns sein. Keine Blicke, keine Botschaften auf Papier geschrieben, weil wir uns nicht trauen, unsere Nummern auszutauschen. Nur Luft und Distanz, das sollte sein.

Ich will diese Distanz aber überbrücken. Ich will ihn kennenlernen, damit er mich kennenlernt. Ihm soll die Luft wegbleiben, wenn er mich sieht. So wie allen die Luft wegbleibt.

Aber er hat sich für Mel entschieden. Diese verfluchte Tatsache geht mir einfach nicht in den Kopf.

GREGOR

Jänner 2007

Mir fallen vor Freude fast die Unterlagen auf den Boden. Ich habe es mehrmals durchgerechnet. Mit dem Verkauf des Toyotas und dem geplanten Einsparen bei meinen Squash-Stunden geht sich alles perfekt aus. In Gedanken streichen meine Finger bereits über den dunkelblauen Lack des Škoda, den ich vor knapp zwei Wochen im Internet entdeckt habe. Gestern war ich nach der Arbeit noch schnell beim Verkäufer für eine Probefahrt. Baujahr 2001. Sitzheizung sowie Klimaanlage. Dass es ein Škoda ist, stört mich nicht im Geringsten. Die machen gute, solide Autos. Familienkutschen, aber ich bin ja auch ein Familienvater.

Ich kann es kaum erwarten, Susanne davon zu erzählen. Ich wollte warten, bis die Feiertage vorbei sind. Nach all den Feiern und Fressgelagen ist sie nervlich oft so am Ende, dass selbst die Tabletten nicht mehr helfen. Nina ist mit ihren Freunden für ein paar Tage in Skiurlaub gefahren. Im Haus ist es angenehm ruhig. Mit der ausgedruckten Anzeige komme ich ins Wohnzimmer und setze mich zu Susanne auf die Couch. Sie hat ein Glas Wein in der Hand und schenkt mir ein zärtliches Lächeln. Das ist die Gelegenheit.

»Schau mal, hier.«

Sie nimmt den Zettel an sich und überfliegt ihn konzentriert. »Schön. Aber leider zu teuer.«

»Überhaupt nicht. Für den Toyota bekommen wir locker tausend bis tausendfünfhundert Euro. Und wenn ich meine Squash-Stunden reduziere, geht sich ein Leasing prima aus.«

»Du willst deine Squash-Stunden reduzieren?« Sie lacht höhnisch auf. »Hört, hört. In letzter Zeit warst du so oft spielen, dass du eigentlich schon an Meisterschaften teilnehmen solltest.«

Es stimmt, ich war oft beim Squash. Allerdings habe ich nie tatsächlich gespielt, daher wird mir die Umstellung nicht allzu schwerfallen.

»Ich habe alles genau kalkuliert«, sage ich und drehe den Zettel um, um ihr die vollgeschriebene Rückseite zu präsentieren. »Wir haben keine zusätzlichen Ausgaben. Es ist eine richtige Investition, das musst du zugeben.«

»Und wenn schon«, meint sie und nimmt einen Schluck Wein. »Wozu brauchst du ein neues Auto? Sieh lieber zu, dass deine Tochter neue Skier bekommt.«

»Sie fährt Snowboard.«

»Und wenn schon«, wiederholt sie.

In mir steigt etwas hoch. Kochend heiß und viel zu schnell. Ich versuche, ruhig zu bleiben, die Dinge auch von ihrem Standpunkt aus zu betrachten, aber das macht mich nur noch wütender. In ihrer verdrehten, zugedröhnten Welt laufen die Uhren nach einer völlig anderen Zeitrechnung. Ich lege den Zettel auf den Tisch und fahre sie an: »Willst du mir denn überhaupt nichts gönnen? Soll ich ewig in dieser Scheißkarre herumfahren?«

»Oh, verzeih mir, dass ich deinen Drang nach Bestätigung unterschätzt habe. Selbstverständlich kaufen wir uns ein Auto, das niemand braucht, nur weil der Herr des Hauses sich einbildet, er bräuchte ein Gefährt, das zur Farbe seiner Augen passt!«

Ich knalle die Faust so fest auf den Tisch, dass sie aufzuckt. »Wo liegt dein verdammtes Problem?«

»Gregor, jetzt reiß dich aber mal zusammen! Wir kaufen kein neues Auto, kapiert? Wir brauchen keines, und wir wollen auch keines. Und jetzt lass mich bitte weiter diesen Film da schauen, den kenne ich noch nicht.«

Sie schaltet die Lautstärke des Fernsehers in die Höhe, um die Diskussion zu beenden. Sehr langsam und beherrscht nehme ich den Zettel an mich und stehe von der Couch auf. »Ist das dein letztes Wort?«

»Gregor, bitte«, zischt sie. »Hast du heute nicht Squash?«

Nein, habe ich nicht. Aber es lässt sich einrichten.

Eine halbe Stunde später hole ich den Schläger aus dem Abstellraum und schlüpfe in meine Jacke. »Ich geh dann«, rufe ich ins Wohnzimmer.

»Viel Spaß!«

Mehr sagt sie nicht. Sie hat keine Ahnung, und das macht mich auf verrückte Weise traurig. Denn in diesem Moment würde ich es ihr am liebsten ins Gesicht brüllen. Die lächerlichen Sekunden des Triumphes auskosten, ehe das riesengroße Drama beginnt.

Ich verlasse das Haus und steige ins Auto. Den Schläger werfe ich auf den Rücksitz und lasse ihn liegen. Ich brauche ihn nicht, dort, wo ich hinfahre.

»Wie geht es dem verliebten Kater denn so?«, frage ich, während Sophie sich ihre Bluse zuknöpft.

»Du meinst Domi? Er ist ziemlich launisch in letzter Zeit. Ich glaube, er vermisst Mel.«

»Er hätte doch mitfahren können.«

»Ja, aber die Mädels sollten auch mal wieder was allein unternehmen. Die drei kleben ohnehin schon dauernd beieinander. Da muss einer eben mal zurückstecken. Er wird es verkraften.«

Sie ist beim letzten Knopf angelangt und bückt sich, um in ihre Stiefel zu schlüpfen.

Ich schaue ihr sehr gern zu. Jede einzelne ihrer Bewegungen birgt diese Ruhe in sich. Sie hat es nie eilig, von mir wegzukommen, obwohl es offensichtlich ist, dass wir nicht viel Zeit haben. Eine durchschnittliche Squash-Einheit dauert zwei Stunden. Manchmal lässt sich noch eine zusätzliche Stunde herausschinden, wenn ich Susanne erzähle, ich sei nachher noch etwas essen gegangen. Aber überstrapazieren sollte man diese Ausrede nicht.

Was Sophie ihrem Mann erzählt, weiß ich nicht. Ich frage auch nicht danach. Es geht mich nichts an, und es ist auch nicht mein Problem. So handhaben wir das im Ehebruchland. Wenig Privates. Viel Sex. Von unseren Kindern erzählen wir uns jedoch gern. Wir sehen sie ja praktisch nie, weil diese Schlawiner sich für zu cool halten, um mit uns zu verkehren. So erfahren wir immer wieder Neuigkeiten, die uns sonst vielleicht entgangen wären.

Sophie steht vom Bett auf und streicht ihren knielangen Rock glatt. »Also«, sagt sie.

Ich nicke und ziehe mir die Jacke über. Ein weiteres Treffen neigt sich dem Ende zu. An diesem Punkt fühle ich mich immer etwas verloren. Ich möchte mit ihr gehen, in ihr freundliches, warmes Zuhause, wo es nach dem Weichspüler duftet, den sie benutzt, und weiß dennoch, dass ich dort keinen Platz habe. Alles, was mir bleibt, ist mein eigenes Zuhause – und dort habe ich genauso keinen Platz.

»Hat Nina sich schon überlegt, was sie nach der Schule machen will?«, fragt sie, als wir das Hotel verlassen und zu unseren Autos gehen.

»Ich glaube, daran denkt sie noch gar nicht. Sie hat nur Gedanken für die nächste Party.«

»Das wird sich legen. Noch ist Dominik genauso, aber spätestens nach der Matura werden sie die Augen öffnen.«

»Ich hoffe es.«

Wir sind bei unseren Wagen angekommen. Getrennte Fahrzeuge, getrennte Leben. Es ist so traurig. Zum Heulen. Sie küsst mich zum Abschied, und ich wünsche mir, ich könnte die Zeit anhalten.

»Wir hören voneinander«, sagt sie wie immer.

Banale Worte. Es könnte alles bedeuten. Jedes Treffen könnte unser letztes gewesen sein. Es gibt keine Sicherheit. Ich mache ihr keinen Vorwurf, schließlich haben wir uns zu nichts verpflichtet. Aber ich würde gern. Bei Gott, ich würde sie wirklich gern sagen hören, dass sie ohne mich nicht mehr leben kann.

Ich berühre sie am Arm, bevor sie einsteigt. Ein wortloses *Warte*, so verschwendet. Die Zeit ist um. Sie schüttelt ernst den Kopf, und ich ziehe die Hand zurück und lasse sie gehen.

Zu Hause sind die Lichter bereits abgedreht. Susanne liegt im Bett und hat die Schlafmaske aufgesetzt. Ich bemühe mich, ganz leise zu sein. Ich schleiche ins Bad, putze die Zähne und krieche im Pyjama zu ihr unter die Bettdecke.

Ich wette, ich rieche nach fremder Frau. Sie sollte es merken. Aber sie rührt sich nicht. Die Tabletten wirken eben.

NINA

November 2006

Finde den Fehler: Ich stehe nachmittags nach Unterrichtsschluss auf dem Schulgang herum und trage ein dunkelblaues Poloshirt. Wir alle tragen diese Shirts. Am Tag der offenen Tür ist Einheitskleidung vorgeschrieben, damit die Eltern der zukünftigen Schüler einen guten Eindruck von dieser Schule bekommen. Die Poloshirts gibt es lediglich in drei Größen: S, M und L. Unisex, versteht sich. Ich habe mich für Größe S entschieden. Ich schwimme darin. Dominik sieht richtig gut aus. So seriös. Aber das sage ich ihm natürlich nicht. Ich ziehe ihn lieber auf, weil man das eben so macht, wenn man den Freund der besten Freundin scharf findet.

»Weißt du, du könntest nur noch dämlicher aussehen, wenn es zu dem Poloshirt eine passende Cordhose gäbe.«

Dominik fährt sich durchs Haar und betrachtet sich in der Spiegelung der verglasten Anschlagtafel, vor der wir herumlungern. »Ich find's gar nicht so schlecht.«

»Du siehst aus wie ein Schnösel.«

»Du dafür wie eine Putzfrau.«

»Also ich finde, er sieht gebildet aus!« Mel schlingt die Arme um seinen Bauch und reibt verschmust ihr Gesicht an seiner Schulter. »Wie ein Eliteuni-Student oder so.«

»Wenn wir wenigstens diese blöden Plaketten da runtermachen könnten.« Ich fummle an dem mit Goldfaden bestickten Schul-Emblem herum, das bei jedem Shirt links oberhalb der Brust aufgenäht ist. »Echt, ich komme mir vor wie bei den Kommunisten.«

»Habt ihr schon Mamas Kuchen probiert?«, fragt Mel.

In der großen Aula gibt es ein Büfett, das von einigen Eltern ausgerichtet wird. Gerda ist jedes Jahr mit ihrem preisgekrönten Schokoladenkuchen dabei, den ich als Kind kiloweise verputzt habe. Seit ich an meiner Läuferkarriere arbeite, kann ich mir das selbstverständlich nicht mehr leisten.

»Nö, ich lasse das Büfett diesmal aus.«

»Aber sie hat sich solche Mühe gegeben.«

»Ich bin mir sicher, der Kuchen wird schon seine Abnehmer finden, Mel.«

»Hm, na gut. Und du, Baby?«

»Später vielleicht.«

Dass sie ihn Baby nennt, ist nur eine der Schrägheiten, an die ich mich in den letzten Wochen mit Ach und Krach gewöhnt habe. Genauso wie an folgende Sätze: *Ich weiß nicht, da muss ich erst Dominik fragen. Ich glaube, so was macht ihm keinen Spaß. Ich gebe dir Bescheid, sobald Dominik sich gemeldet hat.* Aber sie ist glücklich. Mehr noch, sie ist ausgefüllt. Als hätte sie ihr Leben lang darauf gewartet, besagtes Leben nach der Tagesordnung eines anderen auszurichten.

Es muss schwierig sein, diese ganze Wucht an Zuwendung dauerhaft zu ertragen. Ich beobachte Dominik. Führe haargenau Buch. Aber er liebt es. Vielleicht liebt er sogar sie.

Bis sechzehn Uhr ist unsere Anwesenheit erwünscht, danach können wir endlich verschwinden. Auf dem Nachhauseweg dämmert es bereits. Mel klammert sich an Dominiks Hand, als hätte sie verlernt, ohne seine Hilfe einen Fuß vor den anderen zu setzen. Ich mache mich den Großteil des Weges darüber lustig, wenn ich zwischen Mels aufgedrehtem Dauergequatsche überhaupt zu Wort komme.

Über die letzten Wochen sind wir zu einem lustigen kleinen Gespann geworden. Anfangs war Mel in der berühmten heißen Phase, als die beiden frisch liiert waren und es kaum länger als zehn Minuten aus dem Schlafzimmer geschafft haben. Mittlerweile erinnert sie sich aber wieder daran, dass sie ja so etwas Ähnliches wie eine beste Freundin hat, die auch gern mal wieder Teil ihres Lebens wäre. Wir gehen gemeinsam auf Partys, ins Kino, machen gemeinsam Sport, oder wir hängen einfach bloß ab, schauen fern oder spielen PlayStation. Das ist über die letzten Wochen so normal geworden, dass ich mich kaum daran erinnere, wie es vor Dominik war.

Wie immer trennen sich unsere Wege, als wir an Mels Haus vorbeikommen. »Kommst du nachher noch rüber?«, fragt sie mich.

»Ich muss schauen. Meine Mutter macht in letzter Zeit ein bisschen Stress.«

»Schreib mir einfach kurz, falls du doch noch rüberkommst!«

»Mach ich.«

Sie und Dominik gehen ins Haus. Er übernachtet oft bei ihr, weil es bei ihm zu Hause zwei Elternteile und einen neugierigen kleinen Bruder gibt, während bei Mel nur Gerda ist, die ab und zu unter irgendeinem Vorwand nach oben ruft, um die Lage zu checken. Seit Mel und Dominik so oft zusammen sind, haben auch wir unsere alten Übernachtungspartys reaktiviert. Wir hocken dann zu dritt bis tief in die Nacht vor dem Fernseher, bestellen uns Pizza oder zocken, bis der Arzt kommt. Nach dem elendslangen Schultag habe ich eine kleine Übernachtungsparty mit Mel und Dominik bitter nötig.

Ich begrüße Mama wortkarg im Vorbeigehen und begebe mich schnurstracks in die sichere Abgeschiedenheit meines Zimmers. Noch während ich meinen Rucksack ausräume, tippe ich eine Nachricht an Mel: *Gehe noch schnell duschen und komm dann rüber!*

Yippie!, schreibt sie zurück.

Kaum als ich aus den Klamotten geschlüpft bin, höre ich, wie Mama im Erdgeschoss herumschleicht. Das macht sie immer, wenn ich telefoniere oder mich aus anderen Gründen im Zimmer verbarrikadiere. Sie fängt dann an zu putzen oder irgendwas im Abstellraum zu suchen, der zufälligerweise genau neben der Treppe liegt, von wo aus sie besser lauschen kann. Wovor hat diese Frau Angst? Sex und Drogen? Bitte.

Eine Stunde später komme ich geduscht und in frischen Klamotten nach unten und schlüpfe in Jacke und Schuhe. »Ich gehe noch rüber zu Mel«, rufe ich zu Mama in die Küche.

»Hast du deine Hausaufgaben erledigt?«

»Wir hatten heute nichts auf.«

»Wieso musst du schon wieder zu Mel? Seht ihr euch nicht ohnehin den ganzen Tag in der Schule?«

»Schon, aber wir wollen noch ein bisschen abhängen.«

»Was ist mit diesem Nachbarsjungen? Ist Mel immer noch mit dem zusammen?«

»Klar, wieso?«

»Pass auf bei dem. Seine Eltern sind komisch.«

Bei Weitem nicht so komisch wie dieses Gespräch. Ich schnappe meinen Schlüssel und verlasse das Haus.

Der anbrechende Abend ist kalt und klar. Bald wird es zu schneien beginnen, ich rieche es in der Luft. Ich freue mich auf den Winter. Wenn alles Alte abstirbt und Platz für etwas Neues macht. Frost und Kälte sind für mich so etwas wie eine Reinigung. Die Welt wirkt dann sauber und glatt poliert. Im Sommer, wenn Hundehaufen in der Hitze braten, Insektenströme den Himmel verdunkeln und die Erde vor Trockenheit auseinanderbricht, wäre ich am liebsten auf einer Insel irgendwo im Norden. Wo Trolle und Feen leben. Mit Georg hatte ich mal eine interessante Unterhaltung über dieses Thema. Zugegeben, wir waren total bekifft. Aber es war lustig. Irgendwie vermisse ich diese Zeit.

Gerda öffnet die Tür und wirkt über mein Auftauchen nicht überrascht. Falls sie sich fragt, was wir drei so oft in Mels Zimmer machen, dann versteckt sie ihre Neugier sehr gut. Sie bietet mir etwas zu trinken an, ich lehne höflich ab und mache mich umgehend auf den Weg nach oben.

Mel kommt mir bereits auf der Treppe entgegen. »Das ging aber schnell!«

Sie umarmt mich, obwohl wir uns eben erst gesehen haben. Sie ist in ihren flauschigen lilafarbenen Goofy-Pyjama geschlüpft, hat die Kontaktlinsen gegen ihre dicke schwarze Brille getauscht und sich das Haar zu einem schlampigen Zopf geflochten. Sie sieht aus wie ein kleines Mädchen. Schlimmer, wie ein hässliches kleines Mädchen. Dominik sitzt auf dem Drehstuhl und hat immer noch das Poloshirt an.

»Und, was macht ihr so?«, frage ich.

»Wir wollten einen Film schauen«, antwortet Mel.

»Was steht zur Auswahl?«

Dominik hält grinsend eine DVD-Packung hoch. »›Event Horizon‹. Der ist voll harmlos.«

Stirnrunzelnd schaue ich zu Mel, die zustimmend nickt. »Bist du sicher, dass du den sehen willst, Mel? Ich glaube nämlich, so harmlos ist der gar nicht.«

»Wieso, was ist das denn für ein Film?«

Dominik und ich reden gleichzeitig:

»Ein voll guter!«

»Der voll arge Scheiß.«

Während Mel überlegt, wem von uns sie glauben soll,

wirft Dominik mir einen Blick zu, als hätte ich ihm ein Messer in den Rücken gerammt.

»Also mich interessiert der Film«, verkündet Mel mutig.

In Dominiks Augen steht ein vorfreudiges Funkeln.

»Was soll das?«, flüstere ich ihm zu, als er die DVD einlegt. »Du weißt genau, dass sie solche Filme nicht aushält.«

»Lass mir doch den Spaß.«

»He, was flüstert ihr da?«

»Nix, nix«, sagt Dominik und macht es sich auf dem Bett bequem. »Wenn du Angst hast, dann kuschle dich einfach an mich dran. Das gilt auch für dich, Nina.«

»Fick dich und rück zur Seite.«

Eines muss man Mel lassen: Auch wenn es keine Absicht ist, weiß sie genau, wie man Dominik einen Strich durch die Rechnung macht. Sie ist während des Films eingeschlafen.

Eingekuschelt in ihre weiche Decke, liegt sie neben Dominik an der Bettkante und lässt sich von ihm den Nacken kraulen. Sie kann schlafen wie ein Bär, ungeachtet der Geräuschkulisse. Dominik steht die Enttäuschung förmlich ins Gesicht geschrieben. Er hat die Lautstärke zurückgedreht und Mel den großen Polster überlassen, sodass wir beide mit dem Rücken an der nackten Bettwand lehnen müssen. Leise Schnarchgeräusche ziehen die Drastik des Films irgendwie ins Lächerliche.

»Das hast du dir anders vorgestellt, stimmt's?«, frage ich leise, obwohl ich wahrscheinlich brüllen könnte und Mel wäre es egal.

Er nickt frustriert, muss dann aber lächeln. »Mein Bruder hat heute noch Alpträume von diesem Film.«

»Du bist ein Sadist, weißt du das?«

»Ein bisschen.«

Ich versuche, mich auf den Film zu konzentrieren, aber irgendwas macht mich nervös. Mir fällt auf, dass wir zum ersten Mal miteinander allein sind. So richtig allein. In ein und demselben Raum, ohne den Schutz einer Straße und jeder Menge Luft zwischen uns. Mel mag zwar körperlich anwesend sein, aber in diesem Zustand könnte selbst ein Bombeneinschlag sie nicht wecken.

Verstohlen betrachte ich Dominik aus dem Augenwinkel. Ich mag seine Nase. Und sein Kinn. Das Flimmern des Fernsehers malt bunte Reflexionen in sein Gesicht. Als er meinen Blick bemerkt, dreht er den Kopf und schaut mich an.

»Was ist?«, fragt er.

»Der Film ist blöd. Ich mag nicht mehr schauen.«

»Ihr Weiber habt einfach keine Ahnung, was gute Unterhaltung ist.« Er steht auf und schaltet den Film ab.

Während er nach der DVD-Packung sucht, gibt Mel ein leises Stöhnen von sich. Sie wälzt sich in die Mitte des Bettes, sabbert auf das Leintuch und dreht sich in einer trägen Bewegung in ihre alte Position zurück.

»Wie ein Baby«, sage ich.

»Hast du schon mal neben ihr geschlafen? Keinen Zentimeter Platz lässt sie dir.«

»Ich weiß. So war sie schon als Kind.«

»Wie kann jemand, der so klein ist, nur so viel Platz verbrauchen?«

Hilflos zucke ich mit den Schultern, und er verstaut die DVD in seinem Rucksack am Boden. Er will zurück aufs Bett kommen, aber er zögert. Gespannt warte ich, was er tut. Er steigt auf die Matratze und legt sich vorsichtig auf den Rücken, um Mel nicht zu wecken. Ich lege mich ebenfalls hin. Wie ein Tag auf einem Grillrost – so fühlen sich die lächerlichen paar Atemzüge an, die wir reglos nebeneinanderliegen und schweigen.

»Weißt du«, beginnt er leise, »Tobi hat mich neulich fast umgebracht, weil er ein T-Shirt von dir in meinem Zimmer gefunden hat.«

»Was für ein T-Shirt?«

»Irgend so ein Teil, das Mel sich offenbar von dir ausgeborgt hat. Er hat mir vorgeworfen, wir beide hätten was miteinander.«

»Und was hast du gesagt?«

»Äh, dass da nichts läuft?«

»Und hat er dir geglaubt?«

»Muss er ja wohl, oder nicht?«

»Weiß nicht. Es könnte ja auch wahr sein. So rein theoretisch. Findest du nicht?«

Er antwortet nicht. Ich drehe mich auf die Seite, rücke näher an ihn heran. Es ist nicht viel Platz zwischen uns. Im Grunde berühren wir uns schon. Ich spüre seinen Atem auf meinem Gesicht, sehe die Verwirrung in seinen Augen, die wegschauen wollen, es aber nicht können. Mel schläft immer noch. Zum Teufel, sie schläft so fest, dass mir plötzlich alles egal ist. Das hier ist Chemie. Aktion und Reaktion. Unvermeidbar. Ich hebe die Hand an seine Stirn, streiche durch sein Haar, über den Kopf bis zu seinem Nacken. Ich schließe die Augen, rücke näher. Unsere Lippen berühren sich. Eine Sekunde. Zwei. Er weicht nicht zurück. Noch ist es kein richtiger Kuss. Fünf Sekunden. Doch, jetzt ist es einer.

Aus Mels Richtung kommt ein Stöhnen.

Abrupt schrecken wir auseinander. Er liegt wieder auf dem Rücken, starrt an die Decke und schweigt. Mel stützt sich hoch und kommt mit blinzelnden Augen an seine Seite gekrochen.

»Ist der Film schon vorbei?«

Dominik nickt, ich sage gar nichts. Mein Mund fühlt

sich trocken und taub an. Mel legt den Kopf an seine Brust und schlägt kraftlos mit dem Arm nach mir. »Bist du immer noch da? Verschwinde in dein eigenes Bett.«

Wortlos rutsche ich von der Matratze und suche den Boden nach meinem Pulli ab. Als ich ihn gefunden habe, ziehe ich ihn über und wünsche den beiden eine gute Nacht.

Dominiks Augen sind starr und eisig auf mich gerichtet. In diesem Moment glaube ich, seine Gedanken lesen zu können. All die Dinge, die ich während der letzten Wochen lediglich vermutet habe, sind plötzlich offensichtlich.

Ich schließe die Tür hinter mir und schleiche auf Zehenspitzen durch den Flur in Richtung Treppe. Meine Mundwinkel zucken.

Ich wusste es.

Ich habe es von Anfang an gewusst.

TOBIAS

Oktober 2019

Ich wasche den restlichen Rasierschaum ab und drücke mein Gesicht in eines von den herrlichen weichen, duftenden Handtüchern, die Mama nahezu täglich wechselt. Unser Haus ist immer blitzblank. Es liegt kein Zeug herum, weil wir beide der Auffassung sind, dass Unordnung schädlich ist. Früher standen Mama und ich mit dieser Meinung allein da. Sowohl Papa als auch Domi waren geborene Dreckverursacher. Jetzt hat sich die Ordnung auf unser ganzes Haus ausgebreitet, und an manchen Tagen fühlt es sich an wie eine Krankheit – wie ein weißer, steriler Nebel, der nicht bloß den Schmutz tilgt, sondern auch jede Lebendigkeit.

Als ich in den Spiegel schaue, ist mein Gesicht leicht gerötet, aber ich bin zufrieden. Ich war immer zufrieden mit meinem Gesicht. An meinem Aussehen lag es nie. Ich war klein und schmächtig, als ich in die Pubertät kam, ein dünner Streber mit zu viel Grips und zu wenig Muskelmasse. Dass Domi und ich verwandt waren, konnte in der Schule niemand so wirklich glauben. Doch ich wurde älter. Die jungenhaften Züge schärften sich, ich wuchs, und die Stimme wurde tiefer. Mama sagt oft, ich würde Domi ähnlich sehen, aber das stimmt nicht. Sie *will* ihn bloß in mir sehen, sucht regelrecht nach ihm, wann immer sie mir in die Augen schaut. Dabei vergisst sie manchmal, dass ich es bin, nennt mich auch oft bei seinem Namen. Es tut weh, aber ich habe mich daran gewöhnt. Er hatte einfach etwas an sich, das ihn von vielen unterschied, selbst von mir. Zeitweise habe ich ihn gehasst, weil er es hatte und ich nicht.

Ich frage mich, wie ich mich jetzt mit ihm verstehen würde. Ob seine andauernden Sticheleien über die Jahre aufgehört hätten, weil er irgendwann begriffen hätte, dass ich erwachsen geworden bin und es verdient habe, ernst genommen zu werden. Ob er endlich ein guter Bruder wäre. Das Traurige ist: Ich glaube, wir würden uns gut verstehen. All die Barrieren, die damals zwischen uns waren und die mir in manchen Momenten unüberwindbar schienen, wären mit der Zeit einfach in sich zusammengefallen. Das ist dann wohl der Inbegriff einer verlorenen Chance. Ich beneide jeden auf dieser Welt, der das Glück hat, Differenzen mit einem geliebten Menschen beizulegen, statt ihn auf dem Höhepunkt dieser Differenzen zu verlieren.

Ich ziehe mich an und kämme mir die Haare, danach hole ich meine Geldbörse und meinen Wohnungsschlüssel aus meinem Zimmer und mache mich auf. Ich bin spät dran. Nina wartet wahrscheinlich schon. Ich will eben die Treppe hinuntergehen, da merke ich, dass am Ende des Flures Licht brennt.

Das ist Domis Zimmer.

Ich schiebe die Tür einen Spalt auf und schaue hinein.

»Hey, Mama, was machst du denn hier drin?«

Sie sitzt auf dem Bett und blickt aus dem Fenster. Über ihre Wangen laufen ein paar Tränen, die sie jedoch schnell mit dem Taschentuch in ihrer Hand wegtupft.

»Ach nichts«, antwortet sie. »Ich wollte nur … ich weiß nicht. Ich wollte einfach mal wieder sein Zimmer sehen.«

»Was dagegen, wenn ich mich zu dir setze?«

»Aber nein.«

Wir sitzen eine Weile nebeneinander. Jeder Atemzug in diesem Raum tut weh. Es ist so sauber, so ordentlich.

Die meisten seiner Sachen sind noch da. DVDs, Videospiele, Schulbücher, Kleidung. Seit zwölf Jahren unangetastet und kalt. Aber sauber. So oft wollte ich Mama bitten, dieses Zimmer in etwas anderes zu verwandeln, in einen Gästeraum oder ein Büro, aber wie soll ich das tun? Wie kann ich sie jemals um so etwas bitten?

»Gehst du aus?«, fragt sie.

»Ich treffe mich noch mit Nina und Mel.«

»Nina … Nina und Mel. Die beiden waren sein Todesurteil.«

»Mama, was redest du da?«

Sie ergreift meine Hand und drückt sie liebevoll. »Gar nichts, Schätzchen.«

Ich gebe ihr einen Kuss auf die Stirn. Manchmal wenn sie so dasitzt, mit den Tränen in den Augen, da glaube ich, dass sie die Wahrheit kennt. Sie weiß es. Einfach alles, was damals passiert ist. Und sie hat es akzeptiert, weil alles andere bedeuten würde, dass ihr nichts mehr bleibt, nicht einmal mehr ich.

Ich muss sie jetzt hier allein lassen, obwohl ich es gar nicht mehr will. Ich stehe auf und gehe zur Tür.

»Wann kommst du wieder nach Hause?«, will sie wissen.

»Nina möchte was trinken gehen. Keine Ahnung, was daraus wird, du kennst sie ja.«

Sie nickt nachdenklich. Und dann sagt sie etwas, was ich nicht ganz verstehe: »Sei vorsichtig. Sie ist wie ihre Mutter. Eine rachsüchtige Hexe.«

November 2006

In Ninas Zimmer geht Licht an. Ich merke es an dem schwachen Schein, der in finsteren Nächten bis an mein

Fenster dringt. Ich steige aus dem Bett, schleiche mit eingezogenem Kopf ans Fenster und luge vorsichtig nach draußen.

Die Distanz macht es manchmal schwer, zu erkennen, was sie tut. Diesmal erkenne ich es genau. Sie liegt auf ihrem Bett. Sie trägt keine Hose und kein Oberteil mehr, nur ihren Slip. Sie tut irgendwas mit ihrer Hand. Ganz langsam, zwischen ihren Beinen. Zuerst kapiere ich es nicht ganz. Ich habe so etwas noch nie gesehen. Dann begreife ich mit einem Schlag. Das Blut schießt mir ins Gehirn und kurz darauf eine Etage tiefer in meinen Schwanz. Das ist … krass.

Die Wohnungstür wird auf- und wieder zugemacht. Vor Schreck stoße ich mir den Kopf an der verfluchten Fensterbank. Schritte auf der Treppe. Ich ziehe schnell die Vorhänge zu und schlüpfe zurück ins Bett. Ich dachte, Domi übernachtet heute bei Mel. Das Flurlicht geht an. Er schlurft an meinem Zimmer vorbei, bleibt plötzlich stehen und verharrt vor meiner Tür. Ein leises Klopfen.

»He, Tobi. Bist du wach?«

Ich halte panisch den Atem an. Wenn er jetzt reinkommt und aus dem Fenster sieht …

Die Tür öffnet sich, und er steht mit angelehnter Schulter im Türrahmen. »Wie geht's so?«

»Ich will schlafen«, bringe ich heiser hervor.

Er ignoriert meine Worte und kommt einfach ins Zimmer. Den Rucksack lässt er zu Boden fallen, die Schuhe zieht er aus und wirft sie in eine Ecke. Meine heilige Ordnung ist ihm völlig egal. Er sinkt auf den Drehstuhl und atmet lange und erschöpft durch.

Keine Fragen. Keine Beleidigungen. Er sitzt bloß da.

»Ich dachte, du wolltest heute bei Mel übernachten.«

»Bin früher gegangen.«

Ich warte. Nichts passiert. Ich setze mich in meinem

Bett auf und schaue ihn verwirrt an. »Habt ihr Streit oder so?«

»Nein, nein. Alles okay.«

Mein Blick wandert zu dem schmalen Spalt zwischen den Vorhängen, durch den ein schwacher Lichtstreifen fällt. Mein Herz beginnt vor Angst zu rasen, als Domi einen der Vorhänge anhebt und nach draußen sieht. Sein Gesicht bleibt unbewegt. Er lässt den Vorhang wieder los, und aus meinen Lungen strömt gefühlt alle Luft, die es auf der Welt gibt.

»Ist, äh … ist alles in Ordnung?«, frage ich.

»Klar. Was soll die Frage?«

»Du sitzt in meinem Zimmer, als hättest du den Weg vergessen. Wenn es dir nichts ausmacht, würde ich gern weiterschlafen!«

Da grinst er plötzlich, steht auf und zieht mir in einer schwungvollen Bewegung die Bettdecke weg.

»Ach, leck mich, du Arsch!«

Während ich wütend meine Decke vom Boden aufklaube, geht er zurück auf den Flur.

»Sag mal, das T-Shirt neulich. Hast du Mel darauf angesprochen?«

»Nein«, schnauze ich und krabble mit der Decke zurück ins Bett. »Scheiß dich nicht an.«

»Gut. Sag ihr nichts davon, okay? Also, was du vermutet hast und so.«

Merkwürdiges Gerede. Aber ich nicke, da sich das Thema für mich eigentlich erledigt hat.

Kurz steht er in der Tür, mit nachdenklichem Gesicht. »Gut«, sagt er noch mal.

Er geht. Ich höre seine Zimmertür zufallen und hechte sofort ans Fenster, hebe einen Vorhangzipfel an und schaue zum Haus auf der anderen Straßenseite.

In Ninas Zimmer ist es dunkel. Ich bin erleichtert und enttäuscht zugleich. Ich krieche zurück unter meine

Bettdecke und finde für die halbe Nacht keinen Schlaf. Ich liebe sie, denke ich unentwegt. Und das ist ein beschissenes Gefühl, wenn du weißt, dass du keine Chance hast.

NINA

Dezember 2006

Es ist eine Kunst, eine Party mit derart vielen Gästen zu schmeißen und gleichzeitig keine Gesetze zu brechen. Agnes' Geburtstagsfeiern sind Kult und seit jeher ein absoluter Pflichttermin auf dem Kalender. Der Bauernhof ihrer Eltern mit dem weitläufigen Grundstück ist für Exzesse aller Art wie geschaffen. Die uralten Zwetschgen- und Apfelbäume wurden mit Lichterketten geschmückt, an den Fenstern hängen Lampions und bunte Luftballone. Agnes' Achtzehnten wollen wir ordentlich zelebrieren, deswegen hat jeder etwas zu trinken und auch ein paar Drogen mitgebracht. Agnes war nie wählerisch, was ihre Gesellschaft betrifft, und seit sie alt genug ist, um zu ficken, hat sich ihr Freundeskreis sogar noch vergrößert. Nahezu die ganze Oberstufe ist hier.

Ihre Eltern waren so freundlich, uns das Haus, den Garten und die weite Wiese für den heutigen Abend zur Verfügung zu stellen. Es ist zwar kalt, aber schneefrei, sodass sich gut ein Drittel der Feiernden in Jacken und Schals in die Wiese gesetzt hat und zufrieden verschiedene bewusstseinserweiternde Substanzen konsumiert. Die anderen sind im Stall und ärgern die Hühner, lassen in der kuscheligen Wärme des Kachelofens die Korken knallen oder tanzen und lachen sich zum Sound von Agnes' megageiler Stereoanlage um den Verstand.

Ich bin eben von meinem Ausflug in den Pferdestall zurückgekehrt, wo ich der alten Stute Magda ein paar Karotten ins Maul geschoben habe. Als ich das stickige, an einen Schmelzofen erinnernde Wohnzimmer betrete, fällt mir auf Anhieb Mels zerknirschtes Gesicht auf.

»Was ist denn?«, rufe ich gegen den Lärm der Musik und der hunderttausend Leute an.

»Das war meine Mutter«, antwortet sie mit Blick auf ihr Handy. »Sie will, dass ich nach Hause komme.«

»Aber es ist doch erst ein Uhr vorbei!«

»Trotzdem. Sie hat mir neulich schon erlaubt, länger wegzubleiben. Diesmal meint sie es wirklich ernst.«

»Scheiße!«

Wir durchsuchen den Raum nach Dominik und finden ihn mit ein paar Jungs in der angrenzenden Küche. Mel zupft an seinem Ärmel wie ein kleines Kind.

»Ich muss gehen!«

»Jetzt schon?«

Sie zuckt hilflos mit den Schultern. »Meine Mutter.«

»Na schön. Ich glaube, Lena und Bennie wollten auch aufbrechen. Wir können sicher mit ihnen im Auto mitfahren.«

Mel schaut mich an und schüttelt den Kopf. »Also ihr müsst nicht mit mir heimfahren. Ihr könnt ruhig noch bleiben.«

»Blödsinn, natürlich fahr ich mit dir heim.« Dominik stellt seine Bierflasche ab und bugsiert Mel Richtung Vorzimmer, wo sich Lena und ihr Freund Bennie gerade die Schuhe anziehen. »Können wir mit euch mitfahren?«

»Klar«, sagt Bennie.

Mel hält Dominik davon ab, sich nach seiner Jacke zu strecken. »Ehrlich, bleibt ihr einfach noch hier. Ich will nicht der Spaßverderber sein.«

»Du bist nicht der Spaßverderber«, sage ich. »Deine Mutter ist das.«

Sie nimmt Dominik die Jacke ab und hängt sie auf den Haken zurück. »Ihr bleibt hier. Ich will euch nicht den Abend versauen.«

»Also ich hätte nichts dagegen, noch ein bisschen zu bleiben«, sage ich.

Dominik erwidert nichts. Mit ernstem Gesicht sieht er Mel dabei zu, wie sie in die Schuhe schlüpft und sich Mantel und Schal anzieht. Lena und Bennie sind bereits vorausgegangen.

»Ich bring dich noch raus«, sagt er.

Ich beobachte die beiden durch eines der Fenster. Wie sie sich auf die Zehenspitzen stellt, um ihm einen Abschiedskuss zu geben. Wie er sich zu ihr herabbeugt und sie kurz an sich zieht, aber nicht zu fest, immer mit einem Hauch Distanz, mit einem Zögern. Als wüsste er, dass ich ihnen zuschaue. Sie winkt mir noch schnell mit ihren Handschuhen zu, dann steigt sie in Bennies Auto, und die Rücklichter verlieren sich in der Nacht.

Es dauert lange, bis er zurück ins Haus kommt. Ich habe auf der Treppe auf ihn gewartet. Ein Blick, ein wortloses Übereinkommen, und die Sache ist geritzt. Ich stehe auf und gehe in den ersten Stock, wo niemand ist. Der Boden schwankt ein wenig, aber wahrscheinlich bin das in Wahrheit ich selbst. Das Schlafzimmer von Agnes' Eltern liegt am Ende des Flurs. Mit der Schulter stoße ich die Tür auf und falle leise kichernd aufs Bett.

»Mach die Tür zu«, flüstere ich, als Dominik wenig später hereinkommt.

Er tut, was ich sage. Seine Augen folgen jeder meiner Bewegungen, zuerst die Schuhe, dann die Jeans, Knopf für Knopf meiner Bluse. Mittlerweile kann mich seine anfängliche Reglosigkeit nicht mehr verunsichern. Er verfällt meistens in eine Art Schockstarre, wenn ich anfange, mich auszuziehen. Als frage er sich jedes Mal aufs Neue, ob er träumt oder wach ist, ob er mich aufhalten soll oder nicht. Zum Glück hält dieser Zustand nie lange an.

Die Bluse rutscht mir von den Schultern, und ich öffne mein frisch gewaschenes Haar. Mehr ist nicht nötig. Er ist schon bei mir auf dem Bett, drückt mich nieder und küsst mich mit allem, was er hat. Das ist das mit Abstand Beste – dieser erste mächtige Moment, wenn unsere Lippen sich aufeinanderpressen, wenn unsere Körper kollidieren, so verzweifelt und drängend, dass es fast schon ein wenig schmerzhaft ist. Wenn wir bekommen, worauf wir den ganzen Tag gewartet haben, und einmal mehr klar wird, dass er mir wieder nicht widerstehen konnte. Das ist besser als der Kick oder die Orgasmen. Das *ist* der Kick.

»Hast du ein Kondom?«, fragt er atemlos zwischen den Küssen.

»Nö, ist doch egal. Machen wir's einfach ohne.«

Er lacht. »Komm schon, du hast doch sicher eins.«

»Nein, wirklich nicht. Aber mir ist es egal. Zieh ihn vorher raus, oder ich hol mir die Pille danach.«

Er stützt sich hoch, sieht regungslos auf mich herab. Ich nestle an seiner Hose. Er packt meine Hand und hält sie fest.

»Scheiße«, sagt er und zieht sich von mir zurück.

»Was ist denn los?«

Er stiert durch den Raum, als wäre er auf der Suche nach etwas. Als ich näher rücke, um ihn wieder zu küssen, schiebt er mich beiseite und steht mit einem wütenden Schnauben vom Bett auf.

»Was?«, frage ich gereizt. Keine Antwort. Ich setze mich auf und werde richtig sauer. »Okay, was ist los? Wo liegt dein verfluchtes Problem?«

»Wo mein Problem liegt?«, wiederholt er und ist plötzlich genauso laut und aufgebracht wie ich. »Du bist mein Problem! Du und diese ganze Scheiße hier!«

»Vorgestern hat dir *diese ganze Scheiße* noch ziemlich viel Spaß gemacht!«

»Hör auf, du weißt, was ich meine.«

»Ich weiß nur, dass du dich gerade wie ein totaler

Idiot aufführst! Jetzt komm wieder her, wir haben nicht ewig Zeit!«

Er fährt sich mit beiden Händen durchs Haar, geht aufgeregt auf und ab. Sein Gesicht ist gerötet, aber ich weiß nicht, ob aus Wut oder wegen der Erregung wenige Augenblicke zuvor.

»Ich kann das nicht«, sagt er wie zu sich selbst. »Ich kann das nicht länger machen. Wir müssen damit aufhören.«

»Ach, und für wie lange? Wir hatten diese Diskussion schon vor zwei Wochen. Du siehst, was es gebracht hat.«

»So meine ich es nicht. Wir müssen ... die Umstände müssen sich ändern.«

»Und was genau willst du damit sagen?«

Er bleibt stehen und sieht mich plötzlich mit einem sehr direkten, aber auch bangenden Blick an, der keiner weiteren Worte bedarf.

»Moment mal«, sage ich. »Du meinst doch nicht etwa ... dass du mit ihr Schluss machen willst.«

»Es wäre die einfachste Möglichkeit.«

»Wofür? Die einfachste Möglichkeit, um was zu machen, Dominik?«

Und dabei kenne ich die Antwort auf diese Frage bereits. Sie steht in seinen Augen, in der fragenden Art, wie er mich ansieht. Ich springe vom Bett auf und stehe in wenigen Schritten vor ihm.

»Das geht nicht«, stelle ich klar. »Du und ich, das ... das wird niemals sein. Es geht einfach nicht.«

»Aber dann wäre alles in Ordnung. Wir müssten uns nicht mehr verstecken. Und wir würden niemandem mehr wehtun.«

»Niemandem mehr wehtun? Mel ist meine beste Freundin! Wenn du und ich zusammen sind, was glaubst du, was dann passiert? Mel würde nie wieder mit mir sprechen!«

»Also soll es weitergehen wie bisher?«

»Wieso nicht? Ist doch alles super so!«

»Immer diese Geheimnistuerei. Und immer alles auf schnell, schnell. Ich will das so nicht mehr! Ich will …« Er presst die Lippen zusammen, kurz bevor er das Wort aussprechen kann: *dich*.

Ich drücke mir die Hand an die Schläfe, weil er mir in diesem Moment echte Kopfschmerzen bereitet.

»Sag bloß, du hast noch nie darüber nachgedacht«, redet er weiter.

»Dominik, du hast nichts kapiert. Das funktioniert nicht so easy, wie du es dir vorstellst. Du kannst nicht einfach mit ihr Schluss machen und dann mit mir weitermachen. Es würde Mel umbringen.«

»Und was ist mit dem, was wir wollen?«

»Was sollte das denn sein? Was soll ich von dir wollen?«

Die Worte kommen schnell und unüberlegt und lassen ihn zusammenzucken. Hilflos sieht er von mir weg. Meine Wut erlischt, und alles, was bleibt, ist Mitleid. Für ihn und diese furchtbare Enttäuschung in seinem Gesicht. Ich sage doch immer, sich zu verlieben ist Wahnsinn.

Ich lege die Hände um seinen Nacken, schaue ihm fest in die Augen. »Hör zu, das ist doch dämlich. Wieso brüllen wir uns an?«

»Weiß nicht«, sagt er leise.

»Das mit uns ist doch perfekt so, wie es ist. Mel weiß nichts, und alle sind glücklich und zufrieden. Niemand wird verletzt.«

»Aber –«

»Kein Aber. So ist es am besten für alle. Glaub mir.«

Er presst wieder die Lippen aufeinander, sagt aber nichts mehr.

Ich lege die Hände auf seine Brust, streiche mit den

Lippen über sein Kinn und seinen Mund, was er widerstandslos geschehen lässt. Auf einmal wird er wieder ganz zärtlich. Wir legen uns aufs Bett zurück, und diesmal macht er ganz langsam, küsst jeden Millimeter meines Körpers, und ich zerre an seinem Haar, damit er mich ansieht.

»Vertrau mir«, sage ich sanft. »Solange wir weitermachen wie bisher, kann überhaupt nichts passieren. Ich verspreche es dir.«

April 2019

Der Lärm des Clubs dröhnt in tiefen Bassschlägen durch die viel zu dünnen Wände. Ob Manuel da draußen zurechtkommt? Vielleicht sollte ich nachschauen gehen, ob alles in Ordnung ist. Andererseits: In meinem derzeitigen Zustand wäre ich ihm keine große Hilfe. Das ist mein drittes Bier. Warum ich überhaupt angefangen habe zu trinken, weiß ich nicht mehr. Ganz plötzlich erschien es mir als grandiose Idee.

»Kommen wir noch mal zum eigentlichen Thema zurück«, sage ich. »Du, äh … du sagst, du hast jemanden umgebracht?«

Der Blick des Jungen ist gedankenverloren an die Decke gerichtet. Er ist ein bisschen nüchterner geworden, während ich mich zusehends von der Realität entferne. Auf meine Frage dreht er den Kopf und schaut mich mit seinen großen blauen Augen neugierig an.

»Sag bloß, ich habe endlich dein Interesse geweckt.«

»Puh, na ja …«

»Ihr Frauen seid schon komisch. Man kann noch so nett und freundlich sein, und alles, was man bekommt, sind ein paar müde Blicke und ein dahergesagtes *Viel-*

leicht ein andermal. Aber wenn man ein Verbrechen begangen hat, ist man auf einmal interessant.«

»So ist das nicht. Es kommt auf den Mann an.«

»Wirklich? Angenommen, ich würde supertoll aussehen – würdest du dann mit mir rummachen? Jetzt sofort, nachdem du diese tolle Info erhalten hast?«

»Du verstehst das Prinzip nicht. Es geht weniger um das Aussehen. Ich meine, das Aussehen ist wichtig, keine Frage. Aber ein Mann muss Ausstrahlung haben.«

»Und ich habe keine Ausstrahlung, oder wie?«

Ich schüttle den Kopf, weil ich keine Ahnung habe, wie wir überhaupt auf dieses Thema gekommen sind. »Du bist mir zu jung«, weiche ich aus.

Er lacht. »Okay, das lasse ich gelten.«

Ich betrachte die dunkelbraunen Strähnen, die ihm ins Gesicht gefallen sind. Ich möchte zu ihm gehen und ihm die Haare aus der Stirn streichen, und dann möchte ich sein Gesicht schnappen und endlich aus ihm herausquetschen, wovon zur Hölle er die ganze Zeit redet. Denn es stimmt, er hat mein Interesse geweckt.

»Weißt du …«, ergreift er wieder das Wort, »ich hätte nie gedacht, dass ich dazu fähig bin. Ich meine, so etwas macht man ja auch nicht.«

Ich pruste los. »Nein, so was sollte man wirklich nicht tun.«

Er faltet die Hände auf dem Bauch und blickt schweigend in die Leere.

»Wen hast du denn umgebracht?«, möchte ich wissen. »Einen Promi? Einen Schurken? Oder einen Rivalen?«

»Es freut mich, dass dich das so amüsiert.«

»Jetzt komm schon, spuck's aus. Wer war es?«

Er überlegt einen Moment lang. »Ein Rivale«, antwortet er.

»Oho! Habt ihr euch um ein Mädchen gestritten?

Erzähl, wie hast du es getan? Hast du ihn erstochen? So richtig wie im Film? Oder mit dem Auto überfahren? Was hast du mit der Leiche gemacht?«

»Lass das. Verarschen kann ich mich auch allein.«

»Niemand verarscht dich hier«, beteuere ich so aufrichtig wie möglich.

»Was ist mit dir? Hast du schon mal jemanden umgebracht?« Als ich den Kopf schüttle, runzelt er die Stirn. »Sicher?«

»Ich dachte, wir reden hier von dir.«

Er legt die Füße übereinander, schaut mich abwartend an. »Jetzt komm schon. Niemand hat eine blütenreine Weste. Was ist dein schlimmstes Verbrechen?«

Ich lehne mich zurück und denke ernsthaft darüber nach. »Als Teenie hab ich es ziemlich wild getrieben. War nicht immer alles korrekt. Aber sonst …«

»Definiere ›nicht immer alles korrekt‹.«

»Na ja, wie das eben so ist! Hab es mit der Treue nicht immer so ernst genommen. Und ich hab mal …« Ich breche ab.

»Ja?«, hakt er nach.

»Bleiben wir bei dir«, sage ich schnell. »Und deinem *Opfer*. Wie hast du es gemacht?«

»Turnt dich so was an?«

»Ich bin nur neugierig.«

»Ich glaub, es turnt dich an.«

Ich grinse unschuldig, doch er lässt sich nicht davon beeindrucken. Ich frage mich, wie er wohl heißt. Was er macht und was ihn heute Nacht hierhergetrieben hat. In meine Obhut.

»Ich hol mir noch ein Bier«, sage ich und stehe auf. »Willst du auch eins?«

Er schüttelt den Kopf. Sein Blick folgt mir, als ich in die Teeküche gehe und eine neue Flasche aus dem Kühlschrank hole. Seit Jahren habe ich nicht mehr so viel getrunken. Nicht seit jener Nacht, als dieser Mist mich sogar ins Krankenhaus gebracht hat. Damals wurde mir klar, dass ich einen Schlussstrich ziehen muss; dass nichts auf der Welt ihn wieder zurückbringen würde, erst recht kein Alkohol in meinem Bauch und Schnittwunden auf meiner Haut. Die Wunden lassen sich mit langärmligen Shirts gut verstecken. Die Sucht ist geblieben, tief verborgen in meinem Kopf, wie so vieles andere.

Mit der neuen Flasche falle ich zurück auf meinen Sessel und strecke seufzend die Beine aus. Auf einmal bin ich ungeheuer müde. Dieses Gespräch, der Alkohol und das düstere Zwielicht des Zimmers geben mir den Rest. Ich schließe die Augen.

»Es war ein Zug«, sagt der Junge.

Die Worte jagen durch meinen Kopf, blasen die Müdigkeit und den Rausch mit einem Schlag davon. Plötzlich höre ich es sogar. Das Rattern auf den Schienen, diesen polternden Rhythmus. Als stünde ich direkt daneben. Ich richte mich auf.

»Was hast du gesagt?«

»Das glauben zumindest alle. Weil es das ist, was wir erzählt haben. Aber es war nicht der Zug. Es war absolut nicht der Zug.«

Er fährt sich durchs Haar und übers Gesicht, atmet angespannt durch. Und dann grinst er auf einmal.

»Ich war es«, sagt er beinahe euphorisch. »Ich hab ihn umgebracht.«

Ich starre in sein Gesicht, in diese Augen, die mir von Anfang an so bekannt vorkamen.

Er hat sich verraten.

Denn in diesem Moment erkenne ich ihn.

Oktober 2019

Ich stehe bei den Altglascontainern vor unserem Haus und halte Ausschau nach meinen Trinkkumpanen. Die Kälte und der dunkle Nachthimmel drücken wie ein Kissen auf mein Gemüt. An solchen Abenden sollte man ganz andere Dinge tun: zu Hause vor dem Fernseher sitzen, ein Buch lesen oder mit der Familie ein Brettspiel spielen. Ich gebe zu, ich habe keine Ahnung, was normale Menschen an so einem Abend machen. Ein bisschen bin ich froh, dass ich nicht wie die anderen bin. Denn was ich vorhabe, würde sich außer mir wohl niemand trauen. Niemand wäre verrückt genug.

Die Tür auf der gegenüberliegenden Seite öffnet sich. Tobi kommt mit Haube und hochgezogenen Schultern heraus. Unwillkürlich tasten meine Hände nach den ausgebeulten Kanten meines Rucksacks. Ich habe alles dabei. Tobi überquert die Straße und begrüßt mich mit einem Küsschen auf die Wange. »Ist Mel noch nicht da?«, fragt er.

»Sie kommt sicher gleich.«

Er steht in der Kälte, ohne sich zu rühren.

Ahnt er etwas?

»Was ist in dem Rucksack?«

»Proviant«, sage ich.

»Aber ich dachte, wir wollten was trinken gehen.«

»Kleine Planänderung.«

Im Augenwinkel bemerke ich, dass Mel auf uns zukommt. Sie trägt ihren dicken, langen Mantel, in dem sie noch kleiner und zerbrechlicher wirkt. Auch sie begrüßt mich mit einem Küsschen.

»Und, was wollen wir machen?«, fragt sie mit klappernden Zähnen.

»Ich dachte an eine kleine Sauftour.«

»Also doch«, ruft Tobi erleichtert.

Ich öffne meinen Rucksack und ziehe eine Flasche Bier heraus. »Im Wald.«

Die beiden werfen sich einen verdutzten Blick zu.

»Wie meinst du das?«, möchte Mel wissen.

»Wie ich es gesagt habe. Wir gehen in den Wald und saufen dort eine Runde. Wie früher.«

»Wann waren wir jemals im Wald saufen?«, fragt Mel lachend.

»Oh, stimmt. Dann waren das wohl ich und Dominik.«

Tobis Gesicht versteinert, während Mels Züge regelrecht auseinanderlaufen wie ein Aquarell, auf das man Wasser verschüttet hat. Sie blinzelt verunsichert, will etwas sagen, belässt es aber bei einem einsilbigen »Okay«.

»Dann kann es ja losgehen.« Ich setze mich in Bewegung. »Kommt schon, nicht so lahmarschig! Ich habe genug Bier dabei für eine ganze Fußballmannschaft.«

Die beiden folgen mir mit etwas Abstand. Wir durchqueren den Tunnel am Ende der Straße und biegen auf den schmalen Kieselpfad Richtung Schule ab. Immer tiefer in die Nacht hinein, in meine Falle.

Heute wird sich zeigen, ob ich wirklich so verrückt bin, wie ich glaube.

TOBIAS

April 2007

Heute ist Domis neunzehnter Geburtstag. Die Sonne scheint, und es hat fünfundzwanzig Grad. Mama plant die Party bereits seit Wochen. Er hat all seine Freunde eingeladen, was eine ganze Menge ist, es gibt Kuchen, Grillfleisch und haufenweise Alkohol. Das Haus und der Garten sind voll. Ich gebe mein Bestes, nicht im Weg zu sein, werde von Mama jedoch immer wieder zum Aufsammeln der Pappteller und Plastikbecher eingeteilt, die Domis bescheuerte Freunde gedankenlos auf Papas heiligem Rasen verteilen.

Der Deal lautet so: Domi darf zu seinem Neunzehnten eine Party schmeißen, sofern er sich danach endlich auf die Schule und die bevorstehende Matura konzentriert. Sein Semesterzeugnis war zwar nicht allzu besorgniserregend, aber Mama und Papa wollen offenbar auf Nummer sicher gehen, nachdem sich in den letzten Monaten ein doch ziemlich starker Trend Richtung Faulenzerei abgezeichnet hat. Domi hat versprochen, der Schule ab jetzt mehr Beachtung zu schenken, und dafür darf er es heute einen ganzen Tag lang so richtig krachen lassen.

Ich bekomme natürlich keine Party spendiert. Wozu auch? Meine Noten sind hervorragend. Ich bin nur am Lernen und tue, was man mir sagt. Kein Grund, mich mit Geschenken zu überhäufen.

Die Party läuft seit über zwei Stunden. Ich hätte Hausaufgaben zu erledigen, bräuchte Ruhe. Stattdessen muss ich Mamas kleinen Handlanger spielen, wenn sie vergeblich die Stereoanlage leiser drehen möchte oder

Domis Freunden zu verklickern versucht, dass man Zigaretten im Aschenbecher entsorgt und nicht im Klo, auf dem Rasen oder im Nachbargarten. Beim Grill ist zum Glück etwas weniger los. Die meisten haben schon gegessen, bloß Mel knabbert mit vergnügtem Gesicht an einem Stück Zucchini und behält aus sicherer Entfernung die Ausschweifungen am Pool im Auge.

»Ist das hier bald vorbei?«, stöhne ich, während ich mich zu ihr auf einen der Gartenstühle setze.

»Kopf hoch. Die Hälfte ist sowieso schon besoffen. In ein oder zwei Stunden liegen die alle im Gras und schnarchen.«

»Ich weiß nicht, wie du so entspannt bleiben kannst. Geht dir dieser Lärm nicht auf die Nerven?«

Sie zuckt mit den Schultern und steckt sich das restliche Zucchinistück in den Mund. »Es ist sein Geburtstag.«

»Schon. Aber solche Feiern hat es bei uns früher nie gegeben. Und für mich erst recht nicht.«

»Ist da jemand neidisch?«

Und ob ich neidisch bin! Er ist beliebt. Er hat eine supertolle Freundin, die den Boden küsst, auf dem er geht. Und jetzt bekommt er auch noch eine Party, obwohl sein ganzes Leben bereits eine Party ist.

»Ich brauch mal 'ne Runde Abstand«, sage ich und stehe auf.

»Wenn du ins Haus gehst, fragst du dann bitte Dominik, wo er so lange bleibt? Ich mache mir hier schon Sorgen.«

»Ja, ja.«

Über die verglaste Verandatür komme ich ins Wohnzimmer und nehme die Treppe in den ersten Stock. Soweit ich mich erinnere, wollte Domi nur schnell nach oben gehen, um sich umzuziehen, nachdem Nina ihn bei ihrem Sprung ins Wasser von Kopf bis Fuß nass gespritzt hat. Wo sie steckt, weiß ich gar nicht. Wahrscheinlich am Klo oder so.

Ich schlendere bis ans Ende des Flurs und möchte Mels Botschaft genervt in Domis Zimmer rufen.

Da höre ich plötzlich Geräusche hinter seiner Tür. Leises Lachen. Ich lege ein Ohr an die Tür und lausche. Das ist Domi da drin, gar keine Frage. Domi und … ein Mädchen. Ich kenne die Stimme. Erschrocken weiche ich zurück.

Im nächsten Moment geht die Tür auf. Domi steht mit steinhartem Gesicht vor mir und versperrt mir den Blick ins Innere, sodass ich die schlanke Gestalt, die hinter ihm umherhuscht, nur ganz kurz erkenne.

»Was gibt's denn?«, fragt er schroff.

»Ähm … Mel sucht dich«, bringe ich mühsam heraus.

Abermals taucht ein Schatten im Hintergrund auf, und nackte Füße tappen eilig über den Parkettboden.

Domi macht einen Schritt auf mich zu. Ich schrecke zurück. Die Tür wird komplett aufgerissen, und Nina steht mit feuchtem Haar im Flur. Sie trägt eines von Domis T-Shirts und hat ein Grinsen im Gesicht.

»Hey, Kleiner«, sagt sie unbekümmert. »Was gibt's?«

»Nichts.«

»Hab mir von Dominik nur schnell was zum Anziehen geborgt. Meine Klamotten sind ja ganz nass geworden.«

Ich nicke rasch und möchte mich aus dem Staub machen. Da hält Domi mich am Arm fest. Sehr grob.

»Was wollte Mel denn?«

»Keine Ahnung. Sie sucht dich einfach.«

»Ach, die kann mal wieder nicht atmen ohne ihren Stecher!« Nina bindet sich das Haar zusammen und geht zurück ins Erdgeschoss.

Domi hält immer noch meinen Arm fest.

»Ist alles okay?«, fragt er.

»Ja. Sicher.«

»Du wirkst so nervös. Macht dir die Party keinen Spaß?«

»Ich brauch einfach meine Ruhe. Wollte eben in mein Zimmer gehen.«

Sein Gesicht entspannt sich, und auf einmal sieht er richtig fröhlich aus.

»Ich sag den anderen, dass sie ein bisschen leiser sein sollen, okay? Dann hast du deine Ruhe.«

Ich kann mich nicht rühren, kann nicht aufhören, in seine Augen zu starren. In seinem Blick steht eine unmissverständliche Warnung: *Du hast hier nichts gesehen, kapiert?*

»Okay«, murmle ich.

Er folgt Nina die Treppe hinunter. Ich warte, bis ich ihn nicht mehr sehe, dann renne ich ins Elternschlafzimmer, reiße das Fenster auf und schaue nach unten in den Garten.

Domi hat sich mit Mel auf die Hollywoodschaukel im Schatten zurückgezogen. Nina liegt mit ein paar Mädels in der Sonne und lässt sich bräunen. Sein T-Shirt hat sie wieder ausgezogen.

Ich überlege, nach nebenan zu schleichen und sein Zimmer zu durchsuchen. Nach zerwühlten Bettlaken. Nach Unterwäsche. Kondomen. Ich tue es nicht. Sie hat sich nur was zum Anziehen ausgeborgt. Alles andere wäre doch lächerlich, hier, auf der Party, wenn Mel keine zwanzig Meter entfernt ist.

Ich gehe in mein Zimmer, setze meine Kopfhörer auf und lasse meinen Verstand von der Musik betäuben.

NINA

Mai 2007

Ich schleppe die Kiste bis an den Gartenzaun, wo Dominik sie mir freundlicherweise abnimmt und ins Haus trägt.

Es war Zufall, dass wir ihn und seine Mutter beim Auto getroffen haben. Papa musste natürlich den Gentleman spielen und Sophie sofort anbieten, beim Ausräumen des vollen Kofferraums zu helfen. Sie und Dominik waren neue Gartenmöbel kaufen, weil die alten die Geburtstagsparty nicht überlebt haben. Während Papa und Sophie gemeinsam den neuen Tisch in den Garten schleppen, stehen wir unter der geöffneten Kofferraumhaube von Sophies Volvo und tun so, als würden wir Kisten sortieren, obwohl wir in Wahrheit etwas ganz anderes tun.

»Wieso nicht einfach heute?«, flüstere ich ungeduldig. »Wäre doch perfekt, solange Mel bei ihrer Oma ist. Mein Vater ist später noch beim Squash, und meiner Mutter ist sowieso alles egal.«

Dominik sieht sich um und stützt mit einem frustrierten Laut die Arme auf einer der Kisten ab. »Und wenn mein Bruder was mitbekommt?«

»Wird er nicht.«

»Es war neulich schon so knapp.«

»Aber er hat's gefressen, oder etwa nicht?«

»Keine Ahnung.«

»Tobi hat seine eigenen Probleme. Und wenn er dich sieht, dann behauptest du einfach, wir haben zusammen gelernt.«

»Wir beide?« Das bringt ihn zum Lachen.

»Äh, hallo? In einer Woche ist schriftliche Matura. Da lernt man eben.«

»Und wenn er fragt, warum wir das nicht bei mir oder bei Mel tun?«

»Dann sagst du, weil Mel nicht da ist und bei dir ein kleiner, viel zu neugieriger Bruder herumhockt, der sich in Dinge einmischt, die ihn überhaupt nichts angehen. Denk dir halt was aus!«

Er will protestieren, doch soeben kommen Papa und Sophie zurück, um die restlichen Kisten zu verladen.

»Also wenn ihr euch schon nicht nützlich machen wollt«, schimpft Papa, »dann geht wenigstens aus dem Weg.«

Ich mache Platz und forme stumm »sechs Uhr« mit den Lippen, ehe ich mich ins kühle Haus verziehe. Dominik macht sich viel zu viele Gedanken. Hätte das Schicksal gewollt, dass man uns erwischt, wäre es längst dazu gekommen. Ich meine, sechs Monate! Und Mel hat keinen blassen Schimmer. Aber was hätten wir davon, es ihr zu beichten, außer Tränen, Streit und viele böse Worte? Irgendwann wird Dominik ohnehin erkennen, dass ich es nicht wert bin, Mel weiter mit mir zu bescheißen, und wird das alles beenden. Denn Mel hatte völlig recht: Ich bin kein Mädchen, mit dem Jungs eine feste Beziehung wollen. Ich bin mehr so die süße Versuchung, der feuchte Traum, womöglich auch bloß die Wichsvorlage. Wenn er erst genug von mir hat, wird alles wieder so werden wie früher. Und niemand wird verletzt.

Als ich mit vollen Einkaufstaschen durch die Haustür komme, sind alle Vorhänge zugezogen. Die Luft riecht abgestanden. Ich bringe die Taschen in die Küche und gehe ins Wohnzimmer, wo ein genauso stickiges, düsteres Klima herrscht. Mama sitzt mit zurückgelegtem Kopf auf dem Sofa und hat die Augen geschlossen. Ich drehe sämtliche Lichter auf, was Mama mit einem zugedröhnten »Was soll das?« kommentiert, ohne sich zu bewegen.

»Was das soll? Ich wecke dich auf, bevor Papa dich so sieht. Was hast du genommen? Schon wieder diese Scheiße vom Arzt?«

»Ich brauch das«, entgegnet sie träge und macht die Augen auf. »Ich kann so besser schlafen.«

»Es ist mitten untertags!«

Sie blinzelt, hebt den Kopf und wirkt mit einem Mal sehr wach. »Du hast recht«, sagt sie staunend. »Es ist Tag! Mein Gott, Nina, danke! Danke für diesen Hinweis! Ohne dich wäre ich nicht überlebensfähig!«

»Leck mich«, sage ich.

Sie bricht in schallendes Gelächter aus. Schon als Kind hat mich dieses hysterische Lachen das Fürchten gelehrt. Wenn ich nachts aufwachte und in der Küche Geräusche hörte. Wenn ich runterging, um nachzusehen, was los war. Mama im Nachthemd vor dem offenen Kühlschrank. Wie ein Tier stopfte sie sich Essen in den Mund. Und wenn ich fragte, warum sie das macht, kam dieses Lachen. Es ist wie etwas Altes, Verrottetes, das nur dann an die Oberfläche kommt, wenn ein Unwetter den Erdboden aufgewühlt hat. Es gibt nicht viel, das mir Angst macht, aber wenn meine Mutter sich in diesem Zustand befindet, möchte ich entweder weglaufen oder einfach nur heulen.

»He, wo willst du hin?« Sie hört abrupt auf zu lachen, steht auf und kommt schwankend auf mich zu. »Erzähl, was war da draußen los? Was macht dein Vater da mit … mit dieser Frau?«

»Das ist Dominiks Mutter. Wir haben ihr nur beim Ausräumen geholfen.«

»Ach so, beim Ausräumen geholfen!« Plötzlich packt sie meinen Arm und zerrt mich mit ungewohnter Kraft Richtung Tür. »Dann hilf ihr doch weiter, dieser Hure!

Hilf ihr beim Ausräumen. Vielleicht ziehst du auch gleich bei ihr ein! Du und dein Vater, ihr könnt alle beide dort drüben einziehen! Ich brauche euch sowieso nicht!«

Ich versuche, meinen Arm von ihr loszumachen. Sie macht die Tür auf und will mich nach draußen stoßen. Ich wehre mich, reiße den Arm nach hinten und erwische ihr Gesicht mit meinem Ellenbogen. Keuchend stolpert sie über eine Teppichfalte und hält sich mit beiden Händen die Nase.

Schnell werfe ich die Tür zu, bevor draußen jemand etwas merkt. Mama erstarrt. Steht da wie eine Puppe, aus der man die Batterien genommen hat. Bevor das Lachen wiederkommt oder, noch schlimmer, die Tränen, schiebe ich mich an ihr vorbei und renne auf direktem Weg in mein Zimmer.

Papa kommt wenig später von seiner Heldentat zurück. Ich höre, wie er den Abstellraum nach seinem Squash-Schläger durchsucht. Kurz darauf fällt die Tür ins Schloss, und ein Auto fährt aus der Einfahrt.

Die Zeit vergeht. Im Erdgeschoss ist kein einziges Geräusch zu hören. Ob Mama auf der Couch eingeschlafen ist? Ob sie dort unten gestorben ist? Ich will nachschauen gehen, aber ich schaffe es nicht, von meinem Bett aufzustehen. Ich halte mein Handy umklammert, um Mel anzurufen. Es geht nicht. Ich kann nicht mit ihr darüber sprechen. Sie weiß es gar nicht. Niemand weiß es. Ich bin allein mit diesem Horror, und niemand steht mir bei. Nicht einmal Papa ist da.

Die Hausglocke läutet. Ich schieße in die Höhe und lausche, was Mama tut. Träge Schritte bewegen sich Richtung Eingangstür. Ich höre ihre Stimme, sie spricht mit jemandem, ist jetzt ganz ruhig und freundlich. »Nina«, ruft sie nach oben. »Dominik ist da!«

Ist es schon sechs Uhr? Wie lange bin ich bereits mit Mama allein?

»Okay, ähm … er soll einfach raufkommen!«

Schnell richte ich mein zerwühltes Bett und überprüfe im Spiegel, wie ich aussehe. Offenbar habe ich tatsächlich geheult. Ich zupfe ein Kosmetiktuch aus dem Spender auf meinem Nachttisch und wische hektisch die Mascara-Spuren unter meinen Augen weg. Als er kurz darauf ins Zimmer kommt, werfe ich das Tuch weg und umarme ihn inniger als geplant. Überrascht lässt er es geschehen, deutet dann aber auf das Fenster und drückt mich weg.

»Ach ja, richtig. Warte.«

Ich ziehe die Vorhänge zu, und er lässt den Rucksack fallen. Er hat doch tatsächlich Lernsachen mitgenommen. Sein Blick wandert neugierig durchs Zimmer. Er war noch nie zuvor hier. Bestimmt hat er sich etwas anderes erwartet. Keine rosa gestrichenen Wände. Kein My-Chemical-Romance-Poster, das überirdisch groß an meiner Schranktür hängt. Er betrachtet auch mein Bett. In diesem Moment bin ich nicht sicher, was er denkt; ob er sich wohlfühlt oder sich bloß vorstellt, wie ich hier mit so vielen anderen geschlafen habe, bevor er in mein Leben getreten ist.

»Deine Mutter hat gar nicht gefragt, was ich hier mache«, sagt er verwundert.

»Ich hab dir doch gesagt, dass ihr alles egal ist.«

»Geht es ihr … also geht es ihr gut? Sie hat ein bisschen krank ausgesehen.«

»Das ist normal.«

Er geht zu meiner Wäschekommode, auf der meine Parfüms stehen. Er betrachtet die einzelnen Flakons, pickt sich wahllos einen heraus und riecht daran.

»Das kenne ich«, meint er lächelnd. »Das nimmst du oft, nicht wahr?«

Ich schlinge die Arme um ihn und drücke mit solcher Verzweiflung meine Lippen auf seine, dass er aufstöhnt.

Etwas später liegen wir in meinem Bett, und er spielt nachdenklich mit meinem Haar.

»Erzähl mir was von dir«, murmelt er. »Ich weiß eigentlich gar nichts. Zumindest nichts, was mir nicht Mel irgendwann mal erzählt hätte.«

»Was hat sie denn gesagt?«

»Dass ihr euch beim Schaukeln kennengelernt habt.«

»Mehr oder weniger.«

»Und dass du sie immer zu Dingen überredet hast, die sie nicht wollte.«

Ich schnaube. »Wenn sie meint.«

Er wartet einen Augenblick, mustert mein Gesicht. »Was ist mit deiner Mutter? Verstehst du dich mit ihr?«

»Klar«, antworte ich.

»Und dein Vater, was ist mit dem?«

»Er ist eben da.«

»Oder auch nicht.«

»Sag bloß, deine Eltern sind perfekt.«

Er dreht mein Kinn in seine Richtung, sodass ich in diese schönen blauen Augen schauen muss. »Ich werde mit Mel Schluss machen«, sagt er.

Verwirrt richte ich mich auf. »Mit ihr Schluss machen? Moment, das geht nicht. Wieso auf einmal?«

»Ich will nicht mehr. So einfach ist das.«

»Und dann? Ich meine … was wird dann aus uns?«

»Na ja. Du und ich, wir könnten ja …« Ein Lächeln, das mein Herz zum Schmelzen bringt.

Aber hier wird nichts geschmolzen. Hier werden Tatsachen untermauert, und zwar jetzt und sofort.

»Wir hatten das Thema schon, Dominik. Ich dachte, wir wären uns einig.«

»Wir waren uns kein bisschen einig. Das alles hätte längst zu Ende sein sollen.«

»Dann beenden wir es! Bitte, ich habe kein Problem damit. Dort ist die Tür!«

Meine Stimme überschlägt sich vor Aufregung, und ich beginne am ganzen Körper zu zittern. Dominik schüttelt geduldig den Kopf, berührt meine Schulter und drückt mich sanft zurück auf die Matratze.

»Ich liebe dich«, sagt er leise.

»Blödsinn. Du liebst Mel.«

»Ich liebe dich«, wiederholt er ruhig, »und ich will mit dir zusammen sein.«

Meine Gedanken drehen durch. Ich bringe kein Wort heraus, nicht einmal einen Atemzug. Dominiks Blick ruht abwartend auf meinem Gesicht. Ich schüttle den Kopf, weil es das Einzige ist, was ich in diesem Augenblick zusammenbringe.

»Nein?«, fragt er. »Ist das deine Antwort?«

»Lass mich nachdenken, okay?«

Er dreht sich auf den Rücken und schaut wortlos an die Zimmerdecke.

»Aber wenn wir … also wenn wir zusammen sind … was wird dann aus Mel?«

»Sie wird es überleben, denke ich.«

»Du kennst Mel nicht. Du hast keine Ahnung! Ist dir klar, was du da redest? Du wirst ihr das Herz brechen! Das kannst du nicht machen. Wir können das nicht machen.«

»Und was wäre die Alternative? Sollen wir ewig so weitermachen? Irgendwann erwischen sie uns, und dann?«

»Dann …« Ich weiß nicht weiter.

Er schaut mich an, eine Braue spöttisch erhoben. »Liebst du mich etwa nicht?«

»Frag so was nicht!«

»Wieso? Ist doch ganz einfach zu beantworten. Ja oder nein?«

»Keine Ahnung!«

»Keine Ahnung? Du hattest sechs Monate Zeit, es dir zu überlegen!«

»Schrei mich nicht an!«

»Gib du mir keinen Grund dazu!« Aber er beruhigt sich wieder, fährt beherrscht fort: »Wenn es dir nicht ernst wäre, wärst du doch schon längst weg. Sechs Monate, Nina. Das ist ewig.«

Ja, das stimmt. Und in diesen ganzen sechs Monaten war ich mir sicher, dass er sich am Ende für Mel entscheiden würde. Einfach weil sie Mel ist. Unsere süße, herzensgute Mel, die man doch lieben *muss*, außer man ist innerlich tot. Was ist das überhaupt, Liebe? Was soll ich mir darunter vorstellen? Ist es dieses euphorische, heiße Flattern im Bauch, von dem Mel immer redet? Oder ist es mehr so das hier, nebeneinander im Bett liegen und reden? Ernsthaft darüber nachdenken, der besten Freundin ein Messer in den Rücken zu rammen, seinetwegen?

Ich schwöre, das war so nicht geplant. Ich plane doch nie irgendetwas. Ich stürze mich einfach ins Vergnügen und schaue, wie weit ich komme. Ich hätte niemals zulassen dürfen, dass das mit Dominik so lange andauert. Und trotzdem haben wir immer weitergemacht. Ist das Liebe? Ja, verdammte Scheiße, wahrscheinlich schon.

»Jetzt entscheide dich endlich«, sagt er. »Hören wir damit auf, oder machen wir weiter? Wenn wir weitermachen, ist Mel Geschichte, nur damit du es weißt.«

Die Luft staut sich in meinen Lungen. Gleich werde ich ersticken, hier in seinen Armen, weil mich das Unausweichliche innerlich auseinanderreißt. Er weiß doch genau, wie meine Antwort lautet.

»Aber warte noch ein bisschen«, bitte ich ihn. »Warte, bis der richtige Zeitpunkt gekommen ist. Sagen wir es ihr erst nach den mündlichen Prüfungen.«

Oktober 2019

Hinter den Wolken leuchtet der Mond. Was für eine kitschige, vollkommene Nacht. Wir haben das Schulgebäude hinter uns gelassen und uns zusehends von den Laternenlichtern der Straße und des Gehwegs entfernt, an den Turnhallen und dem Sportplatz vorbei und tiefer in den Wald. Sollten die beiden noch immer nicht begriffen haben, wohin wir unterwegs sind, werden sie bald sehr viel klüger sein. Die Friedhofsmauer hebt sich schwarz und klobig von der Dunkelheit ab. Ich bin vor ein paar Tagen schon einmal hier gewesen, während des Unterrichts. Ich habe Lärm veranstaltet. Gehörigen Lärm. Niemand ist gekommen. Dieser Ort ist perfekt.

Mel und Tobi haben im Hintergrund ein leises Gespräch begonnen. Ich spüre, dass ihnen das alles nicht geheuer ist. Ich lasse den Rucksack von meiner Schulter rutschen und hocke mich auf den mit Laub bedeckten Boden. Tobi und Mel beobachten mit Sicherheitsabstand, was ich tue. Ich krame in meinem Rucksack, mache es spannend. Mit einem fröhlichen »Tada« zaubere ich drei Bierflaschen hervor, und die beiden atmen erleichtert auf.

»Was ist denn los mit euch?«, frage ich, während ich der Reihe nach die Flaschen öffne. »Habt ihr Angst, dass die Killer-Nonnen uns fressen?«

Tobi nimmt zwei Flaschen an sich und gibt eine davon an Mel weiter.

»Auf uns«, proste ich und nehme einen großzügigen Schluck.

In den Gesichtern der beiden steht Ratlosigkeit. Mel nimmt ebenfalls einen Schluck, Tobi stellt die Flasche auf den Boden und würdigt sie keines Blickes mehr.

»Nina, was soll das alles? Was machen wir hier draußen?«

»Abhängen. Feiern. Etwa schon vergessen, wie das geht?«

»Wir sind keine sechzehn mehr. Gehen wir zurück, es ist kalt.«

»Mel, du magst doch sicher noch bleiben.«

Sie droht in der Masse ihres Mantels zu verschwinden. Der Wind treibt ihr das Haar ins Gesicht, sodass ich kurz nur ihren Mund sehe, der sich angespannt zusammenpresst.

»Ich fasse es nicht«, seufze ich und setze mich im Schneidersitz ins Laub. »Ihr zwei seid solche Spaßbremsen! Jetzt setzt euch hin und trinkt mit mir, so schwer kann das doch nicht sein.«

»Wieso gehen wir nicht einfach in ein Lokal?«, schlägt Mel vorsichtig vor. »Dort ist es doch viel gemütlicher.«

»Weil ich hier mit euch feiern und trinken will. Hier bei unserem alten Friedhof. Mel, wir waren früher doch so oft hier.«

»Schon, aber …« Sie sieht hilfesuchend zu Tobi.

»Hinsetzen«, wiederhole ich mit Nachdruck. »Alle beide.«

Mit etwas Abstand kniet Mel sich auf den Saum ihres Mantels und nippt wortlos an ihrem Bier. Tobi sieht sich um, als suche er nach einem Fluchtweg. Dann setzt auch er sich ins Laub.

»Also. Endlich wieder vereint.« Ich grinse von einem Gesicht zum anderen und spüre eine perverse Vorfreude in meiner Brust. Das ist der Wahnsinn, der allmählich überhandnimmt. In Tobis Gesicht lese ich Misstrauen, bei Mel scheint das Bier bereits zu wirken. Ich rücke näher und stoße sie mit der Schulter an. »Ist doch schön hier, oder nicht? Da fühlt man sich gleich in alte Zeiten zurückversetzt.«

»Ist das der Grund, weshalb du hier bist?«, fragt Tobi. »Um über die alten Zeiten zu reden?«

»Wieso nicht? Alte Zeiten sind spannend. Man erfährt immer etwas Neues, wenn man nur lange genug nachfragt.«

Er antwortet nicht, lässt erneut den Blick in den Wald schweifen. Mir fällt auf, dass Mels Flasche schon beinahe leer ist. Ich strecke mich nach dem Rucksack und hole eine neue Flasche heraus, die sie ohne zu zögern nimmt.

»Mel«, sagt Tobi. »Langsam. Trink nicht so viel.«

»Also ich mag nicht über die alten Zeiten reden«, sagt sie, ohne auf seinen Rat zu hören. »Schon gar nicht hier, neben einem Friedhof. Das ist doch makaber.«

»Dann reden wir eben über die nicht ganz so alten Zeiten«, biete ich ihr an. »Reden wir über die Sache mit deinen Handgelenken.«

»Meine was?«

»Deine Handgelenke. Und die schönen Schnitte. Jetzt erzähl endlich mal, wieso hast du's gemacht?«

Überrascht lässt Mel die Flasche sinken. In ihrem Blick flackert es ängstlich auf. Sie schluckt, und ihre Stimme klingt etwas heiser. »Darüber möchte ich nicht reden.«

»Aber es war doch klar, dass diese Frage irgendwann kommt. Ich verrate es auch keinem. Warum wolltest du dich umbringen? Ich meine, wir haben doch alle schlimme Zeiten hinter uns. Was macht dich da so besonders? Weißt du's, Tobi? Weißt du, warum sie sich umbringen wollte?«

Er schweigt beharrlich, mit steinerner Miene. Ich denke an meinen Rucksack und was außer den Flaschen da sonst noch so drin ist. Noch nicht.

»Weißt du, Mel, du warst schon immer so eine Dramaqueen. Hast alles so furchtbar übertrieben. Und du gehst uns allen seit Jahren damit auf die Nerven.«

»Übertrieben?«, wiederholt sie. »Du nennst mein Verhalten also übertrieben?«

»Was sonst? Sich die Pulsadern aufschneiden wie im Film. Ehrlich, Mel, man könnte meinen, du wärst die Einzige, die jemals jemanden verloren hat.«

»Ich habe nicht einfach irgendjemanden verloren. Ich habe *ihn* verloren!«

»Und du denkst, ich nicht?«

»Du hast ihn doch gar nicht gekannt! Ein paarmal gevögelt habt ihr, weiter nichts!«

»Ja, klar«, antworte ich.

»Glaubst du es immer noch nicht? Hast du in den letzten zwölf Jahren immer noch nicht gelernt, was Liebe ist? Dann solltest du diejenige sein, die sich die Pulsadern aufschneidet, denn das ist traurig, Nina. Das ist wirklich traurig.«

»Du willst darüber reden, was Liebe ist? Liebe ist ganz sicher nicht, den eigenen Freund, Zitat, *fertigmachen* zu wollen, nur weil er nicht nach deiner Pfeife tanzt!«

»Ich war wütend!«

»Nenn mir einen Grund, Mel. Einen einzigen vernünftigen Grund, warum es dir dreckiger gegangen sein soll als mir oder sonst wem.«

»Du ... du hast doch überhaupt keine Ahnung!« Sie lässt die Flasche los, sodass das Bier in den Waldboden sickert. Sie wird lauter, ihre Augen werden feucht. »Du sitzt da und nennst mich eine Dramaqueen. Wessen Schuld war es denn, dass sich mein Leben so entwickelt hat? Wer ist nach der Schule einfach abgehauen und hat sich nie wieder gemeldet? Wer hat mich mit alldem allein gelassen?«

»Ich dachte, so wäre es dir am liebsten«, antworte ich ruhig.

Sie nimmt die leere Flasche und schleudert sie gegen einen Baum. »Ich war komplett fertig mit den Nerven! Und niemand war da, der mir helfen konnte! Weißt du, wie sich das anfühlt? Wie es ist, wenn man alles verliert, was einem wichtig ist?«

Tränen laufen ihre Wangen hinab. Tobi nimmt sie in den Arm, während seine Augen mich fragen, ob ich den Verstand verloren habe. Ich trinke seelenruhig mein Bier aus, lausche dem Wind, der durch die Bäume rauscht und mir sanft zuflüstert, dass der richtige Zeitpunkt nun gekommen ist. Auf absurde Weise fühle ich mich geborgen. Das alles wird bald ein Ende haben.

»Was stimmt nicht mit dir?«, schreit Tobi mich an, als Mel immer heftiger weint. »Du weißt doch, wie instabil sie ist!«

Ich hole mir den Rucksack auf den Schoß und beginne darin zu kramen. »Weißt du, in Wahrheit muss man ziemlich klar bei Verstand sein, um gewisse Dinge durchzuziehen. Pulsadern durchschneiden? Das geht nicht, wenn man instabil ist. Dazu braucht es Mut, eine Menge Mut. Nur Idioten greifen zu einer Waffe, ohne bei klarem Verstand zu sein.«

Meine Hand ertastet etwas Hartes, Kantiges am Boden des Rucksacks. Ich hebe den Blick und beginne zu grinsen.

»Rate mal, was ich da drin habe«, frage ich ihn.

»Ich will kein Bier!«, faucht er.

Ich ziehe die Hand langsam zurück nach draußen. Schweres Metall blitzt im Mondlicht auf. Mel hört auf zu weinen, Tobis eben noch wütende Augen weiten sich voller Unglauben.

»Ihr beide werdet mir jetzt ein paar Dinge erzählen«, sage ich und richte den Kanonenlauf genau auf Tobis Kopf. »Und wehe, ihr lügt mich noch mal an.«

GREGOR

Mai 2007

Der Tisch, die Stühle und die neue Hängematte sind aufgebaut, fehlt nur noch der Feinschliff. Ich würde Sophie gern beim Saubermachen helfen, aber sie bittet mich bereits zum dritten Mal, das Haus zu verlassen, bevor ihr Mann nach Hause kommt. Meine Güte, sollen sie uns doch erwischen. Sollen sie ein riesengroßes Drama daraus machen, über das man noch in hundert Jahren sprechen wird.

Ich will doch einfach nur meine Ruhe. Ich will mit Sophie bei Tageslicht zusammen sein, will ganz normale Dinge mit ihr tun. Einkäufe ausräumen, Gartenmöbel aufstellen, sich schmutzig machen und nach getaner Arbeit gemeinsam ein Gläschen Wein trinken. Dinge, die ich eigentlich mit meiner Frau tun sollte. Früher haben Susanne und ich so etwas auch getan. Wir waren richtig normal. Wir waren *gesund*. Irgendwann schlich sich die Fäulnis ein und färbte den rosaroten Himmel dunkel. Sophie wäre meine zweite Chance. Die Heilung sozusagen. Wir passen gut zusammen. Zusammen sein werden wir jedoch nie.

»Ich weiß nicht genau, wann er nach Hause kommt«, sagt sie, während sie einen aufmerksamen Blick zur Gartentür wirft. »Aber wahrscheinlich bald. Du solltest jetzt wirklich gehen.«

»Was macht es schon, wenn er mich sieht? Ich hab dir nur beim Aufbauen der Möbel geholfen. Nina und Domi können es bezeugen.«

»Ich glaube, er ahnt was.«

»Und wenn schon. Susanne ahnt sicher auch was.«

»Und was heißt das jetzt?«, fragt sie ungewohnt ruppig. »Sollen wir es der ganzen Nachbarschaft auf die Nase binden? Ich will nicht, dass meine Kinder meinetwegen zum Gespött werden!« Sie bricht ab und fährt dann total verdattert fort: »Findest du das etwa lustig?«

»Nein, absolut nicht.«

»Dann weiß ich beim besten Willen nicht, was dieses Grinsen soll!«

Muss ich es ihr denn buchstabieren? Ich grinse, weil ich sie am liebsten heiraten würde. Weil sie all die Güte und Mütterlichkeit in sich trägt, die mir bei Susanne immer gefehlt hat. Ihre Kinder stehen an erster Stelle. Dann kommt ihr Mann. Der Job, der Garten. Und irgendwann sie selbst. Ganz ehrlich, dass sie sich mit mir eingelassen hat, ist das Selbstsüchtigste, das sie in ihrem ganzen Leben je tun wird. Ginge es nicht auch um mich, würde ich versuchen, sie wieder auf den rechten Weg zurückzubringen. Sie hat mehr verdient als gelegentliche Schnellficks und ein paar zusammengebaute Gartenmöbel. Deshalb grinse ich. Ich will ihr so gern geben, was sie verdient. Das ist zum Schreien komisch.

»Du musst jetzt gehen«, wiederholt sie. »Bitte geh einfach. Bevor Domi was merkt.«

»Hat der nicht sowieso sein eigenes Drama am Laufen?«

»Wie meinst du das?«

»Sag bloß, es ist dir nicht aufgefallen. Er und Nina?«

»Wie, er und Nina? Du meinst, die beiden …?«

»Ganz genau.«

Sie klappt den Mund auf, überlegt kurz und schüttelt entschieden den Kopf. »Nein, nein. Das würde er Mel nicht antun.«

»Manchmal kann man eben nicht anders.«

»Nein, also das … Domi macht so was nicht! Und Nina doch bestimmt auch nicht. Mel ist ihre beste Freundin.«

Ich hebe in einer abwehrenden Geste die Hände. »Geht uns ja auch nichts an.«

Sophie nickt, aber über ihr Gesicht hat sich ein Schatten gelegt. Abermals wirft sie einen besorgten Blick zur Gartentür.

»Ist schon gut«, sage ich. »Ich gehe ja schon. Aber später vielleicht, eine Runde Squash?«

»Ich weiß es noch nicht.«

»Ich lasse dich auch wieder gewinnen.«

Ein Lächeln erhellt ihre ernste Miene. »Ich gebe dir per SMS Bescheid.«

Ich nehme den Weg durchs Haus, um auf dem Rasen keine Spuren zu hinterlassen. Der Grundriss ist unserem Haus sehr ähnlich; ich muss an der Küche sowie am Wohnzimmer vorbei. Dominik kommt mit geschultertem Rucksack die Treppe herunter und bleibt bei meinem Anblick wie angewurzelt stehen.

»Sie sind noch da?«, fragt er.

»Der Tisch hat ewig gedauert«, sage ich mit einem gespielten Stöhnen. »Du hättest uns ja helfen können, dann wäre es bestimmt schneller gegangen.«

Er zuckt mit den Schultern und drängt sich ohne ein Wort an mir vorbei.

»Und wohin bist du unterwegs?«

Stillstand. Als wäre er gegen eine Wand gelaufen. »Nirgendwohin.«

»Wozu dann der Rucksack?«

Er lässt den Rucksack von seiner Schulter rutschen und donnert ihn in sichtlichem Frust auf den Küchentisch. »Muss noch lernen.«

»Brav.«

Ich lasse mir Zeit, tue so, als würde ich noch nach

meiner Jacke suchen. Er fängt an, seinen Rucksack auszuräumen. Ebenfalls sehr, sehr langsam.

»Willst du nicht mit Nina zusammen lernen?«, schlage ich vor. »Ihr habt doch den gleichen Stoff.«

»Nö.«

»Nina hat mir erzählt, dass Mel für ein paar Tage bei ihrer Oma ist. Ist es hart ohne sie?«

Irre ich mich, oder presst er die Lippen ganz leicht zusammen?

»Plant ihr schon irgendwas für die Zukunft? Gemeinsame Wohnung oder so?«

Er lässt ein Heft auf den Tisch klatschen und schaut mir in tiefer Ernsthaftigkeit in die Augen. »Mein Vater kommt bald heim.« Übersetzt heißt das: *Ich hab's gemerkt. Sie und meine Mutter.*

Das Spielchen kann ich auch: *Du und Nina.* Keine Worte, nur ein Blick. Wir verstehen uns. Er wendet sich ab, um seine Hefte auf dem Tisch zu sortieren.

Ich verlasse das Haus, überquere die Straße und bekomme kurz darauf eine SMS von Sophie.

In einer Stunde. Üblicher Treffpunkt.

Erleichtert atme ich auf. Ein weiteres Mal ein Stückchen Glück ergattert, zumindest für eine gewisse Zeit. Ich weiß nicht, wie lange Sophie noch mitmachen wird. Irgendwann wird es ihr zu brenzlig werden, und dann?

Tja, dann stehe ich da. Ehebrecher und Ex-Lover. Wahrscheinlich auch bald Ex-Mann. Ex-Vater. Ex, ex, ex. Bedeutet »ex« nicht »raus«? Ich möchte ja raus, endlich raus aus diesem Mist, aber sie lässt mich nicht gehen. Ich werde bei Susanne bleiben, bis ich sterbe. Ihre Launen ertragen, mich um sie kümmern, wenn sie wieder einen ihrer Schübe hat. Mir anhören, ich sei an allem schuld, was vielleicht sogar auch stimmt. Darauf warten, dass es wieder so wird wie früher, bis zum Ende. Weil da ja trotzdem noch etwas ist. Eine Liebe aus der

Vergangenheit, die stärker ist als der Hass der Gegenwart. Diesen Gedanken habe ich, als ich mein Haus betrete und im Abstellraum nach meinem Squashschläger suche, den ich sowieso nicht brauche. Ich werde hier drin sterben. Irgendwie wünschte ich, es wäre bereits so weit.

TOBIAS

Juni 2007

Die mündlichen Abschlussprüfungen stehen vor der Tür. Domi ist dauerangefressen, seitdem er den Großteil seiner ach so wertvollen Zeit mit dem Wiederholen des Stoffs verbringen muss. Manchmal frage ich ihn ab und bekomme zum Dank ein Kissen an den Kopf geschleudert, wenn er die Antwort nicht kennt oder zu erschöpft ist, um sich daran zu erinnern. Mama sagt, ich soll ihn in Ruhe lassen. Das tue ich auch. Unausstehlich ist er trotzdem.

Die Zeit der mündlichen Matura ist für die übrigen Klassen so etwas wie das Ausharren in einem Luftschutzkeller. Alle warten gespannt, ob etwas Schreckenerregendes passiert, weil es in den Gängen so still ist und überall diese merkwürdige Stimmung herrscht. Ich kann diese Aufregung irgendwie gar nicht nachvollziehen. Es ist doch bloß eine Prüfung. Die größte Prüfung bisher, aber mit ein bisschen Durchhaltevermögen lässt sich sicher auch das bewältigen.

In drei Tagen ist es so weit. Auf dem Küchentisch stapeln sich Mathehefte, Übungsmappen und vollgeschriebene Zettel. Domi maturiert überraschenderweise in allen drei Hauptfächern plus Geografie, weil er sich eine der schriftlichen Prüfungen ersparen wollte. Wie er das mit Mathe hinkriegen will, ist mir ein Rätsel. Ich würde ihm ja helfen, aber er benimmt sich wie ein riesengroßes Arschloch. Das liegt vielleicht auch daran, dass er und Mel sich selten sehen, seit alle mit Lernen beschäftigt sind. Selbst Nina hat sich in die eigenen vier Wände zurückgezogen, um die Nase in Bücher zu stecken. Manchmal sehe ich sie am Fenster sitzen, aber sie hat keinen Kopf für den kleinen Trottel, der sie aus der Ferne anschmachtet.

Ich hole mein Fahrrad aus der Garage und strample mir den Frust der letzten Tage mit eisernem Willen aus den Knochen. Als ich zurückkomme, sind die Schatten länger geworden, und die Luft füllt sich mit einem angenehmen Hauch von gemähtem Gras. Papa hat die Hecke gestutzt. Er ist eben dabei, die abgeschnittenen Zweige in die Schubkarre zu verfrachten. Sein Gesicht ist ungewohnt finster, als ich das Fahrrad durch das Gartentor schiebe. Ich frage besser nicht, was los ist. Einmal pro Tag von Domi angeschnauzt zu werden ist genug. Ich verstaue das Fahrrad in der Garage und komme gerade rechtzeitig zum Abendessen.

Überrascht entdecke ich Mel am Esstisch. Sie war länger nicht mehr hier, und ich dachte, das würde auch so bleiben, bis die Prüfungen vorbei sind. Es tut gut, ihr heiteres Gesicht zu sehen. Ich setze mich zu ihr und Domi an den Tisch und schneide gierig das Kotelett klein, das Mama mir auf den Teller gegeben hat.

»Und, Mel, bist du schon aufgeregt wegen der Prüfung?«, will Mama wissen.

Es wundert mich, dass wir mit dem Essen nicht auf Papa warten. Mel schüttelt den Kopf.

»Ich fühle mich eigentlich recht sicher. Ich habe mir ja auch nicht Mathe ausgesucht wie dieses Genie hier.«

Sie wirft Domi ein Grinsen zu. Er achtet nicht darauf und isst schweigend sein Fleisch.

»Ihr werdet das schon schaffen, ihr zwei. Anfangs ist man furchtbar nervös, aber dann geht alles ganz leicht. Und wenn es vorbei ist, fragt man sich, wovor man überhaupt solche Angst hatte.«

»Hast du in Mathe maturiert?«, keift Domi. »Dann halt die Klappe.«

Mama steht geschockt der Mund offen. Auch ich habe vergessen, wie man kaut, und lutsche verwirrt an meinem Bissen Kotelett herum. Einzig Mel lässt sich von Domis schlechter Laune nicht abschrecken.

»Du schaffst das schon«, meint sie sanft. »Du kennst dich doch in allem aus. Das wird schon.«

»Ja«, sagt er und stochert lustlos in seinem Essen.

Wir schneiden das Thema nicht mehr an, und als endlich Papa mit Grasflecken und Schweißfahne ins Haus kommt, stehen Mel und Domi vom Tisch auf und gehen nach oben.

Papa bekommt von Mama ein Kotelett vor die Nase gestellt, das er ohne Eile verspeist. Merkwürdige Stimmung ist das heute hier. Ich frage, ob ich vom Tisch aufstehen kann. Mama nickt, und ich begebe mich auf die Wohnzimmercouch, um eine Runde fernzusehen. Da kommt Mel zurück nach unten.

»Du gehst schon wieder?«, frage ich, als sie in ihre Flipflops schlüpft.

»Na ja, du hast ihn doch erlebt. Mit ihm ist gerade nicht viel anzufangen.«

»Ja, leider.«

Sie nimmt ihre Jeansjacke vom Haken und kommt noch einmal zu mir ins Wohnzimmer. Mit unsicherem Gesichtsausdruck stellt sie sich neben mich und blickt einen Moment lang auf den Fernseher.

»Kann ich dich … also kann ich mit dir über was reden?«

»Klar.« Ich schalte den Ton leiser. »Was gibt's?«

»Es ist echt dämlich. Aber du siehst ihn doch jeden Tag und … also, trifft er sich mit jemandem? Mit einer anderen, meine ich?«

Ich schalte den Ton wieder lauter, damit meine Eltern nichts von diesem Gespräch mitbekommen. »Wieso?«, frage ich. »Wie kommst du darauf?«

»Es ist nur, weil … weil er in letzter Zeit … Er ist etwas distanzierter geworden. Ich habe Nina schon deswegen gefragt, aber sie meint, ich solle mir keine Sorgen machen. Na ja, und jetzt frage ich dich.« Plötzlich lacht sie, ein leiser, atemloser Ausdruck völliger Hilflosigkeit. »Weißt du irgendwas?«

»Ehrlich gesagt nicht, nein. Er ist entweder hier oder bei dir oder in der Schule. Sonst macht er nichts.«

Sie atmet erleichtert durch. »Okay. Das ist gut. Es wird wahrscheinlich nur der Stress sein.«

»Das glaube ich auch.«

Sie berührt meine Schulter. »Danke, Tobi. Du bist echt voll in Ordnung.«

»Du, ähm … du auch.«

Sie verlässt das Haus.

Ich schaue noch ein bisschen fern, ehe ich mir ein Glas Eistee schnappe und mich für heute in mein Zimmer zurückziehe. Es ist ein wunderschöner milder Sommerabend. Eigentlich perfekt, um mit der Freundin im Gras zu liegen und den Sternen beim Aufgehen zuzuschauen. Mel tut mir leid. Sie erträgt das alles mit solcher Geduld, gibt ihm so viel, und dabei hat er sie gar nicht verdient. Vielleicht spürt Domi das allmählich und wird vom schlechten Gewissen geplagt. Egal. Seine Probleme sollten nicht auch noch meine Probleme sein.

Ich schiebe den Vorhang ein Stück zur Seite und sehe vorsichtig nach, ob Nina wieder an ihrem Fenster sitzt. Jackpot. Sie trägt ein dünnes Spaghettiträger-Shirt und untenrum bloß einen Slip. Eines ihrer langen, glatten Beine baumelt entspannt von der Fensterbank, das andere hat sie dicht an den Körper gezogen und hält es mit den Armen umschlungen. Sie hat Kopfhörer auf den Ohren, die sie nach einem kurzen Moment jedoch lachend abnimmt.

Ihr Blick ist genau auf unser Haus gerichtet, aber

mich scheint sie nicht zu sehen. Sie schaut rüber zu Domis Zimmer. Ganz vorsichtig mache ich mein Fenster einen Spalt auf. Ich höre Domi lachen. Er sitzt ebenfalls auf der Fensterbank, ich sehe einen Teil seines Beins.

Mir wird klar, dass die beiden sich unterhalten. Ohne Worte, nur mit Blicken.

Und auf einmal weiß ich es.

Einfach alles.

Oktober 2019

Ich betrachte die silbern glänzende Mündung, die auf meine Stirn gerichtet ist, mit einem Hauch von Amüsement. Das kann doch nur ein Traum sein. Einer dieser verrückten Aussetzer, die ich manchmal habe, wenn der Alkohol zu sehr reinzieht oder die Kurzatmigkeit während des Laufens meine Gehirnfunktionen beeinträchtigt.

Mel steht neben mir und kann sich vor Schreck nicht rühren. Ihre Augen sind weit aufgerissen, unentwegt auf dieses Ding da gerichtet, das so gar nicht in Ninas Hand passt.

Aber wenn ich es mir recht überlege, passt es wie angegossen.

»Nina«, sage ich, um Fassung bemüht. »Was soll das? Woher hast du die Waffe?«

»Du würdest dich wundern, was man alles bekommt, wenn man nur lange genug danach sucht.«

»Bitte leg das weg. Du spinnst ja.«

»Nein, nein. Ich lasse es noch eine Weile in der Hand. Und jetzt fang an. Erzähl uns die ganze Geschichte.«

»Welche Geschichte? Ich habe keine Ahnung, wovon du redest!«

»Ach komm. So viele großartige Geschichten gibt es zwischen uns dreien ja nicht.«

Ich mache einen Schritt zurück, Mel folgt mir hastig. Der Kanonenlauf wandert von meinem Gesicht zu ihrem.

»Dann fängst eben du an. Rede, Mel.«

Mels Gesicht ist leichenblass geworden. Ich weiß nicht, ob sie überhaupt versteht, was Nina von ihr will. Sie muss im Schock sein.

Ich strecke vorsichtig die Hand aus. »Bitte leg das Ding weg, Nina. Das kann doch nicht dein Ernst sein.«

»Doch, doch. Das ist mein Ernst.«

»Ich verstehe nicht, was du willst! Sag mir endlich, wo dein Problem liegt!«

»Ich will die Wahrheit hören. Ich will sie hören, die ganze beschissene Wahrheit.«

»Welche Wahrheit?«, brülle ich.

»Über Dominik. Und den Zug.«

Mel gibt ein leises Wimmern von sich. Ich möchte sie hinter mich schieben, aus Ninas Reichweite, aber sie rührt sich nicht von der Stelle. In meinem Kopf stürmt es. Verzweifelt versuche ich, Ordnung in meine Gedanken zu bringen, eine Lösung zu finden, während ich unentwegt diese Kanone und Ninas entschlossenes Gesicht anstarren muss.

»Da gibt es nichts zu erzählen«, sage ich. »Du kennst die Geschichte.«

»Stimmt, ich kenne die Geschichte. Du hast sie oft genug erzählt. Ihr beide habt sie oft genug erzählt. Aber stell dir vor: Ich habe eine neue Geschichte gehört. Und die widerspricht der alten in einigen Punkten.«

Endlich schaffe ich es, Mel hinter mich zu ziehen. Vielleicht ist das Ding ja gar nicht geladen. Oder eine Attrappe. Ich muss Zeit gewinnen, irgendwie.

»Ich weiß nicht, was du meinst.«

Sie drückt den Abzug. Ein Knall, der in meinen Ohren saust. Mein Herz, das für ein paar Sekunden überhaupt nicht schlägt. Und dann wie wild drauflos-hämmert. Die Kugel ging in einen der Bäume, wenige Schritte von mir und Mel entfernt. Ein eisiges Zittern fährt mir bis in die Fingerspitzen, und ich brülle wie von Sinnen: »Hast du den Verstand verloren!«

Sie kommt nahe an mich heran, drückt mir die Mündung an den Kopf. Auf verrückte Weise warte ich darauf, dass jemand kommt und diese Situation klärt. Dass sie endlich zur Vernunft kommt. Ich schaue in ihre Augen und weiß auf einmal, dass das nicht passieren wird.

»Erzähl es mir, Tobi. Erzähl es mir noch einmal, ich will es hören.«

»Es gibt nichts zu erzählen! Domi ist tot!«

»Wer hat ihn umgebracht? Wer war das?«

Ich widerstehe dem Drang, zur Seite zu weichen, aus Angst, dass sie dann wieder schießen wird, und zwar diesmal nicht in den Baum. Mels Wimmern und das Heulen des Windes sind sekundenlang die einzigen Geräusche.

Der Hahn wird gespannt. Ninas Lippen pressen sich wütend aufeinander. »Sag es endlich!«

»Was denn, zum Teufel?«

»Wie du es gemacht hast. Wie du ihn umgebracht hast!«

»Ich habe meinen Bruder nicht umgebracht! Wie kommst du darauf?«

»Du hast es mir doch erzählt. Schon vergessen? Im Club.«

Eine Erinnerung flackert in meinem Kopf, tief vergraben in den hintersten Ecken meines Gedächtnisses und verschleiert vom Nebel des Alkoholrauschs: eine schmutzige Couch, abgestandenes Bier. Nina mit blauen

Haaren, die nicht wusste, wer ich war. Ich war froh darüber, denn endlich konnte ich reden. Und das habe ich auch. Ich habe mich ausgekotzt. Wortwörtlich.

Der Boden droht unter meinen Füßen wegzubrechen.

»Du hast mich erkannt?«, frage ich.

»Überraschung, du verfluchtes Arschloch. Und jetzt erzähl die Geschichte. Erzähl sie ganz genau. Weil sie so spannend ist.«

NINA

April 2019

Ein dumpfes, lautstarkes Rauschen legt für Sekunden jede einzelne Synapse in meinem Hirn lahm. Die Bilder vor mir sind verwackelt und ergeben irgendwie keinen Sinn: Da ist dieser Junge auf der Couch. Es ist schummrig im Zimmer. Weil nur die Schreibtischlampe brennt. Der Teppich zu meinen Füßen ist nass. Ich glaube, mir ist das Bier aus der Hand gefallen.

»Mein Gott«, sagt er. »Ich wollte das schon so lange herauslassen. So verflucht lange.«

Ich betrachte sein Gesicht. Die Augen, die Nase, das Haar. Anders als in meiner Erinnerung, erwachsener, aber das ist nur logisch. Bloß seine Körpergröße passt nicht ins Bild. Er war früher doch so klein. Verflucht, er war ein so kleiner, harmloser Junge.

»Was herauslassen?«, frage ich mit belegter Stimme.

Er schüttelt den Kopf, als wäre das Thema Geschichte.

»Was herauslassen?« Ich räuspere mich, dränge die Gefühle, die in einem heftigen Schwall in mir hochsteigen, mit aller Gewalt zurück. Dunkle, schmerzhafte Gefühle. Dinge, die ich eigentlich vergessen hatte, verdrängt. Ich setze mich zu ihm auf die Couch. Seine Hand fühlt sich klamm und kalt an. »Was herauslassen?«, wiederhole ich.

»Aber versprich mir, nicht wütend zu werden.«

Ich nicke.

»Schwöre es!«

»Erzähl mir, was du getan hast!«

Er schließt die Augen, als wolle er schlafen. Seine

Stimme wird zu einem leisen, kaum verständlichen Murmeln. »Kennst du das, wenn du jemandem so ein richtig schmerzhaftes Erlebnis wünschst? Einen Denkzettel, den er so bald nicht vergisst? Das hattest du doch bestimmt auch schon mal. Oder?«

»Rede weiter. Was hast du getan?«

»Es war so ein blöder Plan … echt hirnrissig. Aber ich war so sauer auf ihn …«

Er droht in den Schlaf abzudriften. Ich packe ihn bei den Schultern, rüttle ihn zurück ins Leben. »Jetzt sag es endlich! Was hast du gemacht?«

»Keine Ahnung, ich … es muss was schiefgelaufen sein. So war das nicht geplant. Und Mel sagte –«

»Was? Sag schon, was ist passiert?«

Sein Gesicht hat einen seligen Ausdruck angenommen, als hätte ihn ganz plötzlich ein alter Schmerz losgelassen.

Ich schüttle ihn erneut.

»Es war furchtbar«, sagt er. »Ich hab zugesehen! Der Zug … aber was hätten wir machen sollen? Was hätten wir anderes machen sollen?«

Dann spricht er nicht mehr weiter. Sein Kopf fällt zur Seite, und er schließt die Augen. Ganz langsam ziehe ich die Hände zurück. Will weg von ihm, bloß noch weg. In mir fühlt es sich an, als würde ich sterben. Als hätte jemand mit einem Messer meinen Brustkorb geöffnet, durch das Fleisch, die Knochen, bis zu meinem Herz, das langsam durch das Loch nach außen rutscht.

Geräusche. Ein Klopfen an der Tür.

»Hey, Nina, ich dachte, du bist längst nach Hause gefahren. Und sag bloß, der kleine Trunkenbold ist immer noch da. Oskar wird das nicht gefallen.«

Nichts. Schwarzes, geräuschloses Nichts. Stundenlang, wie mir scheint.

Plötzlich stehe ich in meiner Wohnung. Ich tappe

nach dem Lichtschalter, und mit der Helligkeit kehren die Geräusche zurück. Das Lärmen der ersten Autos auf den Straßen. Auf dem Weg ins Badezimmer ziehe ich mich aus. Ich mache die Dusche an und stelle mich unter den Strahl, reglos, mit dem Gesicht zur Wand, und so bleibe ich eine Weile. Ich warte, dass die Bruchstücke in meinem Kopf sich wieder zusammensetzen. Dass es endlich klick macht und es für das alles eine logische, völlig harmlose Erklärung gibt.

Das Wasser wird kälter. Mein Körper beginnt zu zittern.

Was, um Himmels willen, soll ich jetzt nur tun?

Oktober 2019

Es ist erstaunlich, wozu ein Mensch allein durch blinde Entschlossenheit in der Lage ist. Welche Wege man bereit ist einzuschlagen, nur um zu bekommen, was man will. Ganz egal, was. Rache, Gerechtigkeit, Frieden oder einfach bloß Gewissheit. Man hört doch immer von diesen Eltern, deren Kinder entführt wurden. Sie sagen dann, sie hätten lieber Gewissheit, als ein Leben lang sinnlos zu hoffen. Ich denke, so geht es mir auch. Ganz gleich, was ich heute Nacht tue, es wird Dominik nicht zurückbringen – aber es wird einen Knoten lösen, der seit zwölf Jahren mein Blut daran hindert, in die richtige Richtung zu fließen.

Tobi nimmt die Mütze ab und fährt sich durchs Haar. Seine Wangen sind blass, seine Augen schauen suchend umher. Er schüttelt den Kopf, als könne er es immer noch nicht begreifen. Nichts von alldem. Die Waffe in meiner Hand. Die Wahrheit, die im Begriff ist, aus ihm herauszubrechen. Die Vergangenheit, die mich hierhergetrieben hat. Bis eben war das alles bloß ein böser Traum.

»Okay, hör zu«, sagt er gehetzt. »Lass uns darüber reden. Wir gehen zurück ins Warme und reden ganz ruhig über diese Sache. Leg endlich dieses Ding weg.«

»Als ob du mir die Wahrheit sagen würdest, wenn ich dich nicht dazu zwinge.«

»Nina, das bringt doch nichts! Du kannst mich nicht erschießen!«

»Ich kann alles, Tobi. Das ist das Gute daran, wenn man verzweifelt ist – man tut einfach, was man möchte.«

Er dreht sich nach Mel um, als hoffte er auf Unterstützung. »Das ist so lange her«, sagt er schließlich. »Ich war ein Kind. Ich hatte keine Ahnung!«

»Hör auf damit. Hör auf, dich zu rechtfertigen. Ich will, dass du es mir erklärst. Erkläre es mir, Tobi!«

Er kämpft mit den Tränen. »Ich war so wütend, Nina. Du kannst dir nicht vorstellen, wie wütend ich auf ihn war!«

»Was hat er dir denn getan? Was hat er dir verflucht noch mal getan?«

»Er hat mit dir gevögelt!«

Mel birgt das Gesicht in den Händen, schluchzt leise vor sich hin. Mit einem Mal baut Tobi sich vor mir auf, als hätte er keine Angst mehr, in seinen Augen stehen immer noch Tränen, aber er brüllt jetzt. Er brüllt so laut, dass ich einen Schritt zurückweiche.

»Er war ein verfluchtes Arschloch! Er hat mich mit Füßen getreten, hat sich nie um mich gekümmert! Und dann hat er Mel betrogen! Mit dir! Er wusste es, Nina, ich schwöre dir, er wusste, dass ich auf dich stehe, aber er hat es trotzdem gemacht! Ich habe ihn gehasst, verstehst du denn nicht!«

Er reißt die Arme in die Luft, als wolle er nach etwas schlagen. Plötzlich geht er auf Mel zu, die mit dem

Rücken an einen Baum gepresst dasteht. Er packt ihr Handgelenk und reißt ihren Arm nach oben, rüttelt an ihr, als wäre sie eine Puppe.

»Herumgetrampelt ist er auf ihr! Ihr beide, du und er, ihr habt uns alle verarscht!«

»Er hat mich geliebt, du Dreckskerl!«

»Was zur Hölle redest du da? Nicht mal mich hat er geliebt!«

»Du hast keine Ahnung, wie dein Bruder war, oder?«

»Was soll das hier eigentlich werden, Nina? Willst du mir wirklich eine Kugel in den Kopf jagen? Mir und Mel? Willst du das wirklich tun?«

»Ihr habt es verdient!«, brülle ich.

»Ja, zum Teufel, vielleicht haben wir es verdient! Vielleicht haben wir es verdient, weil wir nicht nachgedacht haben, aber was du vorhast, ist doch blanker Wahnsinn!«

»Nenn mich nicht wahnsinnig!«

Meine Stimme droht wegzubrechen. Auf einmal fühlt sich die Luft viel schwerer an, scheint sich um mich zusammenzuziehen wie eine Schlinge. Ich habe keine Kraft mehr, die Wut, die Erinnerung und dieser entsetzliche Schmerz saugen mir jedes Leben aus. Tränen schießen mir in die Augen, und völlig entkräftet lasse ich die Waffe sinken.

»Ich will es verstehen«, sage ich. »Wieso? Wieso musste das alles passieren? Mel, du hast ihn doch geliebt! Wie konntest du zulassen, dass …«

Schluchzend breche ich ab.

Mel hat sich an ihrem Baum auf den Boden gesetzt. Sie sagt nichts, sie weint nur. Seit ich denken kann, ist das alles, was sie tut.

»Es war ein Unfall.« Tobis Stimme ist ruhiger geworden, voller Bedauern. Er sieht in den Himmel, als redete er zu sich selbst. »Ich wollte nicht, dass er stirbt. Es war ein Unfall.«

»Ein Unfall?« Beinahe muss ich lachen. »Wie konnte das ein Unfall sein, ich meine … was ist passiert?«

»Die Tabletten«, antwortet er tonlos. »Ich wollte gar nicht, dass … es sollte ein Streich sein, verstehst du? Damit er sich ein bisschen elend fühlt. Aber es müssen zu viele gewesen sein. Und der Zug … es war die einzige Möglichkeit, dass niemand davon erfährt.«

Er lässt ein verzweifeltes Lachen los. In einer hilflosen Geste streckt er die Arme von sich, als wären alle weiteren Worte überflüssig. Aber dann spricht er es doch aus.

»Dass niemand erfährt, dass ich es war.«

TOBIAS

Juni 2007

Beim Knallen von Domis Zimmertür lege ich die Hefte und den Taschenrechner weg und marschiere auf den Flur. Ich erwische ihn, als er eben die Treppe hinuntermöchte. Er trägt Bermudas, Sportschuhe und ein ärmelloses Shirt, doch wir beide wissen, dass er nicht joggen geht. Der Glanz seiner Augen verrät ihn. Früher dachte ich, er wäre an solchen Tagen einfach bloß gut drauf. Ich dachte, er hätte vielleicht ein Plus auf eine Stundenwiederholung bekommen oder mit Mel guten Sex gehabt. Nun, die Zeit der Stundenwiederholungen ist vorbei. Und Sex hat er wohl bald, aber nicht mit Mel.

»Wo gehst du hin?«, rufe ich ihm nach.

Er dreht sich am Treppenabsatz nach mir um und runzelt die Stirn. »Laufen. Was fragst du so blöd?«

»Was ist mit Mel? Seht ihr euch heute gar nicht?«

»Geht sie dir schon ab?«

»Ich mag sie. Sie ist wirklich toll, Domi.«

»Wow. Wenn ich es nicht besser wüsste, würde ich sagen, du stehst auf meine Freundin.«

»Was stört es dich? Du siehst sie sowieso kaum noch.«

Was eben noch ein höhnischer Zug war, wird zu einem breiten Lächeln. »Wahrscheinlich würdet ihr zwei sogar richtig gut zusammenpassen. Wenn du ein bisschen älter, größer und weniger verpickelt wärst.«

Er nimmt schwungvoll die ersten Stufen. Ich gebe ihm eine letzte Chance. Obwohl ich selbst nicht weiß, was ich eigentlich von ihm hören will. Aber die Wahrheit wäre zumindest ein Zeichen, dass er nicht völlig herzlos und gleichgültig ist.

»Wo gehst du hin?«, wiederhole ich.

»Laufen!«, antwortet er gereizt.

»Allein?«

»Ja, du Spinner, und jetzt zieh Leine!«

Ich höre, wie er die Treppe runterläuft, das Vorzimmer durchquert und die Tür öffnet. Ich gehe ans Fenster und schaue zu, wie er durch den Garten kommt und auf den Gehweg einbiegt. Er läuft Richtung Tunnel. Mein Blick fällt auf die Haustür auf der anderen Straßenseite. Man könnte fast die Uhr danach stellen. Fünf Minuten, vielleicht sieben, dann kommt Nina in Sportklamotten aus der Tür und läuft meinem Bruder hinterher.

Sie machen es gut, wirklich gerissen. Wer weiß, wie lange das schon so geht. Wie lange sie diese ausgekochte Show abziehen, ohne dass wir es gemerkt haben.

Ich habe lange nachgedacht. Nicht über Stunden, sondern über Tage. Ich habe die beiden beobachtet. Habe abgewartet, bis die Prüfungen vorbei waren, in der verrückten Hoffnung, dass danach alles wieder normal werden würde. Das ist nicht passiert.

Jetzt habe ich ihm eine letzte Chance gegeben und nichts als ein blödes Lächeln kassiert. Ich habe es so satt, dieses Lächeln. Es soll ihm im Gesicht gefrieren.

Mels Mutter macht mir auf. Ich kenne sie nicht gut und stelle mich zur Sicherheit noch einmal vor.

»Ach ja, Dominiks Bruder. Was kann ich denn für dich tun?«

»Ist Mel da?«

»Tobi?« Im nächsten Moment steht sie bereits in der Tür. Freundlich, strahlend. Ahnungslos. »Was gibt's denn? Ist etwas passiert?«

Ich hätte gedacht, dass es mich mehr Überwindung

kosten würde. Dass etwas mich zurückhalten würde, eine innere Verpflichtung, meinen Bruder nicht zu verpfeifen. Aber da ist nichts. Der Wunsch, ihr die Wahrheit zu sagen, ist stärker als alles andere. Der Wunsch, ihn bluten zu sehen. Auf die eine oder auf die andere Weise.

»Ich muss dir was sagen«, beginne ich.

NINA

Juni 2007

Lachend balanciere ich auf den Schienen. Wenn die Sonne untergeht und die Luft nicht mehr so heiß und trocken ist, fühlt sich das Leben beinahe wie etwas Magisches an.

Solche Abende sollte es viel öfter geben. Wenn der Sommer erst begonnen hat und du weißt, dass die kommenden Wochen großartig werden.

»Ich ziehe wahrscheinlich bald aus«, erzähle ich.

Dominik, der neben mir auf den Gleisen geht, sieht mich überrascht an. »Wohin denn?«

»Nach Wien in so eine kleine Wohnung. Ich hab auch schon einen Job. Ich kann in einem Laden kellnern, der einem Freund von Agnes' Eltern gehört.«

»Und deine Eltern erlauben dir das?«

»Die wissen es gar nicht. Geht sie auch einen Scheißdreck an.«

»Aber willst du gar nicht studieren?«

»Nö, wozu?«

Er macht ein nachdenkliches Gesicht und schweigt.

»Ich halte es hier nicht mehr aus, verstehst du? Diese ganzen Spießer und … ich muss einfach weg.«

»Du meinst, weg von deiner Mutter.«

Ich überlege, es abzustreiten, aber das wäre wohl sinnlos. Er wird gemerkt haben, was zwischen mir und meiner Mutter alles nicht stimmt. Von all den vielen Menschen in meinem Leben ist er der Einzige, der es gemerkt hat.

»Ja, das auch«, sage ich.

»Weißt du, du musst doch nicht gleich weg. Wenn ich

das mit Mel geklärt habe … keine Ahnung, wir finden schon eine Lösung.«

»Was denn für eine Lösung? Soll ich bei dir im Zimmer wohnen?«

»Wieso nicht?«, meint er schulterzuckend.

»Ich glaube, das überlebt dein Bruder nicht.«

Er lacht etwas. »Der Kleine ist ziemlich in dich verschossen. Aber in Mel irgendwie auch, fürchte ich.«

»Die Wohnung in Wien ist wirklich klasse. Das ist dann mein eigenes kleines Reich. Niemand macht mir dort Vorschriften.«

Er nickt, schlendert schweigend neben mir her. Ich werde das Gefühl nicht los, ihn verletzt zu haben. Seine Augen blicken so traurig. Ich springe von der Schiene und streiche ihm durchs Haar, er lächelt, aber es wirkt nicht ehrlich.

»Wann wirst du es ihr sagen?«, frage ich, weil ich vermute, dass es darum geht.

»Ich weiß noch nicht … vielleicht morgen.«

»Sei nett zu ihr. Sie hat das alles nicht verdient.«

Er schiebt den Mundwinkel spöttisch nach oben. »Vielleicht willst du es ja erledigen, wenn du so viel Einfühlungsvermögen hast.«

»Ich will das einfach nur hinter mich bringen, okay?«, schnauze ich, ohne darüber nachzudenken, dass das natürlich auch für ihn nicht leicht ist. Wir hätten es beenden sollen, als es noch leicht gewesen wäre. Im Winter, auf Agnes' Geburtstagsfeier. Er hätte zugestimmt. Anfangs wäre es komisch gewesen, aber mit der Zeit wäre alles wieder normal geworden. Und irgendwann wäre es einfach bloß so eine Geschichte gewesen, die sich vor langer Zeit irgendwo einmal ereignet hat.

Das leise Vibrieren der Schienen verrät, dass ein Zug im Anmarsch ist. Als ich mich umsehe, kommt er bereits um die Kurve. Schnell steigen wir von den Gleisen, etwas zu ungestüm, denn ich stolpere und lande geradewegs in Dominiks Armen. Ich muss so laut lachen, dass ich das wütende Hupen des Regionalzugs, der an uns vorbeirast, beinahe überhöre.

»Hab ich dir erzählt«, sagt er, »wie ich Tobi hier mal zu Tode erschreckt habe?«

»Nein, hast du nicht.«

»Das war so irre. Du hättest sein Gesicht sehen sollen.«

»Wieso, was hast du gemacht?«

»Pass auf, das war wirklich gut. Wir waren auf dem Weg zur Schule und sind über die Gleise gegangen. Und dann ist plötzlich ein Zug gekommen, und ich hab …«

Er muss lachen, kann plötzlich nicht mehr weiterreden. Ungeduldig schlinge ich ihm die Arme um den Hals, zerre an seinem Haar, damit er weitererzählt.

»Ich weiß nicht, warum mir das eingefallen ist. Aber ich hab einfach so getan, als könne ich nicht mehr weitergehen. Du weißt schon, dass ich mit dem Fuß irgendwo hängen geblieben bin oder so.«

Ich reiße vor Beeindruckung und Entsetzen die Augen auf. »Das hast du nicht gemacht.«

»War echt nicht leicht, glaubhaft zu bleiben. Und währenddessen kommt der Zug immer näher. Und ich so: ›Oh shit, ich hänge fest, ich hänge fest!‹«

»Und er?«

Dominik grinst voller Genugtuung. »Er ist ausgeflippt, Nina. Kein Scherz, er hat sich fast angepisst vor Angst! Hat geschrien und geheult und keine Ahnung was.«

»Du bist so ein Arsch!«

Trotzdem lache ich. Ich kann gar nicht mehr damit aufhören, und er lacht mit, und plötzlich küssen wir uns, mitten in diesem total verrückten Lachkrampf, sodass wir fast keine Luft mehr bekommen und uns hilflos aneinander festklammern.

Als ich nach Hause komme, brennt Licht im Vorgarten, und Mamas Gesicht lugt zwischen den Küchenvorhängen hervor. Ich straffe die Schultern und mache mich innerlich bereit. In ein paar Wochen wird das alles ein Ende haben. Bis dahin werde ich die Zähne zusammenbeißen und diesen ganzen Mist einfach hinunterschlucken.

Im Wohnzimmer läuft der Fernseher, aber von Papa fehlt jede Spur. Wahrscheinlich ist er wieder beim Squash oder versteckt sich andernorts vor seiner irren, kontrollsüchtigen Frau. Mama sitzt in der Küche und hat ein Glas Rotwein vor sich stehen. Das allein beunruhigt mich noch nicht. Wenn sie trinkt, ist sie meistens friedlicher als nüchtern.

»Wo warst du?«, will sie wissen.

»Nur eine Runde laufen.«

»Mit dem Nachbarsjungen? Das wird Mel nicht gefallen.«

Ich komme die drei Stufen zurück, die ich eben hinaufgegangen bin. »Was geht dich das an?«

»Gar nichts«, antwortet sie schulterzuckend.

Ich starte einen zweiten Versuch, mich in den ersten Stock zu flüchten.

»Hast du's gewusst?«, fragt sie plötzlich.

»Was gewusst?«

Sie mustert mich geduldig, nimmt einen Schluck und schweigt.

Verwundert sehe ich mich um. Papas Jacke und sein Aktenkoffer sind noch da. Und der Squashschläger lehnt unangetastet an der Abstellraumtür. Mir entfährt ein absurdes Lachen. Hat sie ihn umgebracht, oder was geht hier vor?

»Ich hab's nämlich nicht gewusst«, fährt sie fort. »Keinen blanken Schimmer hatte ich. Dabei war alles so eindeutig. Die ganze Zeit.«

»Wovon sprichst du?«

Sie nimmt noch einen Schluck. »Was hältst du von Dominiks Mutter? Findest du sie nett?«

»Klar. Sie ist in Ordnung.«

»Sie spielt gern Squash, hab ich gehört.«

»Mama, nicht böse sein, aber du nervst.«

»Witzig. Dasselbe muss sich dein Vater wohl gedacht haben.«

Ihr Verhalten könnte mich nicht mehr verwirren, aber wenn ich ehrlich bin, interessiert es mich gar nicht, wovon sie da redet. Falls die beiden eine Ehekrise haben, sollen sie es allein bewältigen. Ich bin raus hier.

»Ich geh jetzt duschen«, sage ich. »Wenn du mich suchst, ich bin oben.«

Ich verkrieche mich für einige Zeit im Badezimmer und gehe in einem frischen T-Shirt und einer kurzen Hose in mein Zimmer. Vorhin, mit Dominik, hatte ich mein Handy nicht dabei. Ich werfe einen Blick aufs Display und sehe verwundert, dass Mel mich mehrmals angerufen hat. Oh shit. Hat er es etwa schon erledigt? Ich weiß gar nicht, ob er vorhat, ihr die Wahrheit zu sagen; dass es meinetwegen ist, alles meinetwegen, oder ob er sich etwas ausdenkt, um sie nicht allzu sehr zu verletzen.

Ich beschließe, es einfach darauf ankommen zu lassen, und rufe sie zurück. Vielleicht geht es ja um etwas anderes. Eine schöne Vorstellung. Ein letztes Mal mit meiner besten Freundin reden, bevor sich alles ändern wird.

Es geht nur die Mailbox ran. Das ist merkwürdig. Mel hat ihr Handy sonst nie ausgeschaltet. Ich bekomme ein ungutes Gefühl. Ich schnappe mir meinen Schlüssel und schlüpfe in meine Flipflops.

»Bin noch mal drüben bei Mel«, rufe ich Mama im Vorbeigehen zu. Sie prostet mir wortlos zu und widmet sich weiter dem Wein.

Es hat abgekühlt, und die Sterne stehen bereits am Himmel. Ich erreiche Mels Haus in Rekordzeit. In ihrem Fenster brennt Licht. Erneut versuche ich sie anzurufen. Mailbox. Ich läute, kurz darauf öffnet Gerda die Tür.

»Was willst du?«, fragt sie mit stockfinsterem Gesicht.

»Ähm … ist Mel da?«

»Sie ist oben.«

»Okay, dann … kann ich zu ihr?«

Gerda tritt zur Seite und lässt mich ins Haus. Auf dem Weg nach oben kommen mir erste Zweifel. Irgendetwas stimmt hier nicht. So feindselig hat Gerda sich noch nie verhalten. Ich schaue nervös auf mein Handy. Falls Dominik bereits mit ihr Schluss gemacht hätte, hätte er es mir bestimmt erzählt. Das Display ist schwarz. Keine warnende SMS. Es muss um etwas anderes gehen. Ich erreiche Mels Zimmertür, die von innen verschlossen ist.

»Mel?« Ich klopfe. »Mel, ich bin's. Ist alles okay? Ich hab versucht, dich anzurufen, aber dein Handy ist aus.«

Schritte auf der anderen Seite. Ein Schatten bewegt sich hinter dem Türschlitz. Keine Antwort.

»Mel, jetzt mach schon auf. Ich will nur wissen, ob alles okay ist.«

Mit einem leisen Klicken wird die Tür von innen aufgesperrt. Erleichtert atme ich auf, als ich ihr Gesicht durch den Spalt lugen sehe.

»Hey«, sage ich lächelnd. »Lässt du mich rein?«

»Was willst du hier?«

»Wie meinst du das? Ich will einfach nur bei dir abhängen.«

»Ich kann nicht«, antwortet sie. Ihre Stimme klingt schwach und verschnupft, als hätte sie eben erst geweint. Ich komme ein bisschen näher und bemerke tatsächlich Tränen in ihren Augen.

Also hat er es doch getan. Er hat sie abserviert, sonst wäre sie nicht so verzweifelt.

Aber warum so plötzlich? Er sagte doch, er wolle es morgen machen.

»Mel, ist alles in Ordnung?«, frage ich so sanft wie möglich. »Warum weinst du?«

Sie schließt die Tür, und ich stehe allein auf dem dunklen Flur. Wie gehe ich jetzt am besten vor? Wenn ich so tue, als wüsste ich von nichts, kauft sie mir das niemals ab. Hätte ich bloß einen Hinweis, was Dominik ihr erzählt hat. Wahrscheinlich eine Lüge. Mir bleibt keine Wahl, als es erneut darauf ankommen zu lassen.

»Mel, ist es wegen Dominik? Es tut mir so leid. Du findest einen anderen, das verspreche ich dir. Er ist ein Idiot.«

Sekundenlange Stille. Ich beginne mich ernsthaft zu fragen, was sie da drin treibt. Mit einem Mal geht die Tür auf, und sie brüllt mir mit aller Kraft ins Gesicht: »Du verlogenes Miststück!«

Das ist nicht, was ich erwartet habe. Das ist …

Scheiße.

»Wovon redest du?«, stottere ich.

»Ich weiß es, Nina. Ich weiß alles! Tobi hat es mir gesagt.«

Mein Herzschlag setzt für ein paar Sekunden aus.

Tobi.

Diesen fiesen, eifersüchtigen Zwerg bringe ich um.

TOBIAS

Oktober 2019

Der Wind lässt die Äste knarren, treibt Laub und Dunkelheit von den Bäumen, eine Dunkelheit, die sich um mich legt wie ein sprödes, trockenes Stück Stoff. Mein Kopf ist leer. Wie ausgesaugt von der Kälte, die sich in mein Inneres frisst. Nina lässt die Hand mit der Kanone kraftlos herabhängen. Sie ist ein paar Schritte zurückgetreten, was mich jedoch nicht beruhigt. Sie wirkt jetzt noch gefährlicher als zuvor, weniger kontrolliert. Jedes weitere Wort könnte die Situation verschlimmern. Ich muss vorsichtig sein, einen kühlen Kopf bewahren.

Mel ist an meine Seite getreten. Sie tastet nach meiner Hand. Ich weiche ihrer Berührung aus, bevor ihre Finger mich erreichen können.

»Ich verstehe das nicht«, sagt Nina. »Dann war das alles bloß ein Unfall? Ein blöder Unfall, weil du wütend warst?«

Ich nicke schwach. Ich wünschte, es wäre nicht wahr. Ich wünschte, ich wäre ein anderer, mit einer anderen Vergangenheit, und Domi wäre noch am Leben, glücklich, weil er einen Bruder hätte, der ihn liebt. Dabei habe ich ihn doch geliebt. Ich habe ihn so, so geliebt.

In Ninas Gesicht verändert sich etwas, mit einem Mal ist die Wut wieder da. Sie richtet die Waffe genau auf meinen Kopf. »Da stimmt doch was nicht.«

»Was?«, frage ich verzweifelt.

»Was waren das für Tabletten? Und wie viele?«

»Ich – ich habe keine Ahnung mehr … Irgend so ein Zeug aus Mels Medizinschrank.«

»Mel hatte doch gar keine starken Medikamente im

Haus. Und überhaupt, wisst ihr, wie viele solcher Tabletten nötig sind, um draufzugehen? Meine Mutter hat sich regelmäßig mehrere von der Sorte genehmigt, und nichts ist passiert. Und ihr wollt mir erzählen, es war ein Versehen?« Sie marschiert auf mich zu, drängt mich mehrere Schritte zurück. »Wie soll das gehen?«, kreischt sie. »Was habt ihr mit ihm gemacht, sagt es mir endlich!«

»Ich hab es dir eben gesagt!«, brülle ich zurück. »Es war eine saublöde Idee! Plötzlich geriet alles außer Kontrolle!«

»Wieso hast du nichts getan! Wieso hast du ihm nicht geholfen?«

Fragen, auf die ich keine Antwort weiß. Fragen, die mich umbringen, seit zwölf verfluchten Jahren. Auf einmal bin ich wieder vierzehn, stehe mit verheultem Gesicht und zitternden Gliedern in Domis Zimmer und weiß nicht, was ich tun soll. Ich drehe mich um, und plötzlich sehe ich Mel. Sie packt mich, hält mich zurück. »Nicht«, höre ich ihre Stimme. »Du kannst da nichts mehr machen.«

Nina presst den Pistolenlauf gegen meine Stirn. Fester, immer fester drückt sie das Ding in meine Haut, ehe sie urplötzlich die Hand wegzieht und die Waffe von sich wirft. Äste knacken im Gebüsch. Sie dreht sich um und geht ein paar Schritte, fährt sich durchs Haar, über den Kopf, übers Gesicht. Ihre Augen glänzen feucht.

»Das gibt's nicht«, murmelt sie zu sich selbst. »Das ergibt alles keinen Sinn.«

Mel huscht ins Gebüsch und kommt kurz darauf mit der Waffe zurück. Sie starrt mir fragend ins Gesicht. »Gib mir das«, befehle ich, und sie drückt mir schnell die Waffe in die Hand. Ich weiß nicht, was ich damit tun soll. Ich lege sie neben mich auf den Boden, was Nina aufmerksam beobachtet.

»Hast du dich jetzt beruhigt?«, frage ich in aller Vorsicht. »Können wir erwachsen und wie ganz normale Menschen darüber reden?«

»Reden«, wiederholt sie bitter. »Was willst du da noch groß bereden? Du hast ihn umgebracht. Und es dann wie einen Zugunfall aussehen lassen. War es schwer? Ihn da raufzuschleppen? Hat Mel dir geholfen?«

»Bitte lass Mel aus dem Spiel. Es war meine Schuld. Alles. Ich weiß nicht, wie … ich bin kaputt, Nina. Das alles hat mich total kaputtgemacht. Meine Mutter kann ein Liedchen davon singen.«

»Weiß sie es? Weiß deine Mutter, was du getan hast? Und wie? Tabletten … aus Mels Schrank. Sag schon, Mel, was hast du ihm gegeben? Das kam euch wie eine supertolle Idee vor, nicht wahr? Wolltet ihr, dass er ein bisschen kotzt? Sich eine Nacht lang so richtig dreckig fühlt? War das der Plan?«

Dieser Hohn in ihrer Stimme. Die Worte, die genau beschreiben, was damals in meinem Kopf vorging. Jetzt klingt es wie purer Wahnsinn. Aber ich war ein Kind, ein eifersüchtiger Junge, der seine Gefühle und sein Handeln nicht im Griff hatte! Und Mel … ich denke, ihr war gar nicht bewusst, welche Konsequenzen das alles haben könnte. Sie war verletzt und wollte ihn verletzen. Irgendwie.

»Weißt du, was du tun solltest?«, sagt Nina. »Du solltest die Waffe nehmen und es selbst erledigen. Jetzt gleich. Es ist nicht so schwer. Heb sie hoch, halte sie an deine Schläfe und drück den Abzug. Und wenn das nicht reicht, helfe ich nach. Es wird nicht wehtun. Ich verspreche es.«

Mel stellt sich mit beschwörendem Blick vor mich. »Lass dich von ihr nicht fertigmachen.«

»He, nicht flüstern, ihr zwei. Wenn eine Kugel dir zu schnell geht, kein Problem. Ich hab hier noch Ersatz.« Als Mel irritiert zur Seite tritt, hält Nina ein Messer in der Hand. Eines von der Sorte, die man nur aus Filmen kennt. »Ich kann dich auch abstechen, Tobi. Oder du machst es selbst. Ein Schnitt durch die Kehle – oder durch die Pulsadern? Mel, kannst du das empfehlen?«

»Okay, Nina, jetzt reiß dich mal zusammen!« Denn mir reicht es. Ich kicke die Kanone weg, sodass sie irgendwo im Laub verschwindet, strecke die Arme von mir und komme auf sie zu. »Du willst mich abstechen? Bitte, mach es. Aber mache es schnell. Durch die Kehle oder ins Herz.«

»Fordere mich nicht heraus, du Arsch!«

»Komm schon. Deswegen bist du doch hier. Du hast so lange auf diesen Tag hingearbeitet. So viel Planung, und wofür? Jetzt tu es schon, erstich mich!«

»Tobi!«, fleht Mel im Hintergrund.

»Jetzt mach schon, Nina, tu es! Bringen wir diesen Mist hinter uns.«

»Bleib, wo du bist, oder ich mach es wirklich!«

»Du hast nicht den Mut dazu, Nina! Und du bist auch keine Mörderin.«

»Halt's Maul!«

Ich stehe unmittelbar vor ihr. Das Messer in ihrer Hand zittert. Da ist dieser eine Moment, als ihr Blick unsicher von mir abschweift. Das ist meine Chance. Ich umfasse ihr Handgelenk und entreiße ihr das Messer, dann packe ich sie und schleudere sie mit aller Gewalt zu Boden. Meine Knie drücken sie fest nieder. Sie schreit und versucht sich zu befreien, während ich Mel zu mir winke und ihr das Messer übergebe. Nina versucht sich umzudrehen. Ich zerre ihren Kopf an den Haaren hoch und stoße ihr Gesicht mehrmals hintereinander ins Laub. So lange, bis sie aufhört, zu strampeln und zu schreien, und erschöpft daliegt.

Mein Atem rast. Mein ganzer Körper steht unter Strom. Ich schaue mich nach Mel um, die mit dem Messer in die Dunkelheit verschwunden ist. Kurz darauf kommt sie zurück. Ohne Messer.

Ganz langsam löse ich den Griff um Ninas Kopf. »Ich werde jetzt von dir runtersteigen. Und dann lassen wir diesen Wahnsinn ein für alle Mal sein. Hast du gehört?«

Ihr Körper wird von einem heftigen Schluchzen erschüttert, das dumpf unter ihrem ins Laub gedrückten Gesicht hervordringt. Sie dreht den Kopf zur Seite, sodass ich ihre Augen sehe. Sie sind fest zusammengepresst, wie um Tränen zurückzuhalten, aber sie weint überhaupt nicht. Sie lacht. Bei Gott, sie lacht.

»Fühlst du dich jetzt stark, Kleiner?«, fragt sie spöttisch. »Erzähl, wie war das, als du ihn gefunden hast? Hast du dich groß gefühlt? Oder dachtest du, es sei nur wieder einer seiner Scherze?«

Mein entsetztes Schweigen macht sie hellhörig. Sie hebt den Kopf und dreht sich mit einem schiefen Grinsen nach mir um.

»Das war es, nicht wahr? Du dachtest, er macht nur wieder einen Scherz. Bis du es begriffen hast.«

NINA

Juni 2007

Ein leises Knarren lässt mich zusammenfahren. Mel ist von ihrem Drehstuhl aufgestanden und ein paar Schritte auf mich zugekommen. Ich fürchte mich davor, den Blick zu heben und in ihre verheulten, enttäuschten Augen zu schauen. Ich fürchte mich vor dem Moment, wenn sie nach diesem langen, quälenden Schweigen wieder zu reden beginnen wird. Ich fürchte mich vor den Worten, die sie sagen wird, und noch mehr vor jenen, die sie bloß denkt. Ich fürchte mich vor morgen, weil wir dann keine Freunde mehr sein werden. Sie war immer so zerbrechlich in meinen Augen. Das kleine Mädchen, das es ohne mich nicht schafft. Als ich sie zögerlich anschaue, ist von diesem Mädchen nichts mehr übrig. Sie starrt mich an, mit einem kalten, hasserfüllten Ausdruck.

»Wie lange?«, möchte sie wissen.

Ich bringe bloß ein schwaches Seufzen heraus. Damit gibt sie sich nicht zufrieden.

»Wie lange?«, wiederholt sie.

»Seit November letzten Jahres.«

»November …« Sie presst die Lippen aufeinander, nur ganz kurz, dann hat sie sich wieder im Griff. Sie nickt geduldig, als wolle sie mich dazu ermutigen, weiterzusprechen.

»Es ist … einfach so passiert. Das heißt … nein, eigentlich stimmt das nicht. Es hat sich lange abgezeichnet. Eigentlich schon von Anfang an.«

»Von Anfang an.« Sie probiert die Worte aus, lässt sie mit beherrschtem Gesicht auf sich wirken. »Und hattet ihr vor, es mir irgendwann zu sagen? Oder sollte das noch eine Weile so weitergehen?«

»Wir wollten … also er wollte es dir eigentlich morgen sagen.«

»Morgen.«

»Er wollte noch die Prüfungen abwarten.«

»Die Prüfungen.«

»Okay, könntest du das bitte lassen? Schrei mich an, wenn du willst, oder schlag mich oder was auch immer, aber bitte hör auf, alles zu wiederholen, was ich sage!«

»Wieso? Merkst du dann plötzlich, wie schlimm das alles klingt?«

Ich stehe auf und gehe ans Fenster. Der Blick nach draußen ist wie ein Blick aufs offene Meer hinaus, Horizont und Himmel gehen ineinander über, alles verschwimmt, wird undeutlich, wie die Gedanken in meinem Kopf. Ich hätte mich darauf vorbereiten sollen. Ich hatte mehr als sechs Monate Zeit dafür. Jetzt ist der Moment gekommen und trifft mich wie ein Faustschlag ins Gesicht. Mels eisige Ruhe macht mich fertig. Wieso brüllt sie nicht wie am Anfang? Verlangt Erklärungen, die ich ihr nicht geben kann? Ich lehne mich mit dem Rücken an die Wand und atme ein paarmal tief durch, konzentriere mich, um endlich die richtigen Worte zu finden.

»Was machen wir jetzt?«, ist alles, was mir einfällt.

»Das fragst du mich?«

»Ich wollte nicht, dass das passiert. Ich wollte einfach nur …« Ich kann den Satz nicht zu Ende bringen. Denn die Wahrheit ist, ich schäme mich für das, was ich wollte. Ich wollte Aufmerksamkeit. Ich wollte Genugtuung. Aber ich wollte auch ihn. Von Anfang an wollte ich ihn haben, und ausgerechnet Mel musste mir dazwischenfunken.

Auf einmal sind da überall Tränen. Hilflos sinke ich

zu Boden, hocke mich hin und stütze den Kopf in die Hände, bevor er platzt.

Mels Stimme klingt weit entfernt. »Ist schon gut, Nina. Ich weiß eine Lösung.«

»Wirklich?« Verwirrt blinzle ich sie durch den Tränenvorhang an.

Sie kommt ans Fenster und kniet sich zu mir auf den Boden. Ihr Gesicht ist nun sehr gefasst, konzentriert beinahe. Sie hebt mein Kinn, damit ich sie anschaue.

»Erinnerst du dich an unseren Pakt von damals?«

Ich nicke, weiß aber nicht, was das eine mit dem anderen zu tun hat.

»Wir haben uns geschworen, einander zu beschützen. Wenn einer von uns ein Leid angetan wird, wird die andere sie rächen. Es war deine Idee, weißt du noch?«

»Ja. Ich kann mich erinnern.«

Ihr Griff um mein Kinn wird gröber. »Dominik hat mir wehgetan. Er hat mir sehr, sehr wehgetan. Ich möchte, dass du mir hilfst, mich an ihm zu rächen. Das schuldest du mir. Du hast es geschworen.«

Ihr Griff um mein Kinn beginnt wehzutun. Ich ziehe den Kopf weg, und in ihr Gesicht tritt Wut.

»Das machen Freundinnen so, Nina! Sie beschützen einander und sind füreinander da. Und wenn du wirklich meine Freundin bist und wenn du wirklich bereust, was passiert ist, dann wirst du mir jetzt zur Seite stehen! Dieses Arschloch machen wir fertig. Du und ich, Nina. Wir machen Dominik fertig.«

Ich kann es nicht fassen. Sie macht ihn dafür verantwortlich. Ihn allein. Ganz plötzlich hält sie mich für die Heilige, die ich ihr all die Jahre vergeblich vorzuspielen versucht habe. Vielleicht ist es Selbstschutz, um uns zumindest nicht beide zu verlieren. Vielleicht ist es Dummheit. Blindes Vertrauen. Ich möchte ihr die Wahrheit sagen. Dass ich ihn liebe und dass er mich liebt.

Dass wir zusammen sein wollen und sie nicht das Recht hat, es uns zu verbieten. Dass ich mir wünsche, sie wäre nicht hier, wir würden uns gar nicht kennen, nur um kein schlechtes Gewissen zu haben. Aber die Wahrheit ist: So ist es besser. Freundinnen halten zusammen. Ich nicke.

»Was möchtest du, dass ich tue?«

Oktober 2019

Der Druck um meine Brust lässt nach. Das Gewicht auf meinem Rücken verringert sich. Tobi steht auf, und es gelingt mir, mich ein Stück aufzurichten.

Groteske Situation. So war das nicht geplant. Beide Waffen wurden mir abgenommen, was übrig bleibt, sind die Bierflaschen. Vielleicht sollten wir einfach weitertrinken. Wir sollten uns alle ins Koma saufen und nie wieder erwachen.

Tobi hat sich neben mir ins Laub gesetzt. Er atmet schwer und wischt sich stöhnend den Schweiß von der Stirn. Wir drehen uns im Kreis. Drohen, brüllen, kämpfen, schweigen. Wenn das so weitergeht, sind wir morgen noch nicht fertig.

Ich wälze mich auf den Rücken, weil mein Körper zu erschöpft ist, um aufrecht zu bleiben. Hinter den Wolken glitzern ein paar Sterne. Ich bin so müde. Ich will schlafen, den Zug und all die Fragen ein für alle Mal vergessen.

»Glaub mir, Nina …« Tobis Stimme ist leise, er hält sich die Stirn. »Ich wollte das nicht. Er war mein Bruder. Großer Gott, ich wollte das nicht.«

Ich tätschle sein Bein. »Ich bringe dich um, Tobi. Wenn nicht heute, dann ein andermal.«

Eine friedliche Stille legt sich über den Wald. Der Wind hat aufgehört, die Äste rascheln nicht länger. Mel ist zu uns gekommen. Fest eingepackt in ihren Mantel hockt sie neben uns und scheint das alles nicht zu begreifen.

»Jetzt sag es mir doch endlich«, sage ich erschöpft. »Mit was für Tabletten hast du es versucht? Schlafmittel? Muss ziemlich spontan gewesen sein.«

Er greift sich geplagt an den Kopf. »Ich weiß es nicht mehr, es … es war …«

»Es war ein Antidepressivum. Eine Menge davon.«

Es sind Mels erste Worte seit langer Zeit. Als ich mich aufrichte, steht in ihren Augen ein Ausdruck, den ich nicht kenne. Eine seltsame Ruhe, die mir Angst macht.

»Was bitte hast du dir denn dabei gedacht?«, frage ich.

»Weißt du noch, in der Volksschule? Da hatte Georg doch einmal diesen Unfall. Er hat versehentlich die Medikamente seines Vaters geschluckt und lag eine Woche auf der Intensivstation. Später hab ich ihn mal gefragt, wie viele Tabletten es waren. Ungefähr fünf oder sechs. Eine Woche Intensivstation. Ich dachte, das wäre angemessen.«

Das sitzt wie ein Hieb in den Magen. Eine Woche Intensivstation. Wie gebrochen muss ein Herz sein, dass man bereit ist, jemandem so etwas anzutun? Bin ich daran schuld? Sie hätte sich genauso gut auch an mir rächen können. Aber ihr Zorn richtete sich auf Dominik. Der berüchtigte Zorn einer verschmähten Frau.

»Moment mal«, mischt Tobi sich ein. »Du hast mir doch die Tabletten gegeben. Du hast gesagt, die wären harmlos. Er würde sich nur ein bisschen schlecht fühlen. Da war keine Rede von einem Antidepressivum! Und erst recht nicht von Intensivstation!«

Mel schüttelt den Kopf. »Das war gelogen.«

»Was?«

»Es war ziemlich heftiges Zeug. Und es waren auch mehr als drei Stück. Es war um einiges mehr.«

In Tobis Augen erwacht das Entsetzen.

»Was?«, brüllt er.

»Ich war nicht sicher, ob du es durchziehst!«, kreischt Mel. »Einer von uns musste doch … ich musste sichergehen, dass es klappt! Ich wollte, dass er so richtig eins in die Fresse bekommt!«

Tobi hebt die Hand, damit sie still ist. Sein Blick rast umher, als würde ihm das helfen, klarer zu sehen. Dabei ist bereits alles klar. Glasklar.

»Also warst es du, Mel?« Eine absurde Genugtuung überkommt mich. Ich falle zurück auf den Rücken. »Mel war's. Hast du das gehört, Tobi? Und du wusstest es nicht! Leute, das ist zum Schreien!«

Tobis Gesicht ist zu einer Grimasse erstarrt. Er und Mel schauen sich an, ohne sich zu rühren oder auch bloß zu atmen. Ich könnte sterben, so kurios finde ich das.

Wäre da nicht eine Sache, die mir immer noch nicht in den Kopf will.

»Also warte mal«, fasse ich zusammen. »Mel hat die Dosis erhöht. Ohne was zu sagen. Aber woher hattest du das Zeug, Mel?«

Sie sieht mich an, als wäre ich begriffsstutzig. »Von deiner Mutter natürlich.«

GREGOR

Juni 2007

»Ich weiß es«, sagt Susanne, als ich aus dem Badezimmer komme.

Ich begreife auf Anhieb, wovon sie spricht. Gespannt warte ich auf eine Regung in meinem Inneren. Panik. Wut. Erleichterung womöglich. Doch offen gestanden rufen ihre Worte absolut gar nichts in mir hervor. Genauso gut hätte sie mir die Uhrzeit nennen können. Der Punkt, an dem ich diesen Moment einerseits gefürchtet und andererseits herbeigesehnt habe, ist seit Monaten überschritten. Ich bin inzwischen so weit darüber hinaus, dass ich nicht einmal mehr den Squashschläger einstecke, wenn Sophie und ich uns treffen. All die Zeit wusste sie es und hat nie ein Wort gesagt. Warum jetzt, warum so?

»Tut mir leid«, ist meine – zugegeben ziemlich lahme – Antwort.

»Es tut dir leid? Ich dachte, ich hätte mehr verdient. Eine kleine Lüge. Oder zumindest eine Rechtfertigung. Bin ich dir tatsächlich so egal geworden?«

»Du bist mir nicht egal«, seufze ich. »Die Situation ist mir egal geworden. Ehrlich, Susanne. Das ist längst nicht mehr der Rede wert.«

»Ach nein? Das sieht Sophie offenbar anders.«

»Wie meinst du das?«

»Ich war heute Morgen bei ihr. Wir haben ein bisschen geredet. Ziemlich wankelmütig, die Frau. Zuerst wollte sie mich gar nicht reinlassen. Hat zunächst auch alles abgestritten. Dann kam die Show mit den Tränen. Dass es ihr ja so, so leidtue. Sie hat schnell gemerkt, dass sie damit nicht weit kommt. Also war sie am Schluss ganz offen und ehrlich. Sie sagt, sie mache dich glücklich. Stimmt das?«

Ich schalte das Badezimmerlicht aus und steige zu ihr ins Bett. Sie beobachtet mich, macht aber keine Bewegung. Ich schätze, sie hat ihre Schlaftabletten noch nicht genommen. Für dieses Gespräch hat sie extra damit gewartet. Ich lege mich hin, während sie aufrecht sitzen bleibt und mich anstarrt.

»Stimmt das?«, wiederholt sie.

»Nein«, antworte ich leise. »Sie macht mich traurig.«

»Oh. Bitte eine Runde Mitleid für unseren armen, traurigen Scheißkerl!«

Ich schnaube verächtlich, dabei hat sie den Nagel auf den Kopf getroffen. Ich bemitleide mich selbst. Weil ich seit Jahren in einer unglücklichen Ehe gefangen bin und die einzige Frau, die mich glücklich macht, in unerreichbarer Ferne ist. Weil selbst eine solche Situation nicht genug ist, um Gefühle füreinander hervorzurufen, irgendwelche Gefühle. Seht uns an. Wie wir einfach nebeneinanderliegen, als ginge es ums Wetter. Das ist doch der Inbegriff einer Tragödie.

Susanne verschränkt die Arme vor der Brust, wartet auf eine Reaktion.

»Willst du so ein Vorbild für unsere Tochter sein?«, fährt sie fort. »Sie hat ohnehin schon kein gutes Händchen bei Männern. Und jetzt vögelt ihr Vater auch noch die Nachbarin.«

»Nina weiß nichts davon.«

Sie schweigt, und ich drehe mich auf die andere Seite.

»Diese Frau …«, murmelt sie.

»Sie hat einen Namen.«

»Sophie … Sophie, Sophie, Sophie.«

»Hör auf damit.«

»Wusstest du, dass ihr Sohn mit unserer Tochter ins Bett steigt?«

»Hab mir schon so was gedacht, ja.«

»Liegt wohl in der Familie. Ein ganz schön wüstes Rammeln ist das hier. Jeder treibt es mit jedem.«

»Verflucht, Susanne, was soll das? Falls du ernsthaft über die Sache reden willst, bitte, dann lass uns reden. Ich bin gern dazu bereit, auch wenn es ein bisschen spät kommt. Ansonsten lass mich bitte schlafen.«

Sie flüstert etwas, das ich nicht verstehe. Ein leises Rascheln, als sie sich nach der Nachttischlampe streckt und das Licht ausmacht. Es wird dunkel und still im Zimmer.

»Heute gar kein Schlafmittel?«, frage ich.

»Ich habe keins mehr. Ich habe meine letzten Pillen Mel gegeben.«

Ich hebe den Kopf. »Warum denn das?«

»Es geht ihr so schlecht seit der Trennung. Armes Ding.«

»Und du denkst, deine giftigen Pillen sind da das Richtige?« Ich warte. »Susanne. Bist du noch wach?«

Sie flüstert wieder, und diesmal verstehe ich ihre Worte. »Sophie«, sagt sie. Und dann wieder: »Armes Ding. Armes, armes Ding.«

Danach sagt sie nichts mehr.

TOBIAS

Juni 2007

Beim Klang von Domis knallender Zimmertür zucke ich zusammen. Er hat eben mit Mel telefoniert. Ich konnte mithören. Weil er so gebrüllt hat. In meinem Inneren verkrampft sich alles. Manche Dinge lassen sich nicht vernünftig erklären. Nicht, ohne etwas zu beichten, das man eigentlich für sich behalten wollte. Ich will nicht, dass er von meinen Gefühlen für Nina erfährt. Und er soll nicht wissen, wie neidisch ich bin, wie neidisch ich immer schon war und dass ich es trotz meiner Intelligenz nicht schaffe, mit diesem Gefühl fertigzuwerden. Dass ich es nötig habe, ihn zu verpetzen, nur um mich größer zu fühlen als er. Am liebsten wäre es mir, wenn er ganz plötzlich aus meinem Leben verschwinden würde. Puff und weg. Wie friedlich wäre es dann?

Angespannt höre ich, wie er an meinem Zimmer vorbeigeht. Schon sehe ich ihn durch die Tür stürmen, sich auf mich werfen und mich zu Brei schlagen. Nichts dergleichen passiert. Das muss ein perverser Trick sein. Er lässt mich schmoren, um mich später umso heftiger zu vermöbeln. Oder hat er vor, es Mama und Papa zu sagen? Daran habe ich noch gar nicht gedacht. Aber welchen Zweck hätte das?

Nein, er wird es den Eltern nicht erzählen. Was hat er dann vor? Ungeschoren davonkommen lassen wird er mich niemals. Ich werde nicht wie der letzte Loser in diesem Zimmer hocken und auf meine Tracht Prügel warten. Wenn er es tun will, dann bitte gleich. Dann haben wir es wenigstens hinter uns gebracht.

Ich finde ihn in der Küche, wo er mit einem halb

vollen Glas Cola am Tisch sitzt und sich nicht rührt. Das könnte eine Falle sein. Nur eine falsche Bewegung, und er springt mir an die Kehle. Langsam und mit genügend Abstand umrunde ich den Tisch, bis ich an der Spüle angekommen bin. Er scheint mich nicht wahrzunehmen. Hat Mel es ihm am Ende gar nicht gesagt? Hat sie den Mund gehalten, um mir keine Probleme zu machen?

Ich gehe zum Kühlschrank. Unentwegt behalte ich Domis Hinterkopf im Auge. Nichts, nicht einmal ein Zucken seiner Finger. Zum Schein mache ich den Kühlschrank auf und krame ein bisschen darin herum. Beim Geruch von Mamas Lasagne wird mir schlecht. Ich könnte mir auf die Füße kotzen. Die Nervosität dreht mir den Magen um.

Als ich die Kühlschranktür wieder zuwerfe, löst er sich aus seiner Erstarrung. Er nimmt einen Schluck aus seinem Glas.

»Okay, was ist hier los?«, frage ich.

»Mel und ich haben Schluss gemacht.«

Ich komme auf die andere Seite des Tisches, sodass wir uns in die Augen schauen. »Und warum?«

»Das weißt du doch, du kleiner Intrigant.«

Unschlüssig schaue ich ihn an, schaufle in Gedanken mein Grab und lege mich hinein.

»Aber ich muss dir dankbar sein«, fährt er fort. »Mit deinem Gepetze hast du mir zumindest Arbeit erspart.«

Er klingt, als fände er das alles irgendwie lustig. Damit habe ich nicht gerechnet. Ich setze mich an den Tisch, bevor meine Beine einfach unter mir wegknicken.

»Wie meinst du das? Bist du gar nicht sauer?«

»Und ob ich sauer bin, du Wichser. Den Boden könnte ich mit dir aufwaschen.« Er zuckt mit den Schultern und nimmt wieder einen Schluck. »Aber was soll's? Mel wird wahrscheinlich nie wieder mit mir reden. Aber das ist okay. Die Sache ist erledigt. Kurz und schmerzlos.«

Verständnislos starre ich ihn an. Er wirkt erleichtert, ja fast zufrieden, auch wenn in seinen Augen natürlich die Wut brodelt. Das muss man sich auf der Zunge zergehen lassen: Ich wollte es ihm zeigen und habe ihm stattdessen genau in die Karten gespielt. Wahrscheinlich hatte er ohnehin vor, mit Mel Schluss zu machen. Es wäre anstrengend geworden, die ganzen Erklärungen und Lügen. Jetzt wurde ihm das einfach abgenommen. Und er ist auch noch stolz drauf, sich so elegant aus der Affäre gezogen zu haben. Dieser widerwärtige Drecksack.

»Und was heißt das jetzt?«, frage ich mit vor Wut zitternder Stimme. »Was willst du jetzt machen?«

»Das ist das Verrückte an dieser Situation, Kleiner: Dank deiner Hilfe kann ich jetzt alles tun. Alles, worauf ich Lust habe. Ist das Leben nicht witzig?«

Ich stehe ruhig vom Tisch auf und verlasse den Raum. Bevor ich endgültig ausraste und ihm eines von Mamas Küchenmessern in den Bauch ramme. Ich gehe ins Vorzimmer und ziehe mir die Schuhe an. Im Vorgarten begegnet mir Mama. Sie wirkt überrascht, mich zu sehen, ihre Wangen sind gerötet, und sie sieht sich verunsichert um.

»Wo willst du denn jetzt noch hin?«, fragt sie.

»Spazieren«, antworte ich und dränge mich an ihr vorbei.

Ich beginne zu laufen und erreiche fünfzehn Minuten später verschwitzt und vollkommen aus der Puste den Spielplatz vor der Schule. Es dämmert. Die Apfel- und Zwetschgenbäume beginnen mit den Schatten zu verschmelzen. Ich stolpere durchs Gras, ohne zu wissen, wohin ich eigentlich will. Da entdecke ich ein bekanntes Gesicht auf der Schaukel. Mel sitzt auf dem Brett und lässt die Beine baumeln. Ich weiß nicht, ob ich jetzt mit ihr reden kann. Sie bräuchte Trost, und alles, was in mir ist, ist diese Wut.

Sie entdeckt mich und zwingt ein Lächeln auf ihr trauriges Gesicht. Ich komme zu ihr an die Schaukel, vergrabe die Hände in den Taschen meiner Shorts und überlege, was ich sagen könnte. Es kommt mir so vor, als wäre es meine Schuld. Als hätte ich das alles verursacht, obwohl es in Wahrheit natürlich allein Domis Schuld ist.

»Hat er dich von zu Hause vertrieben?«, fragt sie im Spaß.

»Nein. Ich bin von allein abgehauen.«

»Tut mir leid, falls er sauer auf dich ist. Ich finde, es war richtig, es mir zu sagen.«

»Das findet er ebenfalls«, rutscht es mir heraus.

Erneut hängt dieses Schweigen über uns, das mir vorkommt wie ein düsterer Blick in die Zukunft: Werden wir uns je wieder etwas zu sagen haben? Ich weiß Dinge, die sie am liebsten aus unserem Gedächtnis tilgen würde. Dinge, die sie beschämen. Ist es möglich, dass Domis Dummheit nicht bloß seine eigene Beziehung, sondern auch das Band zwischen Mel und mir zerstört hat? Wenn ich sie anschaue, fühle ich mich elend. Weil es mir vorkommt, als sollte ich diese Dinge einfach nicht wissen. Es sollte eine Sache zwischen den dreien sein. Eine persönliche, gut versteckte Tragödie, von der niemand sonst weiß. Doch jetzt wurde alles auf diese peinliche Art breitgetreten. Domi hat recht – das Leben ist schon witzig.

»Mel, ich … ich will, dass du weißt, dass ich ihn dafür hasse, was er getan hat. Ich hasse ihn so sehr. Er sollte dafür büßen.«

»Das finde ich auch.«

Weil sie so tonlos klingt, rede ich weiter, möchte sie zu einer Reaktion bringen, denn sie soll wissen, dass ich es ernst meine. Dass ich auf ihrer Seite stehe. Dass ich besser bin als er, zumindest in dieser einen Hinsicht.

»Er darf so nicht davonkommen. Ich meine, es passt ihm ja richtig in den Kram, dass ich es dir erzählt habe. Er hat gesagt, ich hätte ihm damit geholfen. Als wäre es ihm egal, verstehst du?«

Hilflos breche ich ab. Ich weiß nicht, was ich da rede, wieso ich sie noch weiter verletze, nachdem sie bereits so viel hinter sich hat. Ich denke, ich will einfach nur, dass sie wütend wird. Wut ist immer besser als Traurigkeit. Aus Wut lässt sich was machen.

Mel hat mir das Gesicht zugewandt, scheint nachzudenken. »Er hat einen Denkzettel verdient«, sagt sie schließlich.

Ich nicke rasch. »Mehr als das.«

»Ich habe bereits mit Nina geredet. Glaub mir, so rosig, wie er sich das Leben jetzt vorstellt, wird es nicht. Es passt ihm in den Kram, dass es aus ist zwischen uns? Dann bin ich gespannt, wie er das sehen wird, wenn er plötzlich ganz allein dasteht.«

Ich gebe zu, das verstehe ich nicht ganz. Denn was das alles jetzt noch mit Nina zu tun hat, ist mir ein Rätsel. Wäre ich Mel, würde ich nie wieder mit dieser Schlampe reden. Ich würde sie komplett aus meinem Leben streichen. Mel bemerkt meine Verwirrung und steigt von der Schaukel.

»Wie sehr hasst du deinen Bruder?«, fragt sie.

»Ziemlich«, antworte ich mit einem schiefen Grinsen.

»Ich meine es ernst, Tobi. Wie sehr? Willst du, dass er draufzahlt? Denn ich will es. Ich will, dass er es sich in Zukunft zehnmal überlegt, bevor er je wieder in meine Richtung schaut. Ich will nicht mehr länger das Opfer sein, auf dem Menschen wie er und Nina herumtrampeln, verstehst du?«

Ich nicke. »Wie lautet der Plan?«

»Hattest du schon mal eine Überdosis?«

Verdutzt schüttle ich den Kopf.

»Ist wie ein Vollrausch, nur hundertmal schlimmer. Du kotzt dir die Eingeweide raus. Du glaubst, du stirbst. Und ganz ehrlich, ich … ich würde zu gern sein Gesicht sehen, wenn er glaubt, dass er stirbt. Ich würde das wirklich gern sehen.«

Ich denke an den Tag an den Gleisen, als er so getan hat, als würde er nicht von der Stelle kommen. Ich denke an das Gefühl, das ich in jenem Moment hatte. Angst. So große Angst hatte ich noch nie. Da laufen völlig andere Prozesse in deinem Körper ab. Es gleicht wohl der Angst, die man empfindet, wenn man selbst in Lebensgefahr schwebt. Sein lachendes Gesicht sehe ich noch vor mir. Für ihn war das ein supertoller Spaß. Mich wortwörtlich zu Tode zu erschrecken war sein Highlight des Tages.

»Ich auch«, antworte ich. »Ich würde das wirklich gern sehen.«

»Gut. Ich hab da nämlich so eine Idee.«

Oktober 2019

Mel steht vom Boden auf und geht einige Schritte von mir weg. Erst jetzt merke ich, dass ich die Fäuste balle.

»Du … du hast es gemacht?«, bringe ich die Worte stockend heraus.

Mels Gesicht ist eine einzige weiße Fläche. Aber da ist keine Reue, keine Furcht. Bloß ein abartiger Trotz. »Ich wollte, dass er leidet. So richtig.«

»Du hast ihn umgebracht! Schlimmer noch, du hast mich glauben lassen, es sei meine Schuld gewesen! Die ganze Zeit hast du mich das glauben lassen!«

»Ich hab alles getan, damit es dir besser geht!«

»Das … das ist doch unmöglich! All die Jahre hat mich das fertiggemacht! Ich hab mir bei dir die Augen ausgeheult! Ich hab dir vertraut! Ich dachte, du hältst zu mir, weil du nichts verraten hast … Die ganze Zeit war ich dir so dankbar, weil du niemandem die Wahrheit gesagt hast. Ich war dir *dankbar*, Mel!«

»Also langsam verstehe ich, warum sie sich die Pulsadern aufgeschnitten hat«, kommt Ninas spöttische Stimme aus dem Hintergrund.

»Sei still!«, brülle ich sie an.

Ich halte das nicht mehr aus. Ich stehe auf und suche im Laub nach der Kanone. Es dauert nicht lange, bis ich sie im Dreck gefunden habe. Die Vorstellung, sie zu benutzen, lässt mich auf merkwürdige Weise kalt. Alles in mir ist plötzlich kalt. Zerstört, weggebrochen, in Scherben zersprungen. Meine Vergangenheit, mein ganzes Leben. Diese Schuldgefühle, Tag für Tag. Nichts ist mehr da. Ich bin eine leere Hülle. Ohne Zweck, ohne Zukunft. Welche Rolle spielt es da, ob ich abdrücke oder nicht?

Nina macht erstaunt den Mund auf, als ich die Kanone auf Mel richte.

Mel bewegt sich nicht. Sie könnte versuchen, mich zu beruhigen, Erklärungen zu finden, aber sie lässt mich einfach machen. Der kaputte, dunkle Teil von ihr sehnt den Tod womöglich sogar herbei. Sie schließt die Augen, und ich ziele auf ihre Stirn. Sekundenlang.

»Ach fuck.«

Mit aller Kraft schleudere ich das Ding von mir, in die Dunkelheit, hinein ins Nichts. Ich sinke zu Boden und konzentriere mich auf das Rauschen meines Blutes, den Klang meines Herzens. Ich lebe. Zum ersten Mal seit zwölf Jahren muss ich mich nicht deswegen schämen.

NINA

Oktober 2019

Da sind wir nun. Drei komplett kaputte Seelen. Ich müsste lügen, wenn ich behaupte, die Ironie des Ganzen würde mich nicht belustigen. Ich kam her, um zur Mörderin zu werden. Nur um zu erfahren, dass meine Probleme hier noch die harmlosesten sind.

»Was hast du vor?«, fragt Mel, als ich mich auf die Beine kämpfe.

»Ich muss zu meiner Mutter.«

»Sie war ahnungslos. Sie dachte, ich brauche die Tabletten für mich selbst. Weil es mir so schlecht ging.«

»Genau darum geht es, Mel. Denn ich glaube, sie wusste sehr wohl, was du vorhattest.«

Ich bücke mich nach meinem Rucksack und den Flaschen im Laub.

Tobi beobachtet mich regungslos. Selbst als ich mich vor ihn ins Laub knie, rührt er sich nicht.

»Sollten wir uns noch einmal sehen«, sage ich, »werde ich dich umbringen. Irgendwie. Nur damit du Bescheid weißt.«

Ich schultere den Rucksack und folge den Lichtern, die mich zurück auf die Straße führen.

Juni 2007

Der Wind treibt mir Agnes' Haar ins Gesicht. Vereinzelte, nach Zigarettenrauch riechende Strähnen kitzeln meine Nase und mein linkes Ohr. Kopf an Kopf liegen wir nebeneinander und schauen in den wolkenlosen Himmel. Das trockene Gras sticht in meinem Rücken. Ich bin so angetrunken, dass mich der Geruch nach Kuhmist und Pferdestall kaum noch stört. Bei Agnes zu Hause riecht es eben so. Selbst sie hat über die Jahre diesen Geruch angenommen, der sich mit keinem Parfüm der Welt überdecken lässt. Bauernkind haben wir sie früher genannt. Wenn wir zu dritt nach der Schule hier gespielt haben, waren wir alle Bauernkinder. Wir liebten es, die Freiheit, die Luft, den Dreck, die Tiere. Es war Abenteuer. Manchmal wünsche ich mir diese Zeiten zurück. Als man einfach Kind war. Dumm und wild und ohne jede Verantwortung. Als man Fehler machen konnte, und sie wurden einem einfach verziehen.

»Was ist denn zwischen dir und Mel vorgefallen?«, fragt Agnes träge.

»Hab mit ihrem Freund gevögelt.«

Sie kichert. »Scheiße.«

Sie reicht mir die halb leere Bierflasche, die zwischen uns im Gras steht.

»Auf meine neue Wohnung!«, proste ich.

Später, als die Sonne schon etwas tiefer steht, gehen wir ins Haus, und ich mache mich startklar für den langen Heimweg. Ich werde zu Fuß den Berg hinuntergehen, die Straße entlang, bis ich bei mir zu Hause bin. Genauso bin ich auch hergekommen. Ich bin gelaufen, den ganzen weiten Weg. Es hat mich fast umgebracht. Aber im Moment macht das Leben ohnehin keinen Spaß.

»Warte, ich geb dir noch was, bevor du gehst!« Agnes winkt mich verschwörerisch hinter sich her. Wir gehen nach oben in ihr Zimmer, wo sie ein Plastikpäckchen mit Pillen zwischen den Bettlaken hervorzieht. »Das hat Georg mir besorgt. Ist der voll geile Scheiß. Ich dachte, du willst es vielleicht mal ausprobieren.«

»Klar«, antworte ich.

Agnes nimmt einen kleinen Plastikbehälter, in dem mal Kaugummis waren, und füllt ein paar der Pillen hinein. Ich halte meinen Rucksack auf, und der Behälter verschwindet zwischen meinen Kopfhörern, der Brieftasche und meinem Schminkzeug.

»Aber nimm echt nur eine davon«, sagt Agnes. »Glaub mir, das Zeug ist wirklich heftig. Von zwei von den Dingern bekommst du Zustände. Drei – Blackout. Mehr als drei …«

»Ist notiert.«

Sie begleitet mich noch vors Haus. Der Nebel des Alkohols lichtet sich, als ich einen Blick auf die Straße und den dahinterliegenden Wald werfe.

»Und das mit dir und Mel lässt sich wirklich nicht mehr hinbiegen?«, fragt Agnes.

»Doch. Vielleicht schon. Sie hat mich um etwas gebeten. Und das werde ich heute erledigen.«

»Das klingt, als hättest du die Pillen danach bitter nötig.«

Oder sogar schon davor.

Als ich den Sportplatz der Schule erreiche, wartet Dominik bereits auf mich. Er hat sich im Schneidersitz auf die große Hochsprungmatte gesetzt und schaut sich den Sonnenuntergang an. Er sieht so glücklich aus. All die Anspannung, die sich während der Prüfungszeit bei ihm angesammelt hat, ist verschwunden. Er sagt ständig, wie sehr er sich auf den Herbst freue. Auf den neuen Lebensabschnitt, das Studieren, die Freiheit. Er lebt in der Zukunft und ahnt nicht, dass sie ohne mich stattfinden wird. Keinen blassen Schimmer hat er.

Ich lasse den Rucksack von meiner Schulter rutschen und komme zu ihm auf die Matte. Er küsst mich, und eng umschlungen legen wir uns hin.

Ich fühle mich, als hätte ich eine Weltreise hinter mir. Als hätte ich Berg und Tal überquert, Meere, Urwälder und Wüsten, nur um zu ihm zu gelangen, und wofür? Um etwas zu tun, das ich gar nicht will. Um meine Schuld zu begleichen. Ich öffne den Mund, um es ihm zu sagen. Aber heraus kommt etwas völlig anderes.

»Warum eigentlich sie? Warum hast du dich damals für Mel entschieden und nicht für mich?«

»Wie meinst du das?«, fragt er verwundert. »Als ob ich die Wahl zwischen euch gehabt hätte.«

»Und ob du die hattest. Mel war hartnäckig, aber was zwischen uns war, war doch von Anfang an klar. Du hättest doch … keine Ahnung, ihr einfach keine Beachtung schenken können.«

»Stimmt schon. Aber ich mochte Mel. Ich mochte sie immer.«

»Warum?«, murmle ich und hoffe, dass ich die Frage nicht bereuen werde.

Er schaut in den Himmel, denkt einen Augenblick lang nach. »Ich weiß nicht. Sie war so echt. Einfach natürlich. Und du warst so … berechenbar. Anfangs«, fügt er lächelnd hinzu und dreht sich wieder in meine Richtung. Er berührt mein Gesicht, fährt zärtlich die Linie meines Kinns entlang. »Jetzt weiß ich nicht mal mehr dann, was du tust, wenn du es mir vorher sagst. Man kann dir nicht trauen.«

Ich hätte nicht gedacht, dass er es mir so leicht machen würde.

Wie man sich täuschen kann.

TOBIAS

Juni 2007

Ich treffe Mel am Gartenzaun ihres Hauses. Sie trägt Shorts und ein ausgewaschenes T-Shirt, das ihr viel zu groß ist, ihr Haar ist zu einem schlampigen Pferdeschwanz gebunden. Ihre Nase ist leicht gerötet, als hätte sie eine Erkältung. Aber ich schätze, sie hat einfach bloß wieder geweint.

»Hier.« Sie gibt mir eine Flasche Gatorade. »Das trinkt er gern. Blödsinn, er liebt dieses Zeug.«

Unsicher nehme ich die Flasche an mich. Die blaue Flüssigkeit sieht unverändert aus. Was habe ich erwartet? Verdächtige grüne Schlieren? »Was und wie viel hast du reingetan?«

»Drei Stück ziemlich starke Kopfschmerztabletten. Ich hab meiner Mutter ein paar davon geklaut. Sie nimmt eine halbe, maximal eine ganze, wenn sie ihre Migräne hat. Drei davon …« Sie deutet eine Explosion an. »Er wird kotzen bis zum Umfallen.«

»Cool.« Ich stecke die Flasche in meinen Rucksack und hänge ihn mir um.

Mel öffnet das Gartentor und kommt zu mir auf den Bürgersteig. Sie umfasst meine Schultern, mit ernstem Gesicht. »Das muss unser Geheimnis bleiben. Keiner darf davon erfahren.«

»Und dabei würde ich am liebsten ein Foto davon schießen und es der ganzen Schule zeigen!«

»Ich weiß«, sagt sie ruhig. »Aber begnüge dich einfach damit, dass es ihm dreckig gehen wird. Verdammt dreckig.«

»Wir zwei sind tolle Komplizen«, lache ich.

Sie gibt mir einen sanften Stoß. »Jetzt hau ab. Und sag mir, wie es gelaufen ist.«

Mit meiner Geheimwaffe im Gepäck mache ich mich auf den Rückweg. Ich fühle mich leicht, geradezu euphorisch. Endlich wird dieser Mistkerl bekommen, was er verdient; der ewig Coole wird einen ziemlich uncoolen Auftritt hinlegen. Vielleicht bin ich nicht stark, groß oder mutig genug, um ihm eine reinzuhauen, aber diesen Tag wird er so schnell nicht vergessen.

Ich erreiche unser Grundstück, als die Sonne bereits hinter den Dächern verschwunden ist. Unwillkürlich fällt mein Blick auf die andere Straßenseite, zu Ninas Zimmerfenster. Es brennt kein Licht. Ein Stockwerk tiefer sehe ich zwei Gestalten durch die dünnen Wohnzimmervorhänge. Das müssen Ninas Eltern sein. Sie streiten sich, gehen aufgebracht umher. Ein seltsames Gefühl gräbt sich in meinen Magen. Erneut schaue ich hoch zu Ninas Zimmer, warte auf ein Lebenszeichen, obwohl es nicht ungewöhnlich ist, dass sie abends nicht zu Hause ist. Irgendetwas stimmt hier nicht.

Egal. Ich habe eine Mission zu erfüllen.

Ich gehe ins Haus und folge den dröhnenden Bassklängen, die aus dem oberen Stock kommen. Unsere Eltern sind übers Wochenende nicht da. Ein kurzer Versöhnungsurlaub, nachdem sie sich die letzten Tage wie verrückt gefetzt haben. Domi ist schonungslos, wenn es um Lärmbelästigung geht. Er dreht seine Boxen meistens so laut auf, dass die ganze Nachbarschaft mit seiner Musik beschallt wird. In letzter Zeit hat er seltener Musik gehört, schon gar nicht die aggressiven Bands, von denen man schon Kopfschmerzen bekommt, wenn man bloß die Songtitel liest. Mit dem Rucksack gehe ich nach oben, folge dem Lärm und klopfe an seine Zimmertür, obwohl sie sperrangelweit offen steht.

Domi lehnt mit dem Rücken an seiner Bettwand. Er trägt eine Jogginghose und macht ein ziemlich finsteres Gesicht.

Ich komme ins Zimmer und rufe angestrengt gegen die Musik an. »Könntest du das leiser drehen? Ich will mit dir reden!«

»Ich kann dich nicht hören«, antwortet er giftig.

»Dreh die Musik leiser!«

»Du musst echt deutlicher reden! Hier ist es so laut!«

»Du bist so ein Arsch!«

Er bedeutet mir lustlos, dass ich abhauen soll. Ich gehe zur Stereoanlage und drehe sie ab.

»Verdammte Scheiße, was soll das? Dreh das wieder auf.«

»Was ist denn los mit dir?«, feuere ich zurück. »Hast du Verstopfung, oder warum bist du so mies drauf?«

Er lacht verbittert und wendet sich ab. Immer diese Geheimnisse. Diese Unfähigkeit, mir einfach zu sagen, was los ist – als wäre ich ein Außenstehender. Irgendein Knirps, der zufällig nebenan wohnt.

Ich öffne den Zipp meines Rucksacks. »Ich hab hier was für dich. Ein kleines Friedensangebot.«

Ich hole das Gatorade heraus. Domi hebt belustigt eine Braue.

»Ist das dein Ernst?«

»Für mehr reicht mein mickriges Taschengeld nicht, du Spinner. Nimmst du es an oder nicht?«

Vor meinem inneren Auge spielt sich die Szene in all ihrer Schönheit ab: wie er grün vor Übelkeit wird, wie er stundenlang mit dem Gesicht über der Kloschüssel hängt, wie er bettelt, das alles möge schnell vorbeigehen. Ich muss aufpassen, bei dieser Vorstellung nicht zu grinsen.

Domi streckt die Hand aus, und ich werfe ihm die Flasche zu, die er ohne Probleme fängt.

»Nett von dir«, sagt er.

»Magst du nicht kosten? Ist das leckere mit Blaubeergeschmack. Ich war in drei verschiedenen Supermärkten, bis ich endlich das richtige gefunden hab.«

Er nimmt die Schutzkappe vom Verschluss und behält die Flasche dann reglos in der Hand. Sein Blick ist zum Fenster gewandert, und erneut hat er diesen verschlossenen Ausdruck im Gesicht. Er soll endlich trinken, verflucht! Ich komme ein Stück näher, setze mein bestes Lächeln auf.

»Ist alles okay? Du schaust so komisch.«

»Es ist auch komisch. Das alles ist so saukomisch, Tobi.«

»Ähm, ja. Wenn du es sagst.«

»Jetzt ist sie einfach weggezogen. Einfach so, ohne was zu sagen. Eine Scheiß-SMS hat sie geschrieben. Ist abgehauen und hat mich … sie hat mich sitzen lassen!« Er lacht. »Ist das nicht der Witz des Tages? Ich hab für sie mit Mel Schluss gemacht. Ich hab Mel ihretwegen ein halbes Jahr lang verarscht – und sie schreibt mir eine beschissene SMS?«

Er rammt den Ellenbogen gegen die Mauer, dass es kracht.

Ich schaue aus dem Fenster auf die andere Straßenseite, wo Ninas Zimmer immer noch dunkel ist. In meinem Kopf überschlagen sich die Gedanken. Bedeutet das, dass ich sie nie wiedersehen werde? Wieso ist sie so plötzlich weggegangen? Weiß Mel davon? Domi ist schuld. Er hat die beiden auseinandergerissen, und jetzt hat er eine von ihnen sogar aus ihrem eigenen Zuhause vertrieben.

»Das ist …«, setze ich an und weiß nicht, wie es weitergehen soll.

»Schicksal?«, schlägt er vor.

Ich sammle mich und deute auf die Flasche in seiner

Hand. »Ein guter Schluck Gatorade heilt jeden Kummer.«

»Ach, fick dich doch, Tobi.«

Er stellt die Flasche auf seinen Nachttisch und sieht sie nicht mehr an.

Ich kann warten. Früher oder später wird er das Zeug trinken. Wahrscheinlich vor dem Schlafengehen. Und dann wird mitten in der Nacht das kotzgrüne Feuerwerk losgehen.

Es wird eine ungewohnt ruhige, besinnliche Nacht. Im Traum sehe ich Domi über der Kloschüssel hängen. Seine gequälten Kotzlaute sind Musik in meinen Ohren. Falls es schon so weit war, werde ich nach dem Aufstehen hoffentlich seine sterblichen Überreste finden. Der Gedanke ist so spannend, dass ich kurz nach Sonnenaufgang aus dem Bett steige und im Pyjama in sein Zimmer schleiche, um nachzusehen, wie viel von ihm noch übrig ist.

Seine Tür ist geschlossen. Ich klopfe, keine Antwort. Der Penner liegt bestimmt im Koma. Gespannt betrete ich sein Zimmer. Er liegt im Bett, das Gesicht von mir abgewandt. Die Gatorade-Flasche auf seinem Nachttisch ist leer. Hervorragend. Auf Zehenspitzen tappe ich über den Teppich, um ihn aus dem Schlaf zu reißen. Das hat er immer schon gehasst. Ich beuge mich zu ihm herab, berühre seine Schulter und rüttle mit aller Kraft los.

»Aufstehen, du Penner!«

Kein erschrockenes Aufzucken. Keine Bewegung.

Er fühlt sich schlapp und leblos an.

Der Arsch veräppelt mich schon wieder.

»Komm schon, raus aus den Federn! Oder fühlst du dich etwa krank? War es eine harte Nacht?«

Ich muss kichern, weil mir die Vorstellung von ihm

auf dem Klo nicht aus dem Kopf geht. Da er sich immer noch nicht rührt, setze ich mich zu ihm ans Bett und zerre an seinem Haar.

»Jetzt komm, lass den Scheiß. So schlimm wird es ja auch nicht gewesen sein.« Keine Reaktion. »Ich kann warten«, sage ich. »Bestimmt länger, als du die Luft anhalten kannst.« Nichts. »Domi, lass das. Steh auf.«

Immer noch nichts. Mein Magen dreht sich um. Mein Herz beginnt zu rasen. Ich lege ein Ohr an seinen Rücken. Er atmet nicht. Er fühlt sich kalt an. Ich packe ihn an den Schultern und drehe ihn auf den Rücken. Er ist schwer. Kraftlos. Seine Augen bleiben geschlossen.

»Domi!« Ich schüttle ihn, schüttle ihn, so fest ich nur kann. Bis das Bett wackelt und der Boden knarrt. Bis meine Arme schmerzen und ich nicht mehr kann. Ich schüttle und schüttle und schüttle. »Domi, lass das! Wach auf! Verflucht noch mal, wach auf!«

Ich fahre unter seinen Nacken, um seinen Kopf ein Stück anzuheben. Mit beiden Händen umklammere ich sein Gesicht. Er atmet nicht. Er hat keinen Puls. Ich versuche es mit Herzmassage. Ich habe keine Ahnung, wie man das macht, also drücke ich einfach bloß meine Hände gegen seine Brust, versuche dieses verdammte Herz zum Schlagen zu bringen, mit aller Gewalt, minutenlang. Tränen laufen über meine Wangen und verschleiern alles zu einem trüben Nichts. Ich rufe seinen Namen. Er wacht nicht auf. Er bleibt mit stillem Gesicht einfach so liegen.

Schweiß rinnt mir von der Stirn. Ich nehme die Hände von seiner Brust und stehe ganz langsam vom Bett auf. Entferne mich von ihm. Immer weiter von ihm weg, von diesem kalten, leblosen Körper, der gestern noch gelebt hat. Ich verstehe das hier nicht. Es waren doch bloß Kopfschmerztabletten. Harmlos. Mel hat es versprochen. Sie hat versprochen, dass nichts passieren wird. Ich habe ihn umgebracht. Mein Bruder ist tot.

Und plötzlich sind die Gedanken wieder da. Es sind so viele, dass sie mich innerlich zerreißen. Was soll ich jetzt tun? Was wird mit mir geschehen, wenn das herauskommt? Steckt man mich ins Gefängnis? Was wird Mama sagen? Die Fragen zerquetschen mein Hirn, während die Angst, die Kälte und dieser entsetzliche Schmerz sich immer weiter in meinem Körper ausbreiten. Ich will, dass das aufhört. Ich will mir die Brust aufschneiden und diesen ganzen Schmerz aus mir herausreißen. Panisch schaue ich mich um. Wieso hilft mir niemand? Was soll ich jetzt tun?

Ich renne in mein Zimmer und wähle die einzige Nummer, die mir in diesem Moment einfällt.

Zunächst steht Mel einfach nur da. Sie schaut ihn an, wie man eine schöne, friedliche Landschaft betrachtet, mit dieser stillen Sehnsucht im Gesicht, als wolle sie sich zu ihm legen und nicht mehr von seiner Seite weichen. Dann beginnt es schlagartig in ihr zu arbeiten. Sie marschiert auf ihn zu und fängt an, ihn in seine Decke einzuwickeln.

»Was machst du da?«, schluchze ich.

»Hör mir jetzt gut zu. Wir bringen ihn rauf zu den Bahngleisen. Und dann erzählen wir, ihn hätte ein Zug erwischt. Niemand wird Fragen stellen, wir wissen alle, dass er andauernd dort herumspaziert ist. Und es wird nichts von ihm übrig bleiben. Keiner wird erfahren, was passiert ist. Jetzt komm, hilf mir.«

Das klingt logisch. Erschreckend einleuchtend und simpel. Als hätte sie sich bereits lange zuvor darüber Gedanken gemacht. Sie macht weiter. Ich rühre mich nicht. Hilflos sehe ich zu, wie Domis Gesicht unter der Decke verschwindet. Das ist nicht richtig so. Ich stürme auf ihn zu und werfe mich schützend auf ihn, will verhindern, dass sie ihn zudeckt, dass er im Dunkeln bleiben muss, ich will, dass er aufwacht, er soll endlich aufwachen!

»Tobi!« Mel umklammert mein Gesicht, versucht mich von ihm wegzuzerren. »Tobi, lass das. Du kannst da nichts mehr tun! Verstehst du denn nicht?«

Ich brülle, weine, schluchze, wimmere. Es sind ganz furchtbare Laute, die da aus meinem Mund kommen. Und der Name. Immer wieder Domis Name.

Mel gelingt es, mich von ihm wegzuziehen. Sie schleudert mich quer durchs Zimmer, kniet sich hin und hält mich mit aller Kraft am Boden fest. »Tobi! Willst du etwa ins Gefängnis wandern? Denn das wirst du, wenn herauskommt, was du gemacht hast! Die werden dich einsperren.«

»Nein, nein, nein …«, schluchze ich ohne Unterlass.

»Doch!«

»Ich wollte das nicht«, wimmere ich mit tränennassen Wangen. »Ich wollte das nicht … Domi … wieso wacht er nicht auf? Wieso wacht er nicht auf?«

Mel steht auf und zerrt mich zurück auf die Beine. »Wir müssen das jetzt tun, Tobi. Wir müssen. Sonst wird alles rauskommen. Die werden dich ins Gefängnis stecken, hörst du? Das darf nicht passieren. Also komm her und hilf mir!« Sie marschiert zurück zum Bett. »Hilf mir!«, brüllt sie.

Heulend tue ich, was sie sagt.

Es ist sehr früh am Morgen. Niemand sieht, was wir tun.

Als wir ihn auf die Gleise legen, fühlt es sich kaum noch real an. Aus der Ferne höre ich das Hupen eines Zuges. Mel nimmt mich in den Arm und dreht mich in die andere Richtung. Weg von den Gleisen und hin zu unserer Nachbarschaft. Zu den Häusern, in denen allmählich die Lichter angehen. »Nicht hinschauen«, flüstert sie.

Sie hält mich fest und presst die Hände auf meine Ohren. Mit aller Kraft. Es tut weh.

Als der Zug vorbeifährt, spüre ich den Wind. Sonst ist da nichts mehr.

GREGOR

Juni 2007

Mich weckt das Gefühl von Kälte, die seitlich gegen meinen Körper drückt. Als ich die Augen öffne, ist das Bett neben mir leer. Ich hebe den Kopf und sehe Susanne im Nachthemd am Fenster stehen. Das erste Tageslicht erhellt unser Schlafzimmer.

»Wie spät ist es?«, gähne ich.

»Kurz nach sechs.«

»Gibt's was Neues von Nina?«

»Nein.«

»Wieso bist du dann wach?«

Sie schiebt den Vorhang ein Stück zur Seite, sodass ein schmaler Lichtstrahl aufs Bett fällt. »Mel und Tobi sind da draußen.«

»Was machen die da um diese Uhrzeit?«

Sie starrt weiter aus dem Fenster. Der Vorhang fällt wieder zu, und es wird dunkel.

»Nichts«, antwortet Susanne, und es klingt, als würde sie lächeln. »Nichts, das von Bedeutung wäre.«

»Danke für diese wichtige Information«, raune ich und bin eingeschlafen, noch bevor sie zurück ins Bett gekommen ist.

NINA

Juni 2007

Sieben SMS. Zehn Anrufe. Alles innerhalb einer halben Stunde. Zu Hause scheint der dritte Weltkrieg ausgebrochen zu sein. Tja. Man weiß erst, was man hatte, wenn es nicht mehr da ist. Wie abgedroschen. Mama wird toben. Papa wird es nicht verstehen. Das muss er auch nicht. Wir waren nie auf einer Wellenlänge. Wir lebten mehr so nebeneinanderher. Für ihn wird der Unterschied zu vorher nicht allzu groß sein.

Was Mel angeht, bin ich unsicher. Noch hasst sie mich, aber sie war nie ein nachtragender Mensch. Das ist womöglich ihre größte Schwäche: Gutmütigkeit. Gutmütige Menschen werden ausgenutzt. Ich möchte sie nicht ausnutzen, und genauso wenig möchte ich sie im Stich lassen. Vielleicht werden wir uns irgendwann wieder annähern. Bis dahin ist Distanz bestimmt das Beste.

Und Dominik. Für ihn war alles so einfach. Auf direktem Weg ins Glück. Dabei hatten wir nie eine Chance.

Als der Zug sich in Bewegung setzt, schalte ich mein Handy aus und schaue raus in die Ferne. Eine Sache ist gewiss: Auch wenn ich jetzt einfach abhaue, wird kein dauerhafter Schaden zurückbleiben. Mel wird lernen, ohne mich zurechtzukommen. Mama wird zur Flasche greifen und mich einfach vergessen. Papa hat mich wahrscheinlich bereits vergessen.

Und Dominik?

Er wird es überleben.

Oktober 2019

Mama sitzt im Wohnzimmer auf der Couch. Kürzlich hat sie sich die Haare getönt. Bei gedimmtem Licht wirkt das sonst so freundliche Haselnussbraun sehr dunkel und künstlich. Ich habe mich immer gefragt, warum sie ihr Haar färbt, anstatt in Würde zu ergrauen. Ich glaube nämlich, dass ihr das Weiß sehr gut stehen würde. Die dunklen Haare wirken aggressiv. Geschmacklos. Ländlich und vulgär. Ich kann mich nicht entscheiden, auf wie viele unterschiedliche Arten ich dieses Braun nicht mag.

Ich erinnere mich kaum an meine Mutter, als sie noch jünger war. Für mich war sie immer gleich. Das humorlose, glatt gebügelte Gesicht, das sich keine Regung erlaubt. Die Augen, die niemals richtig hinsehen, obwohl sie alles im Blick behalten wollen. Putzhandschuhe, Weinglas und Tabletten. Was für ein Klischee. Es sollte gesetzlich verboten sein, eine solche Mutter zu haben. Es sollte verboten sein, sich zu so einem kaputten Menschen zu entwickeln. Manchmal glaube ich, dass ich daran schuld bin. Sie war jung, als sie mich bekommen hat. Danach war sie es mit einem Schlag nicht mehr.

Ich mache mir nicht die Mühe, Schuhe und Jacke auszuziehen. Ich werde nicht lange bleiben. Wenn das hier erledigt ist, werde ich meine Sachen packen und von diesem schrecklichen Ort verschwinden. Diesmal für immer.

Als ich ins Wohnzimmer komme, dreht sie verwundert den Kopf. »Schon wieder zurück?«

»Es ist nicht so gelaufen, wie ich dachte.«

»Was hast du erwartet? Der kleine Tobi ist ein Muttersöhnchen. Der bekommt sicher Hausarrest, wenn er länger als eine Stunde von zu Hause weg ist. Und Mel? Vergiss es. Die ist durch mit dem Leben.«

Ich versuche es zu verstehen. Ihren Kummer, diese

Ausweglosigkeit, ihre ganze hasserfüllte Existenz. Ich will begreifen, wie es ein Mensch zustande bringt, das Leben eines anderen willentlich zu zerstören. Dafür ist mehr nötig als der Frust einer lahmen Ehe oder verlorenen Jugend. Es muss etwas sein, das ich trotz – oder gerade wegen – der ganzen Scheiße nie so wirklich wahrgenommen habe. Etwas unter der beherrschten Oberfläche, das die ganze Zeit da war, ohne dass ich es bemerkt habe.

Mit etwas Abstand setze ich mich zu ihr auf die Couch.

»Du hast Mel Tabletten gegeben«, beginne ich. »Erzähl mir davon.«

»Wovon redest du? Ich habe mit Mel fast gar nichts zu tun.«

»Nicht jetzt. Damals. Für Dominik.«

Sie stellt das Weinglas zurück, das sie eben vom Tisch genommen hat. Kurz warte ich darauf, dass sie es abstreitet. Oder so tut, als verstehe sie nicht, worum es geht. Aber sie nickt. Als wäre das eine ganze normale Antwort auf eine ganz normale Frage.

»Wieso?«, frage ich.

Sie stößt ein kurzes Lachen aus, als mache ich mich lächerlich. »Spielt doch keine Rolle. Der Junge ist vor einen Zug gesprungen.«

»Ist er nicht.«

»Na gut, dann wurde er eben von einem Zug *erfasst*. Tragisch, tragisch.«

»Mel und Tobi haben ihn vergiftet. Mit deinen Tabletten. Der Zug kam erst danach. Um die Spuren zu verwischen.« Ich betrachte ihr vollkommen regloses Gesicht. »Du wusstest das, nicht wahr?«

An ihrer aufrechten, stolzen Haltung ändert sich nichts. Sie hält auch weiterhin das Weinglas in der Hand, als säßen wir bei einem noblen Dinner zusammen.

»Ich hatte so eine Ahnung«, antwortet sie und nimmt einen Schluck.

Ich atme tief durch. Das war Phase eins. Der nächste Schritt wird schwieriger.

»Erzähl mir, was passiert ist. Erzähl es mir von Anfang an.«

»Warum?«, fragt sie spöttisch. »Haben dir deine verrückten Freunde etwa nicht schon alles erzählt? So dumm, die beiden.«

»Ich will es von dir hören. Vielleicht hast du ja einmal in deinem Leben eine vernünftige Erklärung.«

»Erklärung«, wiederholt sie, als fände sie das Wort komisch. »Du hast dir meine Erklärungen nie angehört. Genauso wenig wie dein Vater. Für euch war ich immer die Verrückte. Ihr habt nie wahrhaben wollen, dass ich keine andere Wahl hatte.«

»Redest du von Dominik oder von dir selbst?«

»Kein Schwein redet hier von Dominik! Was war an dem Jungen denn so besonders? Hat er sich um dich gekümmert? Hat er dafür gesorgt, dass es dir gut geht? Ich hab das alles gemacht, soweit es mir eben möglich war. Ich war das, Nina, nicht er. Er war nur ein Junge, der nebenan eingezogen ist. Und alles dreht sich nur um ihn, seit zwölf Jahren.«

»Einen Dreck hast du dich um mich gekümmert. Seit ich denken kann, sitzt du auf dieser Couch und trinkst oder schläfst! Hättest du es wenigstens dabei belassen. Was ging in deinem Kopf nur vor? Fandest du es gar nicht komisch, als Mel dich nach den Tabletten gefragt hat?«

Sie zuckt mit den Schultern. »Nicht komischer als dein plötzliches Abhauen. Das hat für mich alles wunderbar zusammengepasst.«

»Ich will es verstehen, Mama. Woher wusste Mel, dass du dieses Zeug nimmst? Hast du es ihr angeboten?«

»Nein«, wehrt sie aufgebracht ab. »Sie hat mich mal damit erwischt. Da warst du nicht da. Du warst … keine Ahnung, im Kindergarten oder im Hort. Sie hat angeklopft, weil sie mit dir spielen wollte. Als ich nicht aufgemacht hab, ist sie einfach reingekommen. Verzogenes Kind, kommt einfach rein. Ich war … ziemlich fertig. Ich weiß nicht viel, nur dass sie plötzlich im Zimmer stand. Das muss sie sich gemerkt haben.«

Ein Stich bohrt sich in mein Inneres, das Gefühl von Ekel und Scham, hundertfach verstärkt von der Selbstgefälligkeit in ihrem Gesicht. Mel wusste es also. Seit Jahren wusste sie, dass meine Mutter ein Junkie ist. Wie berechnend muss man sein, wie wütend, wie verrückt, um dieses Wissen still und heimlich zu seinem Vorteil zu nutzen?

»Weiter«, fordere ich Mama auf. »Wie ist es abgelaufen? Ist sie einfach zu dir gekommen und hat dich gefragt, ob du mal ein paar tödliche Pillen lockermachen kannst?«

»Nein. Sie hatte natürlich eine Ausrede. Sie sagte, es ginge ihr seit der Trennung so schlecht. Und ob ich nicht etwas gegen diese Stimmungsschwankungen hätte. Sie hat gut geschauspielert, aber ich hab's sofort gemerkt. Sie hat dann nämlich diese Fragen gestellt. Wie viele man maximal nehmen darf und was passiert, wenn man zu viel erwischt, und ob es einen Unterschied bei Männern und Frauen gibt und so weiter.« Sie macht eine Pause und grinst dann plötzlich. »Ganz ehrlich: Ich dachte, es ginge auch um dich. Dass sie euch beide vergiften wolle. Aus Rache für die Sache mit ihrem Freund.«

Ich schlucke. »Du wusstest davon?«

»Natürlich. Ich bin doch nicht blöd.«

Diese verbitterte falsche Schlange. Versteckt hat sie sich, verkrochen hinter dem Nebel ihrer Tabletten, immer wenn man sie brauchte. Und gleichzeitig hat sie gelauscht. Beobachtet. Hat alles stillschweigend dokumentiert. Sie ekelt mich an. Der Gedanke, dass sie und ich uns einst einen Körper teilten, ist so widerlich, dass ich mir am liebsten die Haut vom Leib reißen würde. Ich fahre mir über den Nacken und den Hals, spüre diese Kälte in mir, die ganz plötzlich in ein schmerzhaftes Kribbeln umschlägt.

»Hast du ihr die Tabletten selbst gegeben? Hattest du überhaupt keine Bedenken? Als du ihr diese verfluchten Tabletten gegeben hast, hast du ihr nicht angesehen, was sie vorhat?«

Mama umfasst das Glas mit beiden Händen, wie um sich festzuklammern, der selbstgefällige Ausdruck ist verschwunden. Sie schaut mich nicht an. Sekundenlange Stille.

»Sag was, zum Teufel!«, brülle ich.

»Auch wenn dich das total enttäuschen wird, Nina: Ich habe ihr die Tabletten nicht gegeben.«

»Was?« Das Bild vor meinen Augen flackert, die Puzzleteile driften auseinander. Ich brauche einen Moment, bis ich weitersprechen kann. »Was soll das heißen? Mel hat es mir doch gesagt!«

»Dann lügt sie. Sie war bei mir, das stimmt. Ich ahnte, wozu sie die Dinger braucht, und ich war bereit, ihr welche zu geben. Ich meine, hatte er es nicht verdient? Zumindest ein bisschen hatte er es doch verdient, das musst selbst du zugeben. Ich habe sechs Tabletten in ein Kuvert auf das Schuhkästchen im Vorzimmer gegeben, damit sie es sich untertags abholen kann, falls ich nicht da bin. Aber das Kuvert wurde nie abgeholt, Nina. Ich schwöre es bei meinem Leben. Sie hat sich die Pillen nicht geholt.«

Wie ein Loch ohne Boden – so fühlt sich der kurze Moment an, als ich in ihre Augen schaue und begreife, dass sie die Wahrheit sagt. Einmal in ihrem verlogenen

Leben sagt sie die Wahrheit. Ich sinke mit dem Rücken gegen die Couch. Wenn Mel die Tabletten nicht von Mama hatte, von wem dann? Und warum sollte sie lügen?

Während in meinem Kopf alles durcheinandergerät, hat Mama ihre Ruhe wiedergefunden. Sie streckt sich nach der Weinflasche, die am Tisch steht, und schenkt sich großzügig nach.

»Aber selbst wenn sie sich die Tabletten geholt hätte, sie hätte ihn nie und nimmer damit umbringen können. Oder hältst du mich tatsächlich für so schlecht? Glaubst du, ich hätte das zugelassen? Wenn es stimmt, was sie sagt, dann muss sie sich woanders etwas besorgt haben, und das in ziemlich großer Menge. Nicht von mir. Oder …« Sie schwenkt sinnierend ihren Wein. »Oder es war eben doch der Zug.«

Ich antworte nicht. Ich muss nachdenken.

»Aber wenn du meine persönliche Meinung hören willst«, plaudert sie unbekümmert drauflos. »Es würde mich nicht wundern, wenn sie den Jungen tatsächlich vergiftet hat. Was so ein gebrochenes Herz alles anrichten kann. Es ist zum Heulen.« Sie lacht auf. »Seine Mutter. Hast du sie mal gesehen? Die Frau ist ein Wrack. Sie ist mit ihrem Jungen gestorben. Von der ist nichts mehr übrig.«

»Und das amüsiert dich?«, frage ich, weil es genauso klingt.

»Klar amüsiert mich das. Ich sollte Mel eine Dankeskarte schreiben. Was auch immer sie getan hat – sie hat mir dadurch viel Arbeit erspart. Viel, viel Arbeit.«

»Was soll denn das schon wieder heißen? Was hat Sophie mit alldem zu tun?«

»Aus deiner Sicht gar nichts. Aus meiner so einiges. Frag deinen Vater.«

Ein Lächeln umspielt ihre Mundwinkel, so hintergründig und doch beinahe plakativ, skrupellos schreiend. Und auf einmal ist alles klar. Die vielen Kleinigkeiten, die Hinweise und Fragen, die ich früher nicht kapiert habe. Papas Abwesenheit. Die übertriebene Freundlichkeit, mit der er und Sophie miteinander umgingen. Mamas Launen und die absurde Gelassenheit, mit der er darauf reagierte. Kein Wunder, dass für ihn stets alles perfekt war. Er hatte sich längst einen sicheren Schlupfwinkel gesucht. Und währenddessen hat Mama gelitten. Ist immer wütender und wütender geworden. Bis sie bereit war, Grenzen zu überschreiten.

»Du rachsüchtiges Miststück«, sage ich.

Mamas Gesicht bleibt still. Ihre Stimme ist leise, nahezu friedlich. »Was auch immer damals passiert ist … falls ich etwas damit zu tun hatte, bin ich froh. Ich bin wirklich froh, Nina. Diese Frau hat mir meinen Mann gestohlen. Da ist es nur fair, wenn sie dafür ihren Sohn verliert.«

Mamas Glas ist leer getrunken. Sie ist von der Couch aufgestanden, um sich in der Küche die Hände zu waschen. Unentwegt hat sie mir das Gesicht zugewandt. Sie scheint auf etwas zu warten. Ich stelle ihr bloß eine Frage. Eine simple, logische Frage, die sie ein einziges Mal ehrlich beantworten soll.

»Was soll ich jetzt tun?«

»Vergessen«, antwortet sie. »Vergiss endlich, was damals passiert ist. Es ist so lange her. Und es war nicht deine Schuld.«

TOBIAS

April 2019

»He, du, Kleiner! Beweg dich, du kannst hier nicht pennen!«

Unglaublich, dass mich die Leute immer noch »Kleiner« nennen. Ich bin eins fünfundachtzig, verflucht. Ich könnte versuchen, mit diesem griesgrämigen Kleiderschrank eine Grundsatzdiskussion über die Definition von Größe zu führen, aber ich fürchte, da würde er mich noch viel unsanfter mit dem Gesicht voran in die nächste Mülltonne befördern, also halte ich den Mund und stehe artig von dieser verlotterten Couch auf.

Es wäre ohnehin kein guter Schlaf geworden. Der Sofabezug riecht nach Kotze, und zwischen meinen Knien klemmt eine Bierflasche. Was mache ich überhaupt hier? Wie bin ich hierhergekommen? Ach ja, richtig, jetzt erinnere ich mich. Ich wollte zu ihr. Und mit ihr reden, aus so vielen Gründen. Weil ich sie so lange nicht gesehen habe. Weil da Dinge sind, die mich auffressen, unaufhörlich, und nur ihre Vergebung mir helfen kann. Weil heute dieser besondere Tag ist, der mich Jahr für Jahr in die Nacht hinaustreibt, ins Vergessen, das ich nirgends finde.

Als ich meinen Entschluss gefasst habe, war ich natürlich noch nicht so betrunken. Vor ein paar Tagen erschien es mir als echt gute Idee. Wie leicht es war, sie ausfindig zu machen. Auf Agnes' Spürnase ist Verlass. Nicht einmal erkannt hat sie mich. Was muss ich tun, damit sie endlich Notiz von mir nimmt? Die Haare scheren, mir ihren Namen auf den Nacken tätowieren, jemanden umbringen? Ich bin hergekommen, um es ihr zu beichten, einfach alles, und sie hat mir nicht mal wirklich zugehört. Nun gut. Ist vielleicht besser so. Schließlich habe ich es Mel versprochen. Ich habe ihr versprochen, niemals jemandem davon zu erzählen. Dass ich das Versprechen nicht halten konnte, braucht niemand zu wissen. Erst recht nicht Nina.

Als ich den Club verlasse, zieht das erste Tageslicht seine goldenen Schlieren über den Horizont. Das Gehen erweist sich im ersten Moment als Herausforderung. Ich kann keine Balance halten und drifte immer wieder nach links. Ich schaffe es heil in die nächste U-Bahn-Station, wo ich auf eine Bank sinke und mich für unbestimmte Zeit nicht rühre. Der Zug kommt und bringt mich fort. Wohin, weiß ich nicht. Blödsinn, klar weiß ich es. So betrunken bin ich doch gar nicht. Konzentration. Der Bahnhof ist das Ziel. Ob zu dieser Uhrzeit überhaupt Züge fahren? Probieren geht über Studieren.

Über Rolltreppen, durch Gänge, an Dönerbuden und Zeitungsständen vorbei. Auf dem Bahnsteig ist es kühl. Es weht ein heftiges Lüftchen für Ende April. Während mein Blick wie hypnotisiert an der Minutenanzeige für den nächsten Zug hängt, gehe ich im Kopf noch einmal die letzten Stunden durch, versuche Eindrücke und Szenen zu sortieren, soweit es meinem total lädierten Hirn eben möglich ist.

Ein merkwürdiges Gemisch aus Farben kommt dabei heraus: whiskeybraune Flüssigkeit in einem Glas – wahrscheinlich Whiskey. Pissgelbe Fliesen – wahrscheinlich Pisse auf den Fliesen. Blaues Haar – eine Frau, deren Name mich verfolgt. Wir beide in diesem engen Zimmer. Wir haben geredet. Stundenlang haben wir geredet. Es war schön. Befreiend. Ich war ihr die Wahrheit schuldig, auch wenn sie es nicht weiß. Jetzt bin ich müde. Ich würde umfallen, wenn ich die Augen schließe und mich länger als drei Sekunden dieser Müdigkeit hingebe. Also lasse ich die Augen geöffnet.

Noch dreizehn Minuten, bis der Zug kommt.

Eine Erinnerung blitzt vor mir auf: Heute vor genau zwanzig Jahren hatte ich meinen ersten Vollrausch. Es war natürlich nicht geplant gewesen. Domi hatte den offenen Sekt im Kühlschrank mit Limonade verwechselt und uns beiden zwei volle Gläser eingeschenkt. Der Geschmack hat uns gar nicht so sehr gestört. Das Brennen im Hals war etwas ungewöhnlich, aber wir tranken fleißig aus, weil man uns das so beigebracht hatte. Wir waren so betrunken. Ein Elfjähriger und ein Sechsjähriger, völlig außer Rand und Band. Mama war ganz verzweifelt. Sie wusste natürlich nicht, was los war. Wir waren nicht zu bändigen. Ich habe gelacht, geschrien und getanzt. Dreihundert PS unter einer winzig kleinen Motorhaube.

Kaum zu fassen, dass das schon so lange her ist. Ich erinnere mich an alles und am meisten an Domis lachendes Gesicht.

Heute wäre er einunddreißig Jahre alt geworden.

Ich schließe die Augen, damit die Erinnerung nicht aufhört, damit sie für immer in meinem Kopf gespeichert bleibt, für immer so lebendig wie in diesem Moment. Aber sie verpufft, als sein Lachen am lautesten wird. Als hörte sie hier einfach auf. Dabei weiß ich doch, dass wir noch mehr lachten, noch mehr, noch mehr. Bis zum Umfallen, bis es schmerzte.

Ich glaube, er würde auch jetzt lachen. Über diesen total verkorksten Abend. Über mein Blackout und diese dämlichen Tränen in meinen Augen. Kaputtlachen würde er sich.

Happy Birthday, Domi.

GREGOR

Juli 2007

Die Tür ist nicht verschlossen. Ich weiß nicht, ob ich einfach reinkommen soll. Ich weiß nicht, ob ich überhaupt hier sein sollte. In letzter Zeit weiß ich überhaupt nichts mehr. Die Tage gehen nahtlos ineinander über. Ein graues Gemisch, trotz Sonnenschein und dreißig Grad. Seit zehn Minuten stehe ich hier und überlege, was ich zu ihr sagen könnte. Ich komme mir dumm vor, es überhaupt versuchen zu wollen; mir einzubilden, ich wäre ihr wichtig genug, dass meine Worte Bedeutung haben. Ich könnte versuchen, sie festzuhalten. Womöglich würde das helfen. Ich glaube aber nicht, dass es hilft.

Weil ich mich nicht dazu durchringen kann, die Klingel zu drücken oder die Tür aufzumachen, schleiche ich an der Hausmauer entlang und betrete den hinteren Teil des Gartens, von wo aus man durch die verglaste Verandatür ins Wohnzimmer blicken kann.

Sophie sitzt auf der Couch. Allein. Ihr Mann hat vor zwei Tagen seine Sachen gepackt und ist verschwunden. Gleich nach dem Begräbnis ist er aufgebrochen. Vielleicht in ein neues Leben, vielleicht nirgendwohin. Wo Tobi ist, weiß ich nicht. Ich habe ihn seit Tagen nicht gesehen. Sophie wirkt ruhig und gefasst. Wie sie dasitzt und schaut. Sie erinnert mich an meine Tochter – an ein zartes, rätselhaftes Wesen, das am sichersten hinter einer Glaswand ist, geschützt vor den Worten und Berührungen anderer. Wie früher ist es mein erster Gedanke, zu ihr zu gelangen, sie an der Hand zu nehmen und in ihr Gesicht zu sehen, aber es ist mehr als die Glaswand, die mich zurückhält. Es ist ein Gedanke, der von Sekunde zu Sekunde lauter wird. Die Wurzel allen Übels fußt wohl in der Furcht davor, jemandem Liebe zu geben und sie vielleicht nicht zurückzubekommen.

Ich verlasse den Garten so lautlos, wie ich gekommen bin.

Sophie und ich werden uns nicht wiedersehen. Ich glaube nicht, dass es sie schmerzen wird. Es gibt Schlimmeres im Leben.

Oktober 2019

Verdammtes Bett. Da kann doch keiner vernünftig schlafen bei diesem Gequietsche. Ich wälze mich umher, um eine bequeme Stellung zu finden. Bei jeder Bewegung dieser Krach. Ein neues Bett kommt sicher nicht in Frage. Ich bin bei Susanne bereits auf Granit gestoßen, als es um eine neue Bohrmaschine ging. Ich öffne die Augen und sehe sie da liegen. Der Wein hat sie ins Koma befördert. Ich könnte das Bett in zwei Hälften schneiden, und sie würde es nicht merken. Ich könnte sie in zwei Hälften schneiden.

Mit solchen Gedanken muss ich mich quälen. Seit Jahren dieselbe Leier. Ich hätte den Škoda kaufen und damit abhauen sollen. Vielleicht hätte ich Nina mitgenommen. Und Sophie. Sie hätte ihre beiden Jungen mitnehmen dürfen. Eine neue, glückliche Familie. Eine Vorstellung, die mich traurig macht, weil sie so schön ist.

Ich ziehe mir den Morgenmantel über und gehe nach unten. Auf der Treppe bemerke ich, dass in der Küche Licht brennt. Nina sitzt am Tisch und lächelt mich müde an.

»Wieder schlaflos?«, frage ich.

Als Antwort hebt sie das Glas Milch, das sie sich eingeschenkt hat.

»Ich würde ja sagen, du solltest etwas dagegen tun, aber Tabletten sind nicht zu empfehlen.«

Sie gibt ein kurzes, verbittert klingendes Lachen von sich. Ich öffne den Kühlschrank und hole die Milchpackung heraus. Viel hat sie mir nicht übrig gelassen.

»Ganz wie in alten Zeiten, was?« Ich trinke den letzten Rest aus der Packung und setze mich zu ihr an den Tisch.

Sie lächelt wieder, und ich frage sanft, ob es ihr gut geht.

»Ich weiß nicht«, sagt sie mit belegter Stimme. »Irgendwie … ist alles anders, als ich dachte.«

»Hast du dich wieder mit deiner Mutter gestritten?«

Sie winkt ab, als wäre dieses Thema nicht der Rede wert. »Ich werde wieder nach Wien fahren.«

»Jetzt schon?«

»Es gibt nichts mehr zu tun.«

»Was ist mit Melanie? Möchtest du den Kontakt wieder abbrechen? Sie hat dich so vermisst. Wir haben dich alle vermisst.«

»Mal sehen.«

»Nina, was ist denn los? Stimmt irgendetwas nicht? Du kannst es mir sagen.«

»Ist nicht so wichtig, Papa. Mach dir keine Gedanken.«

Wie lustig, sie das sagen zu hören. Seit ihrer Geburt mache ich mir Gedanken über sie. Nie hat es sie interessiert.

»Nun, ich gehe dann mal wieder rauf und versuche zu schlafen.« Ich stehe vom Tisch auf und warte, dass sie mit mir kommt. »Willst du es nicht auch versuchen?«

»Später dann. Ich bleib noch kurz hier sitzen.«

»Vom Grübeln kommt die Müdigkeit auch nicht schneller.«

»Ich will nicht schlafen. Wenn ich schlafe, träume ich nur.«

In diesem Augenblick sehe ich wieder das kleine Mädchen, das allein im Gras sitzt und Halme pflückt. Ich wollte bei ihr sein und auch wieder nicht. Ich wollte sie verstehen und hatte gleichzeitig Angst, dass ich erschrecken würde, wenn ich wüsste, was in ihrem Kopf alles vorgeht. Ich gebe zu, es gab Momente, da glaubte ich, sie hätte etwas mit Dominiks Tod zu tun gehabt. Als sie so plötzlich verschwand und nicht mal zu seinem Begräbnis kam. Aber das wäre natürlich verrückt.

Ich gehe zurück ins Bett und schlafe schneller ein, als mir lieb ist. Ich träume von diesem einen Morgen, als alles anders wurde. Als Susanne am Fenster stand. Im Traum ist es Nina, und sie sagt mir, ich solle zu ihr kommen und nach draußen schauen. Ich solle sehen, was da draußen geschieht. Ich bleibe im Bett und rühre mich nicht. Ich weiß nicht, warum.

NINA

Oktober 2019

Es ist kurz vor acht Uhr morgens. Die Rollen meines Koffers geben auf dem unwegsamen Pflastersteinweg ein lärmendes Geräusch von sich. So früh am Morgen, an einem Sonntag, wirkt die Straße wie das verlassenste Fleckchen auf der Erde. Nicht einmal Spaziergänger mit Hund oder Jogger sind auf den Beinen. Der Raureif hängt an den Bäumen wie glitzernder Staub aus Träumen. Die Idylle trügt. Was sich wie Freiheit anfühlt, ist in Wahrheit ein enger Raum ohne Fenster, nur mit Erinnerungen, die aus ihren finsteren Ecken auf mich zugekrabbelt kommen wie Ratten. Die Luft riecht verpestet, der Boden droht unter meinen Schritten wegzubrechen. Und irgendwann werde ich fallen, hinab in den Abgrund, wo Mel und Tobi sitzen, wo Mama sitzt. Wo es nur noch den Hass gibt, der dich Dinge tun lässt, die du bis an dein Lebensende bereuen wirst. Dann schon lieber zurück in meine Bar. Zurück zu den Nachteulen und Trunkenbolden, die zwar gefährlich sind, aber lange nicht so gefährlich wie diese Idylle.

Ich wuchte mein Gepäck in den Kofferraum und lasse die Haube zufallen.

Eine kleine, traurige Gestalt steht plötzlich neben mir. In ihrem viel zu großen Mantel, die Kapuze über den Kopf geschlagen. Ich habe sie nicht kommen hören. Vielleicht ist sie längst ein Geist.

»Geh nicht«, sagt sie. »Bleib hier, bleib bei mir. Lass mich nicht wieder im Stich.«

»Geh mir aus dem Weg, Mel.«

»Bitte«, fleht sie. Sie stemmt den Arm zwischen mich

und das Auto, als ich einsteigen möchte. »Es – es tut mir so leid. Ich wollte das alles nicht … ich war so wütend.«

»Mel, das hier bringt nichts. Lass mich vorbei. Geh nach Hause.«

»Aber … aber ich schaffe es nicht ohne dich! Ich habe es nie ohne dich geschafft. Du musst mir helfen, verstehst du nicht? Du musst mir sagen, was ich jetzt tun soll!«

Ich stoße schwerfällig die Luft aus. Sie nimmt den Arm runter, steht schlotternd in der Kälte.

»Ich brauche dich«, flüstert sie. »Bitte hilf mir, Nina. Sag mir, was ich tun soll.«

»Fahr zur Hölle, Mel.«

Ich steige in den Wagen und starte den Motor. Als ich ausparke, ist ihre Gestalt für einen kurzen Moment verschwunden, aber dann ist sie wieder da, sie steht auf der Straße, ganz allein, und wird im Rückspiegel immer kleiner.

Bis sie schließlich völlig vom Nebel verschluckt wird.

TOBIAS

Oktober 2019

Regen prasselt seit Stunden aufs Dach. Es ist laut. Ich sollte lernen, aber mich zu konzentrieren fällt mir schwer. Ständig wandert mein Blick ans Fenster. In Ninas Zimmer brennt seit Tagen kein Licht. Sie muss aufgebrochen sein, kurz nachdem wir im Wald unsere »Aussprache« hatten. Ein bisschen überrascht mich ihr abrupter Abgang. Ich hätte gewettet, sie würde bleiben. Und wenn auch nur, um mich eines Morgens einfach im Schlaf zu ersticken. Auf verrückte Weise fühle ich mich betrogen. Der Wunsch, mich zu töten, war womöglich die einzige ehrliche Gefühlsregung, die sie je für mich empfinden wird. Und nun ist selbst das erloschen.

Blaulicht flitzt an meinem Fenster vorbei. Eine lärmende Sirene, die in der Ferne immer leiser wird. Ich konzentriere mich auf meine Skripte.

Irgendwann läutet im Erdgeschoss ein Handy.

Mama geht ran. Ich höre ihre Stimme durch die Wände und richte mich verwundert auf. Sie klingt aufgewühlt. Ich stehe auf und schaue nach draußen.

Der Regen hat alles zu einem grauen Nichts verwaschen. Die Straße ist leer. Im Haus hat sich Stille breitgemacht. Da ich mit den Skripten ohnehin nicht weiterkomme, gehe ich nach unten, um mir etwas zu essen zu holen.

Mama sitzt mit blassem Gesicht am Küchentisch. Als sie mich sieht, steht sie auf. Sie schaut mich an, als hätte ich ihr eine schwierige Frage gestellt, die sie unmöglich beantworten kann. In der Hand hält sie immer noch ihr Handy.

»Wer war das vorhin?«, frage ich.

»Gerda.«

»Was wollte sie? Ist mit Mel alles okay?«

Sie zögert.

Und da weiß ich es.

»Tobi … bitte setz dich hin.«

Schwindel überfällt mich, mein Magen zieht sich zusammen. Ich tappe nach der Sessellehne, weil ich fürchte, sonst umzukippen. »Wie?«, will ich wissen.

»Die Pulsadern … sie hat …« Mama spricht nicht weiter. Sie kommt zu mir, berührt besorgt meinen Arm. »Geht es dir gut, Schätzchen?«

Ich überlege.

»Ja«, antworte ich. »Mir geht es gut. Alles ist gut.«

»Bist du sicher? Vielleicht willst du dich doch kurz hinsetzen …«

Sie bricht ab, als ich zu lachen beginne. Sie muss denken, ich habe den Verstand verloren. Aber ich habe die Dinge niemals so klar gesehen. Dahin hat uns mein Plan also geführt. Der unüberlegte Plan eines Idioten, der sein Gewissen erleichtern wollte. Mir kommen die Tränen. Mama schlingt die Arme um mich, schluchzt verzweifelt irgendwelche Worte. Ich höre sie nicht. In meinem Kopf rotiert ein Gedanke, der alle Geräusche übertönt.

Ich habe sie umgebracht. Es ist meine Schuld. Ich habe Mel umgebracht.

Das, Domi, ist zum Lachen.

NINA

Juni 2007

Ich liege auf dem Rücken und schaue ihn an. Spüre seine Haut auf meiner Haut. Höre seinen Atem, seinen Herzschlag, stelle mir vor, wie das Blut durch seine Adern fließt, und möchte zu all dem werden, zu all dem, ohne das er nicht leben kann. Es ist still um uns herum geworden. Ich rücke ganz nahe, sodass sein Haar mein Gesicht berührt.

»Warum?«, murmle ich und hoffe, dass ich die Frage nicht bereuen werde.

»Ich weiß nicht. Sie war so echt. Einfach natürlich. Und du warst so … berechenbar. Anfangs. Jetzt weiß ich nicht mal mehr dann, was du tust, wenn du es mir vorher sagst. Man kann dir nicht trauen.«

Ich hätte nicht gedacht, dass er es mir so leicht machen würde.

Wie man sich täuschen kann.

»Komm mit mir«, sage ich.

Überrascht grinst er mich an. »Wohin?«

»Nach Wien. Komm einfach mit mir mit. Du kannst bei mir wohnen, die Wohnung ist groß genug.«

»Aha«, lacht er, wird dann aber sehr schnell ernst. Er sieht mir forschend in die Augen, als wäre er nicht sicher, ob ich es ehrlich meine.

Ich streiche zärtlich über sein Gesicht und sage: »Ich liebe dich.«

Die Worte sträuben sich, wollen zurück in meinen Mund, weil es hier draußen zu gefährlich für sie ist, zu kalt und zu heiß, schon drohen sie an der frischen Luft zu verkümmern. Aber ich möchte, dass er mir vertraut.

Er soll sehen, dass auch ich bereit bin, Risiken einzugehen. Für ihn.

»Bitte komm mit«, sage ich erneut.

»Jetzt willst du das noch. Aber morgen willst du wieder was anderes.«

»Sag das nicht.«

»Ich verstehe nicht, warum du unbedingt wegmöchtest. Bleib doch hier. Wir gehen studieren, und alles läuft nach Plan.«

»Plan? Was für ein Plan? Ich wusste gar nicht, dass wir einen Plan haben.«

»Siehst du, genau das ist dein Problem. Du nimmst nichts ernst! Als hätte nichts Konsequenzen. Ein Wunder, dass du es durch die Prüfungen geschafft hast.«

»Als ob du wüsstest, wie das Leben funktioniert, du Fremdgeher.«

Er richtet sich auf. »Sag mal, spinnst du?«

»Du spinnst hier.«

Er streicht sich das Haar zurück, schüttelt den Kopf. »Ich glaube, ich sollte nach Hause gehen. Ist schon spät.«

»Ja, geh doch!«, rufe ich, als er tatsächlich von dieser Matte aufsteht. »Verzieh dich! Und mein Angebot mit der Wohnung kannst du vergessen!«

Er hebt seinen Rucksack vom Boden auf und wirft ihn sich über die Schulter. In seine Augen ist ein reuiger Ausdruck getreten. »Jetzt sei doch nicht sauer«, sagt er versöhnlich.

Ich bleibe stur auf der Matte liegen und würdige ihn keines Blickes mehr.

Ich höre ihn frustriert seufzen. Seine Schritte entfernen sich. Als ich den Kopf hebe, ist er nicht mehr da.

Schnaubend stehe ich auf und hole meinen Rucksack. Die Wut kocht in mir. *Als hätte nichts Konsequenzen …* Ich weiß sehr wohl, was Konsequenzen sind! Einige davon werde ich ihn jetzt spüren lassen. Wie Mel es wollte.

Als ich zu Hause bin, ist es dunkel geworden. Ohne zu grüßen, trample ich ins Haus, stürme nach oben und packe meine Sachen. Viel brauche ich nicht. Der Job in der Bar ist mir so gut wie sicher. Die Wohnung kann ich beziehen, wann ich will. Oskar hat es mir versprochen. Ich habe mein Leben im Griff, zum Teufel.

Lautlos schleiche ich mit dem Koffer nach unten. Papa ist nicht da. Mama ist auf der Wohnzimmercouch eingeschlafen. Das Weinglas auf dem Tisch ist leer. Ich überlege, sie aufzuwecken und Auf Wiedersehen zu sagen. Aber ich schreibe ihr bloß einen Zettel. *Viel Spaß* – mit dem leeren Haus, dem leeren Zimmer, dem leeren Weinglas. Viel Spaß.

Ich lege den Zettel auf die Schuhkommode neben der Eingangstür. Den Schlüssel werde ich hierlassen. Wozu brauche ich ihn noch? Ich habe nicht vor, zurückzukommen. Auf der Suche danach ertaste ich Agnes' Pillendöschen am Boden des Rucksacks. Nachdenklich wiege ich es in der Hand. Ich werde einen klaren Kopf brauchen, um mir ein Leben in der Ferne aufzubauen. Hier wird dieses Zeug garantiert mehr benötigt.

»Für dich, Mama. Und nicht vergessen: Nie mehr als eine Pille.«

Ich stelle den Behälter auf die Kommode und schließe die Tür hinter mir.

Danksagung

Auch bei diesem Buch gibt es wieder ein paar besondere Menschen, die an der Entstehung beteiligt waren.

Zuallererst möchte ich dem Emons Verlag und all den wundervollen, engagierten, supernetten Mitarbeitern danken, vom Lektorat über die Presseabteilung bis hin zu Vertrieb, Art-Work und Veranstaltungsplanung – ihr seid die Besten. Ihr habt immer ein offenes Ohr und steht mir mit Rat und Tat zur Seite. Und was am wichtigsten ist: Ihr mögt meine Geschichten. Das ist keine Selbstverständlichkeit für mich.

An dieser Stelle gilt mein besonderer Dank Herrn Emons selbst. Ich weiß noch, dass er mir Ende 2017 eine Weihnachtskarte geschickt hat, auf der stand: »Das wird ein Jahr!« Damals wusste ich es noch nicht, aber er hatte recht.

Natürlich danke ich auch meiner Mutter, der besten Testleserin überhaupt. Andere würden bei ihren teils recht harten Anmerkungen (»Geht gar nicht!« und »Äh« und »BLÖD!!!«) wahrscheinlich in eine Schaffenskrise verfallen, aber mir hilft gerade diese ehrliche Direktheit, um beim Lektorieren wieder klar zu sehen. Weiter so, Mama!

Ich danke meiner supertollen Agentin Anna Melcher, ohne deren Hilfe ich nie so weit gekommen wäre. Möge es in dieser Tonart weitergehen!

Zu guter Letzt möchte ich noch den Menschen danken, die mir während meiner exzessiven Schreibphasen die nötige Ruhe gönnen und mir auch nicht böse sind, wenn ich mich für unbestimmte Zeit nicht melde oder ununterbrochen über mein derzeitiges Projekt rede. Wer sich angesprochen fühlt, der soll wissen: Ich weiß das mehr zu schätzen, als es den Anschein macht.